쉽게 배우는

어지럼증의 진단과 치료

2008

쉽게 배우는
어지럼증의 진단과 치료

2008년 6월 13일 초판 인쇄
2008년 6월 23일 초판 발행

저자 / 아돌포 브론스타인 · 토머스 렘퍼트
역자 / 임준성 · 한병인
발행자 / 박홍주
기획편집실장 / 허성렬
발행처 / 도서출판 푸른솔
편집부 / 715-2493
영업부 / 704-2571~2
팩스 / 3273-4649
디자인 / 이근산
주소 / 서울시 마포구 도화동 251-1 근신빌딩 별관 302호
등록번호 / 제 1-825

값 / 48,000원

ISBN 978-89-86804-97-3

쉽게 배우는

어지럼증의 진단과 치료

Dizziness

A Practical Approach to Diagnosis and Management

지은이

Adolfo M. Bronstein

• Imperial College London, and Charing Cross Hospital, London

Thomas Lempert

• Charite University Hospital and Schlosspark-Klinik, Berlin

옮긴이

임준성

• 신경과 전문의
• 한양대학교 의과대학 졸업
• 한양대학교 의과대학 대학원 졸업
• 한양대학교병원 신경과 전공의
• 분당 서울대학교병원 임상전임의
• 현 영등포 성애병원 신경과 과장

한병인

• 신경과 전문의
• 경북대학교 의과대학 졸업
• 아주대학병원 신경과 전공의
• 거제 대우병원 신경과 과장
• 현 두 신경과 의원 원장(대구)
• 저서로는 『초음파 뇌혈류 검사』와 『Non-surgical Management of Pressure Ulcers』가 있다.

저자의 글

임상의들은 대부분 어지럼증 환자를 진단하기가 어렵다고 하는데, 이는 잠재적 원인이 내과, 신경과, 이과(耳科), 안과, 정신과 등 다양한 전문과목에 걸쳐 있기 때문이다. 이 책은 혁신적인 접근법을 채택해 각 장들이 재발성 현기증 또는 체위성 현기증처럼 쉽게 알아볼 수 있는 임상 증상들로 구성되어 있다. 독자들의 편의를 위하여 각 질환의 핵심 특징을 포함하는 감별진단 표를 각 장의 시작 부분에 두었다. 이어 병력청취와 임상검사에 대해 논의하고 '단서가 없다면 이렇게 하라' 란 조언으로 각 장은 끝난다. 흔한 질환들은 자세히 설명하였고 드문 질환들은 간략히 다뤘다. 기초과학 측면은 임상의에게 꼭 필요한 부분으로 제한했다.

유용한 동영상 CD는 임상검사, 안진소견, 진단 및 치료적 체위변환, 전정재활 운동과 아울러 흔한 임상적 이상의 예들을 보여준다.

이 책을 가까이 하면 보다 많은 의사들이 확신을 가지고 다음번에 내원하는 어지럼증 환자에게 쉽게 다가갈 수 있을 것이다.

아돌포 브론스타인(Adolfo Bronstein)
영국 임페리얼 칼리지 런던 신경과학 및 정신건강부 임상신경이과 교수이고 런던 소재 퀸스퀘어 국립병원 및 차링크로스 병원 신경과 전문의이다.

토머스 렘퍼트(Thomas Lempert)
독일 베를린 소재 샤리테대학병원 전정연구그룹 신경과 교수이고 슐로스파크-클리닉 신경과 과장이다.

역자의 글

최근 어지럼증 및 평형장애에 대한 관심과 연구가 많이 진행되고 있고 이에 대한 몇 권의 책들이 출간되었지만 임상에서 어지럼증 환자를 진료하면서 당장 쓰일 수 있는 실용적인 지침을 주는 면은 다소 부족한 편이었다.

어지럼증이나 평형이상은 임상에서 매우 흔히 접하는 증상이나 대부분의 경우 발병 원인을 찾아 진단하기보다는 일시적인 현상으로 보고 가볍게 지나치거나 일시적인 진정제 처방을 하곤 한다. 하지만 어지럼증은 인체의 다양한 부위에 이상을 암시하는 경고 증상일 수 있는데, 이를 그냥 넘겨버리는 것은 환자 상태에 중대한 영향을 줄 수도 있다. 특히 어지럼증은 주로 노인들에게 자주 발병하여 이로 인해 낙상 및 골절 사고가 일어나기도 하고 만성인 경우 활동 기피에 따라 삶의 질이 저하되며, 때론 이를 방치해 심장질환이나 뇌졸중 등의 예방 시기를 놓칠 수도 있다.

이 책은 환자를 진료하는 데 실질적 도움을 주도록 어지럼증을 양상별로 나누어 이에 대한 내용을 각 장에 배치하여 증상에 맞게 찾아서 그 부분을 볼 수 있게 되어 있다. 각 장의 첫머리에는 해당되는 질환의 특징들을 일목요연하게 표로 정리했는데, 이것만 보아도 큰 도움을 얻으리라 생각한다. 어지럼증의 진찰 및 검사 방법은 최대한 이해하기 쉽게 번역하였으나 아무래도 말로 설명하기에는 충분치 않은 수기 등은 CD-ROM을 적절히 활용한다면 실전에서 유용하게 어지럼증 환자를 대상으로 시행할 수 있으리라 확신한다.

아무쪼록 이 책이 좋은 길잡이가 되어 의과대학 학생, 전공의, 그리고 의료 일선의 임상의사 및 의료종사자들이 어지럼증 및 평형이상을 가진 환자를 대할 때의 어려운 문제점들을 해결하는 데 많은 도움이 되었으면 한다.

끝으로 이 책의 많은 내용을 훌륭히 정리하는 등 출간되기까지 지원을 아끼지 않으신 도서출판 푸른솔 임직원들께도 깊은 감사를 드린다.

2008년 6월

임준성 · 한병인

C O N T E N T S

제 4 장 | 재발성 현기증과 어지럼증

제 5 장 | 체위성 현기증

제 6 장 | 만성 어지럼증과 불안정감

| 표 차례 |

| 비디오 클립 차례 |

제2장

제3장

머리말 : 이 책의 사용법

이 책을 무조건 처음부터 끝까지 순서대로 읽을 필요는 없다! 이 책은 어지럼증 환자들을 진료하면서 감별진단과 치료에 신속한 지침이 필요한 의사들을 위해 쓰여 졌다. 기존 책들은 질환 중심적(disease-oriented)이고 처음부터 끝까지 순서대로 읽은 연후에야 환자의 문제가 무엇인지 추측할 수 있기 때문에 어지럼증 환자의 진료에 유용하지 않은 경우가 많았다. 이 책은 증상 중심적(symptom-oriented) 접근법을 채택한 것이 기존 책들과의 차별점이다.

이 책은 서론으로서 전정계의 필수 해부학과 기능 및 어지럼증 환자의 임상적 평가를 다룬 2개 장으로 시작된다. 이 장들은 어지럼증 환자의 진료에 토대를 마련하기 때문에 필히 읽어야 한다. 그런 다음 당신은 특정한 어지럼증 문제를 해결할 필요가 있을 때마다 문제 양상이 일치하는 장을 직접 펼쳐보면 된다. 이러한 장들은 체위성 현기증 또는 재발성 어지럼증 같이 흔하고 식별이 쉬운 임상 상황들에 따라 제목을 정했다. 각 장은 해당 질환들의 주요 특징을 통해 감별진단을 내리는 데 유용한 표로 시작되고 이 표와 동일한 순서로 짜여 진 본문으로 이어진다. 기타 수많은 표들은 감별진단을 원활하게 할 것이다. 흔한 질환들은 자세히 설명하였고 비교적 드문 질환들은 간략히 다뤘다. 각 장의 끝 부분에는 '단서가 없다면 이렇게 하라' 라는 제하의 절이 있는데, 여기에서 당신은 감별진단이 불가능한 임상 상황에 대처하기 위한 긴급 아이디어를 얻을 수 있다.

마지막 장인 '어지럼증 환자의 치료' 는 전정억제제의 사용과 다양한 질환들에 공통적인 전정재활의 원칙과 같은 치료의 일반적인 측면을 설명한다. 보다 구체적인 측면의 치료는 해당 장에서 다룬다. 책과 함께 제공되는 CD-ROM은 임상검사, 양성 돌발성 체위성 현기증에 대한 진단 및 치료적 체위 조작, 전정재활을 위한 운동과 아울러 흔한 임상소견 증례들을 보여준다. 각 장의 본문 곳곳에는 CD-ROM의 해당 비디오 클립을 참조하도록 되어 있다. 물론 어지럼증 환자의 진료방법에 대한 전반적 '시연(hands on)'이란 의미에서 CD-ROM의 내용을 한꺼번에 보는 것도 도움이 될 것이다.

어지럼증의 세계는 지난 20년 간 완전히 변하였으며, 이는 편두통성 현기증, 여러 유형의 양성 돌발성 체위성 현기증과 심인성 어지럼증 같이 새롭고도 치료 가능한 증후군들이 확인되었기 때문이다. 이 책이 현기증과 평형장애에 대한 관심을 유도하고 여러분이 다음 번 어지럼증 환자를 마주하였을 때 좀 더 느긋한 마음을 가지도록 했으면 한다.

제 1 장 | 평형계의 필수 해부학과 기능

Essential Anatomy and Functions of the Balance System

서 론

이 책을 읽고 있는 당신은 분명 바쁜 임상의일 것이다. 당신은 다시 책을 펼쳐들고 일부 기초 해부학 및 생리학 개념들을 검토해야 한다는 데 부담을 느낄 것이다. 하지만 분명한 점은 이 장에서 접하게 될 모든 내용은 어지럼증 환자를 진단하고 치료하는 데 직접 적용할 수 있다는 것이다. 또 하나 미리 말하자면, 17쪽, 32쪽 및 37쪽에서 보듯이 이 장의 각 절 바로 밑에는 '간략한 요약'이 나와 있다. 만일 그러한 주제에 정통하거나 이 장의 주요 내용을 먼저 알고 싶다면, 곧 바로 요약 부분을 읽어도 된다. 그러나 이 방법이 마음에 걸린다면 각 절을 전부 읽은 후 배운 내용을 정리하기 위해 앞으로 돌아가 요약 부분을 읽어도 된다.

정상적인 평형은 전정, 고유수용감각(proprioceptive) 및 시각 메커니즘들 간에 끊임없는 상호작용의 결과이며, 이들은 다시 중추신경계(CNS)의 모든 레벨들에 의해 통합되고 조절된다. 이 메커니즘들 가운데 어디에서든 병변 또는 기능장애가 생기면 평형장애를 일으키거나 전정질환의 회복을 저해할 수 있다. 예를 들어, 전정신경 급성 바이러스성 감염(전정신경염)은 영구적으로 한쪽 전정기능의 상실을 초래할지라도 환자가 건강한 젊은이라면 빨리 회복할 수 있지만 시각, 고유수용감각 또는 중추신경 계통에 노화성 기능장애를 가진 노인인 경우에는 영구적 평형 증상을 야기할 수도 있다.

전정계의 해부와 생리

요 약

- 미로(labyrinth)는 평형계의 한 요소에 불과하다. 그러나 어지럼증의 원인은 대부분 내이 문제이다.
- 세반고리관(semicircular canals, 전, 후 및 수평반고리관)은 머리의 각(angular) 가속을 감지한다. 이석기관(otoliths, 난형낭[utricle]과 구형낭[sacculus])은 중력을 포함해 머리

의 선(linear) 가속을 감지한다.

- 좌우측 귀에는 각각 3개의 반고리관과 2개의 이석기관이 있다. 대부분의 전정기능 검사는 수평(또는 외측)반고리관만 검사하며 이는 전정 미로의 1/5에 불과하다는 점에 주목하라.
- 상전정신경은 상반고리관, 수평반고리관과 난형낭에서 오는 구심신경섬유들로 구성된다. 하전정신경은 하(또는 후)반고리관과 구형낭에서 오는 신경섬유들로 이루어진다. 이러한 배치는 전정신경염 환자들이 수평반고리관 기능 상실과 후반고리관형 양성 돌발성 체위성 현기증(benign paroxysmal positional vertigo, BPPV)을 일으킬 수 있는 이유가 된다.
- 혈관 분포는 개략적으로 신경의 지배를 따르기 때문에 혈관 병변이 와우 또는 전정을 잘 침범할 수 있다. 하지만 선택적 종말 가지동맥 침범인 경우를 제외하면, 와우와 전정 양 기관(그리고 뇌간까지도)은 동등하게 침범을 받는다.
- 전정신경에서 배후 방전(background discharge, 전정 긴장[vestibular tone])은 머리를 움직이지 않는데도 일측성 전정 병변이 현기증을 일으키는 이유가 된다. 이는 또한 병변이 없는 나머지 미로가 모든 방향으로의 머리 움직임을 신호할 수 있는 이유이기도 한데, '흥분(on)' 방향으로 움직이면 배후 방전이 증가하고 '억제(off)' 방향으로 움직이면 배후 방전이 감소한다.

중추 전정 투사	그 증상
전정-피질:	현기증
전정-안구:	안진
전정-척수:	불안정감
전정-자율신경-변연:	구역, 발한, 불안
국소해부학적 진단의 기초가 되는 인근 구조물	
내이/측두골	와우와 와우신경
내이도	5, 6, 7번 뇌신경과 와우신경
뇌간	3, 4, 5, 6, 7, 9, 10번 뇌신경과 소뇌

이 책을 읽는 대부분의 독자들은 의대 출신이고 해부학과 생리학을 별도의 과목으로 공부했을 것이다. 그러나 여기서는 이 과목들을 통합하려 하고 가능하면 언제든 병리학도 그럴진데, 통합적 접근법이 임상의들에게 보다 유용할 것이기 때문이다.

다양한 전정질환을 가진 환자들에서 실제 증상들(어지럼증, 현기증, 불평형감; 제2장 참조)은 흔히 비슷하다. 그러므로 진단은 종종 추가 증상에 따라 내려지며, 이러한 증상은 많은 경우에 원인 병변이 인근 구조물로 확산된 데 기인한다. 이와 같은 이유로 전정 해부학뿐만 아니라 전정 구조물 또는 경로 근처에 무슨 구조물이 있는지를 아는 것도 중요하다.

미로(labyrinth)는 측두골의 암양부(petrous section)에 있는 골미로(bony labyrinth)와 그 속의 막미로(membranous labyrinth)로 이루어진다. 막미로 내에 위치한 감각상피는 소리(와우)와 머리 움직임(전정)을 변환한다. 막미로는 내림프액으로 채워져 있으며, 이 액체는 감각상피를 자극한다. 골미로와 막미로 사이에는 외림프액이 있다. 전정(또는 후방) 미로는 각(angular) 가속의 변환을 담당하는 기관인 세반고리관(semicircular canals)과 선(linear) 가속 및 중력의 변환을 담당하는 기관인 이석기관(otolith organs)으로 구성된다.

반고리관

양쪽 귀에는 각각 3개의 반고리관이 있는데, 1개는 수평반고리관이고 2개는 수직반고리관이다. 이들은 대략 서로 직교하므로 모든 면과 방향의 각 운동을 감지할 수 있다(그림 1-1). 이러한 반고리관 면들은 머리 양측에서 보완적으로 작용해 머리가 움직이면 각각 동일 평면상에 위치한 기능적 쌍(functional pair)의 반고리관들이 보완적으로 신호를 전달한다.

- 수평(또는 외측)반고리관은 수평으로 회전하는 머리 움직임을 감지한다.
- 대각선으로 또는 비스듬히 머리를 움직이면(예, 먼저 머리를 수평으로 45도 우측으로 돌린 후 목을 상하로 구부린다) 일측 전(또는 상)반고리관과 반대 측 후(또는 하)반고리관이 보완해 신호를 전달한다. 상기 예에서 진동은 좌측 전반고리관과 우측 후반고리관에 의해 감지될 것이다(그림 1-1).

- 순전히 시상면으로(purely sagittal) 머리를 내리는 동작은 양측 전반고리관을 자극하고 양측 후반고리관을 억제하며, 머리를 올리는 동작은 이와 정반대이다.
- 우측 귀를 우측 어깨로 내리는 것과 같이 머리를 기울이는 동작은 우측의 전반고리관과 후반고리관을 모두 자극하고 반대 측의 두 수직반고리관을 억제한다.

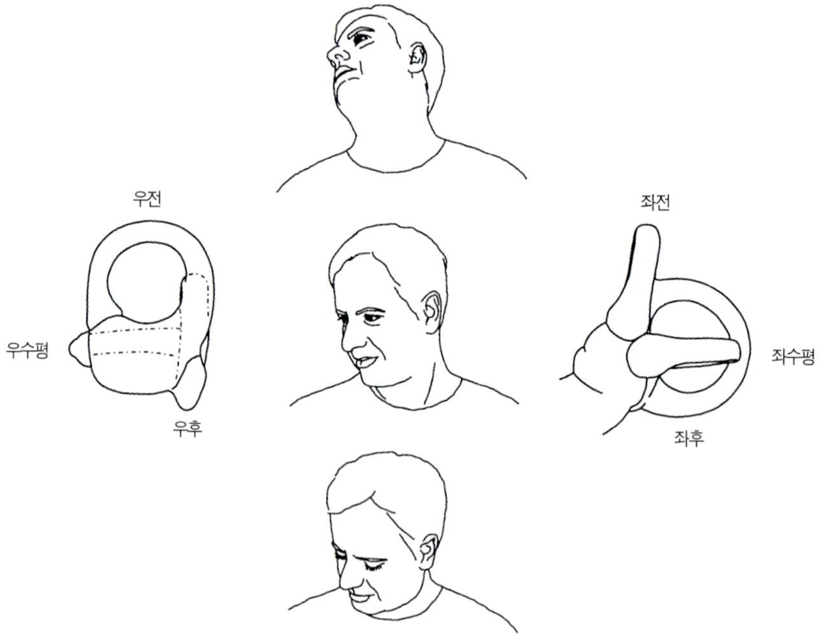

그림 1-1 반고리관들의 방향감.
이 그림은 머리를 비스듬히 움직일 경우에 활성화되는 반고리관들의 쌍들을 보여준다. 만일 당신이 머리를 우측으로 45도 정도 돌린 채 상하로 흔들면, 이러한 진동 운동은 좌측 전(상)반고리관과 우측 후(하)반고리관에 의해 감지된다.

반고리관이 활성화되는 기전이 그림 1-2에 나와 있다. 각 반고리관은 끝이 열려 있어 전정과 자유로이 교통하며, 끝에 부풀어진 팽대부(ampulla)가 있고 팽대부 안에는 감각상피인 팽대부정(cupula)이 있다. 팽대부정은 감각 유모세포들(hair cells)이 젤라틴 덩어리로 덮여 있는 것이다. 이 팽대부정, 따라서 털 또는 섬모가 구부러지면 생체전기 활동과 활동전위가 발생해 전정신경으로 전달된다. 팽대부정을 구부러지게 하는 것은 머리를 회전시킬 때 내림프액에 의해 가해지는 압력이다. 그림 1-2에서와 같이 머리를 왼쪽으로 회전시킬 경우에 내림프액은 상대적으로 반대 방향으로 흘러 팽대부정을 휘게 한다.

요약하자면, 중추신경계는 다양한 개별 반고리관들의 활성화 양상을 파악하여 머리가 '어느 면으로' 회전되었는지를 알게 된다. 아울러 중추신경계는 전정신경에서 활동전위의 주파수를 파악하여 머리가 '얼마나 빨리' 회전되었는가를 알게 되는데, 이 주파수는 다시 내림프액에 의해 팽대부정이 어느 정도 편향되었는지에 달려 있다.

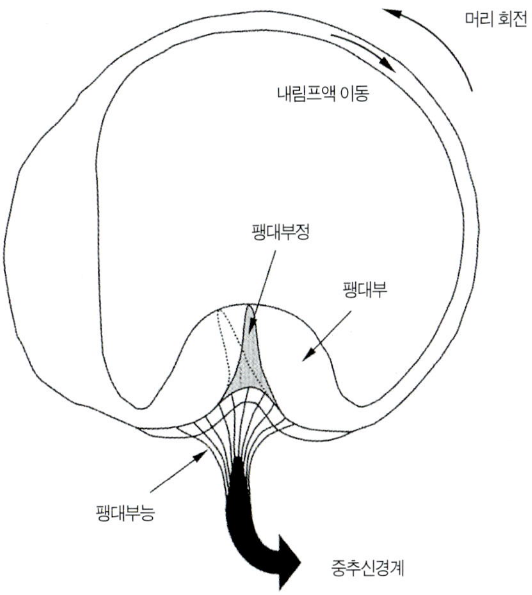

그림 1-2 반고리관 활성화.
두개골이 한쪽 방향으로 회전함에 따라 내림프액은 상대적으로 반대 방향으로 이동한다. 이러한 내림프액 흐름은 팽대부정(cupula)에 압력을 가하므로 감각상피를 활성화한다. 장기지속(30초 이상) 회전을 할 때는 머리에 대해 내림프액의 상대적 이동이 더 이상 존재하지 않으므로 반고리관 자극은 점차 사라진다.

전정 긴장

전정 긴장(vestibular tone or tonus) 개념은 곧 바로 임상에 유의하므로 중요하다. 본질적으로 긴장이란 용어가 사용되는 이유는 머리의 회전이 없는 상태에서도 전정신경의 반고리관 구심신경섬유는 안정기 또는 '긴장성' 방전(resting or 'tonic' discharge)을 보이기 때문이다. 각각의 반고리관에는 섬모가 있어 한쪽 방향으로 팽대부정이 휘어지면 전정신경의 방전이 증가하고('흥분[on]' 방향), 반대 방향으로 휘어지면 전정신경의 방전이 감소한다('억제[off]' 방향). 그런데 일측 반고리관과 서로 동일 평면상에 위치하는 반대 측 반고리관은 섬모가 서로 반대 방향으로 배열되어 있어 각(angular) 운동 시 항상 일측이 흥분되면 반대 측은 억제되는 반응을 나타낸다. 예를 들어, 머리를 우측으로 수평 가속시키면 우측 수평반고리관에게 '흥분'이 되고 좌측 수평반고리관에게는 '억제'가 된다. 이와 동일하게 기능적 쌍을 이루는 일측 전반고리관과 반대 측 후반고리관도 마찬가지이다. 뇌는 일측의 신경활동이 증가하는 반면에 반대 측은 감소하기 때문에 머리가 회전되었다는 사실을 알게 된다.

이는 임상에서 다음과 같은 점을 시사한다.

1. 안정기 전정 긴장이 존재한다는 점은 일측성 전정 기능저하를 지닌 환자가 머리를 움직이지 않았는데도 현기증을 경험하는 이유가 된다. 중추신경계가 양측 간에 방전의 차이를 감지해 머리가 회전되었다고 '가정하는' 것이다.
2. 전반적이고 영구적인 일측성 반고리관 병변이 존재하는 상태에서도 뇌는 각 운동을 감지할 수 있다. 나머지 미로가 흥분-억제 배열로 인해 양방향의 움직임을 모두 신호할 수 있기 때문이다. 이러한 단일 반고리관의 양방향 능력은 '전정보상(vestibular compensation)' 현상의 기초가 된다. 전정보상은 일측성 전정 병변을 가진 환자들이 기능과 증상을 회복하는 메커니즘이다.

단기와 장기 회전

반고리관들이 단기와 장기 회전 시 어떻게 작용하는지도 임상적으로 시사하는 바가 있으므로 이해하고 넘어가야 할 부분이다.

활발한 단기 회전

앞에서 설명한 흥분-억제 배열은 완벽한 대칭을 이루지 못한다. '흥분' 방향으로 가속 중에는 반고리관 구심신경섬유가 포화점이 없으며, 전정신경 활동은 회전의 속도에 따라 선형적으로 증가한다. 그러나 '억제' 방향의 회전인 경우에 전정신경 활동의 감소는 0까지만 하락할 수 있으므로 포화점에 이른다. 마이너스 방전 같은 것은 없기 때문이다.

이에 따른 임상적 결과는 병변 측을 향하여 아주 빠르게 가속할 때는 각 운동 속도가 나머지 미로에 의해 충실히 변환되지 않을 것이란 점이다. 그 이유는 이 미로에 '억제' 방향의 회전이 가해지기 때문이다. 그러므로 환자들은 병변 측으로 머리를 신속히 움직일 경우에 불안정감(unsteadiness), 어지럼증 또는 동요시(oscillopsia) 같은 증상을 호소할 수 있다.

이 현상은 또한 중요한 임상소견인 '머리급속회전(head thrust)' 검사 양성 징후의 기초가 된다(64쪽 참조). 본질적으로, 머리를 병변 측으로 빠르게 돌릴 때는 전정에 의한 보상적 안구운동이 충분하지 않다. 따라서 원활한 보상 안구운동 대신에 시선 재고정 단속운동(refixation saccade)이 관찰되며, 이는 머리를 회전시킨 측면의 미로 활동저하를 시사한다. 이 부분은 나중에 '전정안반사(vestibulo-ocular reflex)'에서 보다 명확해질 것이다.

장기지속 회전

팽대부정 편향은 내림프액의 관성 덕분에 일어난다. 그릇(두개골)에 담긴 국물(내림프액)을 생각해보라. 만일 당신이 그릇을 갑자기 돌리면, 그릇은 움직이지만 국물은 그렇지 않다. 이렇게 내림프액과 반고리관 간의 상대적 움직임이 팽대부정을 구부러지게 한다. 이 차이는 움직이기 시작할 때 가장 크다. 만약 당신이 그릇을 회전반에 올려놓는다면, 얼마 후 그릇과 국물은 같은 속도로 돌아갈 것이다. 이러한 이유(즉 팽대부정 편향은 동작의 시작 또는 가속기에 최대가 된다는 점)에서 반고리관은 속도 자체가 아니라 속도의 변화를 측정하는 각 가속도계(angular accelerometer)로 생각해야 한다.

앞의 비유에서와 같이 머리가 계속 일정한 속도로 회전한다면, 두개골과 내림프액이 같은 속도로 회전하는(즉 반고리관과 내림프액 사이에 상대적 움직임이 없는) 시점이 올 것이다. 회전이 지속되는 동안 팽대부정 편향, 따라서 동적 전정 자극은 진행적으로 감소해 결국 일정한 회전을 시작한 지 15~20초 후에는 완전히 사라진다. 그러나 이때 회전을 멈춘다면 내림프액의 관성이 팽대부정을 반대 방향으로 휘게 할 것이다. 이 때문에 당신은 회전목마에서 내리거나 언덕을 굴러 내려온 후와 같이 지속적 회전을 멈추었을 때 생기는 빙빙 도는 느낌이 든다.

이는 전정기능 검사를 할 때 회전의자로 '정지' 반응 검사를 하는 근거가 된다. 다음과 같은 실험을 해보라. 누군가를 사무실 회전의자에 앉힌 다음, 20~30초 동안 회전시키다가 갑자기 멈춰라. 피험자는 현기증을 느낄 것이며, 그의 눈을 주의해서 살펴보면 안구의 경련성 떨림인 '전정성 안진(vestibular nystagmus)'을 관찰하게 된다. 만일 우측 및 좌측 회전을 멈추고 안진의 지속시간을 비교하면, 전정 활동의 대칭도를 가늠할 수 있다. 이는 모든 전정기능 검사들의 기본원리이다.

이석기관

이석기관은 머리의 선(linear) 가속을 감지한다. 중력은 선 가속이므로 이석기관은 또한 중력벡터(gravity vector)에 대한 머리경사도 감지한다. 귀에는 한쪽 당 2개의 이석기관, 즉 난형낭(utricle)과 구형낭(sacculus)이 있다. 이들은 그림 1-3에 도해되어 있다.

이석기관 유모세포가 선 가속에 민감한 이유는 유모세포 섬모들을 채우고 있는 젤라틴 막

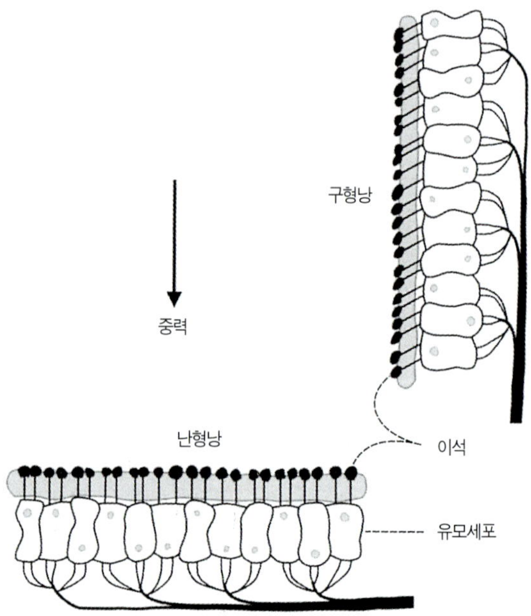

그림 1-3 이석기관.
젤라틴 막에 칼슘 입자인 이석(otoconia)이 달려 있다. 똑바로 선 자세에서 난형낭(utricle)은 대략 수평으로, 구형낭(sacculus)은 대략 수직으로 놓여 있다. 이 자세에서 중력(화살표)은 주로 구형낭의 유모세포들을 편향되게 한다. 위쪽을 향한 머리 선 가속 역시 동일한 효과를 나타낼 것이다.

에 무거운 칼슘 결정체인 이석(otoconia)이 붙어 있기 때문이다. 머리 움직임이 가속화됨에 따라 무거운 이석막(otolith membrane)은 '뒤쳐지고,' 따라서 유모세포들을 편향되게 하여 전정 구심신경섬유에 활동전위를 발생시킨다. 난형낭은 방향이 대략 수평에 가까워 수평면으로 일어나는 선 가속에 민감하다. 구형낭은 방시상(parasagittal) 방향으로 놓여 있으므로 시상면으로 일어나는 선 가속에 민감하다.

일상적인 머리 동작들에는 모든 면과 방향으로 일어나는 선 가속과 각 가속이 복합되어 있다는 점을 명심해야 한다. 그러나 4개의 이석기관과 6개의 반고리관은 절묘하게 배치되어 있어 아무리 복잡한 움직임이라도 변환 가능하다. 여기서 지적하고 싶은 점은 대부분의 기본 전정기능 검사들은 전정계의 20%에 불과한 수평반고리관 기능만을 알아본다는 것이다. 온도안진검사(caloric test)와 회전검사(rotational test)가 그 예이다. 이는 수많은 환자들이 전정 증상을 보이는데도 정작 전정기능 검사가 정상인 까닭은 무엇이냐고 할 때 그 이유들 중 하나이다.

미로 신경지배와 혈액공급

반고리관과 이석기관들 각각은 전정신경의 구심성 신경지배(단일 신경들)를 받는다(그림 1-4). 이 단일 신경들은 전정신경절(Scarpa ganglion, 이 구심신경들의 세포체가 있는 곳)에 도달하기 전에 상하 두 군으로 나누어진다. 상전정신경(superior vestibular nerve)은 상(전)반고리관, 수평반고리관과 난형낭에서 오는 신경섬유들로 구성된다. 하전정신경(inferior vestibular nerve)은 하(후)반고리관과 구형낭에서 오는 신경섬유들로 이루어진다. 전정신경은 전정신경절 신경세포들의 축삭들로 구성되며, 그 다음 와우신경의 후방으로 내이도의 개구부에 들어가 전정와우신경(또는 8번 뇌신경)을 형성한다.

이러한 해부학적 분포는 몇 가지 임상적 관점을 설명한다. 예를 들어, 바이러스성 신경염(neuritis) 또는 '신경세포염(neuronitis)'은 대개 상전정신경만 침범한다. 수평반고리관 기능의 상실은 온도안진검사에서 반고리관 부전마비(canal paresis)의 이유가 된다(64, 79와 90쪽 참조). 난형낭이 침범을 받으면 이석이 변성되고 칼슘 결정체가 전정으로 이탈될 수 있으며,

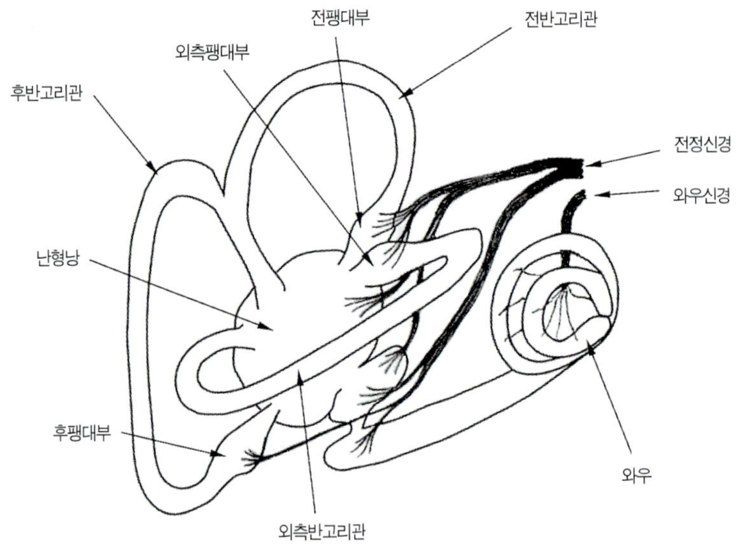

그림 1-4 미로 신경지배.
전정신경의 두 분지인 상전정신경(superior vestibular nerve)과 하전정신경(inferior vestibular nerve)이 보인다.

여기서 이석은 후반고리관의 내강으로 유입될 수 있다. 이 때문에 일부 환자들은 전정신경염을 앓은 후 체위성 현기증(positional vertigo)을 일으킨다. 즉 보존된 하전정신경과 후반고리관은 내강내 이석에 의해 유발되는 내림프액의 흐름 이상을 감지할 수 있다(그림 5-1 참조).

미로에 혈액을 공급하는 동맥은 내이동맥(internal auditory artery)에서 오며, 이 내이동맥은 대개 전하소뇌동맥(anterior inferior cerebellar artery, AICA)의 분지 또는 덜 빈번하게는 기저동맥(basilar artery)의 분지이다. 내이동맥에서는 전전정동맥(anterior vestibular artery)이란 분지가 갈라져 나오는데, 이 동맥은 전반고리관, 수평반고리관과 난형낭에 혈액을 공급한다(상전정신경의 지배를 받는 구조물들과 동일하다)(그림 1-5). 내이동맥은 총와우동맥(common cochlear artery)으로 계속되다가 2개의 종말동맥으로 갈라진다: (1) 전정와우동맥(vestibulocochlear artery)은 하(후)반고리관, 구형낭(하전정신경이 지배하는 바로 그 구조물들)과 와우의 기저부(basal turn)에 혈액을 공급하고 (2) 주와우동맥(main cochlear artery)은 와우의 대부분에 혈액을 공급한다.

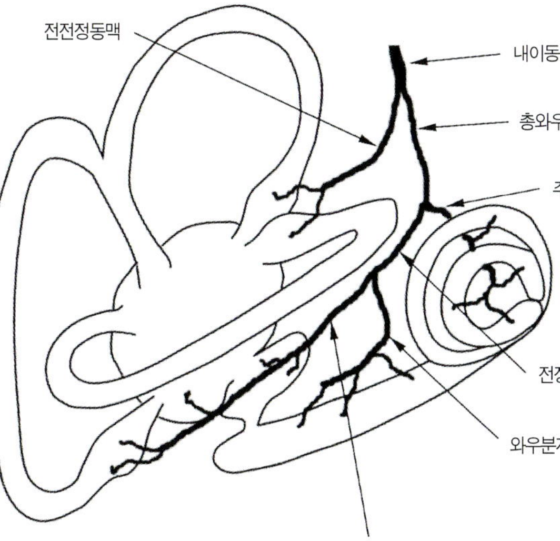

그림 1-5 미로에 대한 동맥의 혈액공급.
내이동맥(internal auditory artery)은 전하소뇌동맥(AICA)의 분지이다. 전전정동맥(anterior vestibular artery)에서 혈액을 공급받는 구조물들은 상전정신경의 지배를 받는 것들(그림 1-4)과 일치하는데, 주로 전반고리관과 수평반고리관이 그렇다.

기타 인체 부위들에서와 같이 신경과 혈관 분포가 상당히 비슷한 것을 볼 수 있다. 따라서 청각을 침범하지 않는 전/수평반고리관 선택적 급성 병변은 전전정동맥의 혈관성 허혈 또는 상전정신경의 신경염(전정신경염에서와 같이)에 의해 동등하게 발생할 수 있다.

또 다른 응용 개념은 '전하소뇌동맥(AICA) 증후군' 을 설명한다. 이 증후군은 일측성 난청, 반고리관 부전마비와 소뇌 기능장애가 복합된 것으로, 내이동맥이 대개 전하소뇌동맥에서 갈라져 나온다는 사실에 기인한다. 이러한 해부학적 관점에서 볼 때, 고립성 재발성 현기증(즉 와우 또는 소뇌-뇌간-후두엽 증상은 없음)이 추골기저동맥 허혈(vertebrobasilar ischemia) 또는 일과성 허혈 발작(TIA)에 기인할 가능성은 아주 낮다. 이 같은 해부학적 사실에 비추어, 임상의들은 청각 또는 중추신경계 증상을 동반하지 않는 경우에 '추골기저동맥부전(vertebrobasilar insufficiency)'으로 인한 '혈관성 현기증' 이란 진단을 남발하지 말아야 한다.

중추 경로

전정 경로는 측두골의 전정신경절에 있는 일차 전정신경세포에서 시작된다. 이 신경세포들은 뇌간의 전정신경핵에 있는 이차 전정신경세포로 투사한다. 여기서부터 축삭들은 (1) 시상피질 구조물(thalamocortical structures), (2) 내측종속(medial longitudinal fasciculus, MLF)을 통한 동안신경핵(oculomotor nuclei), (3) 척수, (4) 소뇌, 그리고 (5) 자율신경 연수 중추로

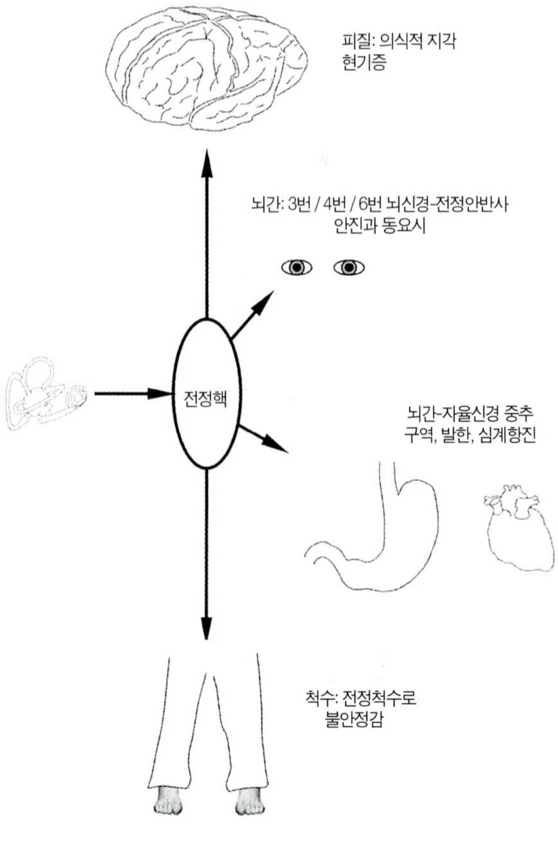

그림 1.6 전정신경의 중추 투사.
이러한 투사들은 급성 전정질환들의 증상, 즉 현기증(피질), 안진과 동요시(동안신경, ocular motor nerves), 불안정감(전정척수로, vestibulospinal tracts)과 자율신경 증상을 설명한다.

투사된다(그림 1-6). 이는 해부학과 임상 간 상관관계의 전형적인 예이다. 왜냐하면 이러한 투사들은 전정 병변을 지닌 환자들이 각각 (1) 빙빙 돈다는 의식적 착각(현기증), (2) 안진(nystagmus), (3) 측방돌진(lateropulsion), (4) 보행실조(gait ataxia), 그리고 (5) 구역, 구토와 발한 같은 자율신경 증상들을 일으키는 이유를 설명하기 때문이다.

국소해부학적 진단

임상 응용 해부학에는 2가지 중요한 측면이 있다. 하나는 한 구조물 또는 경로가 손상되었을 때 상실되는 기능이다. 다른 하나는 관심을 가지는 경로에 가까운 구조물들로, 여기서는 다양한 해부학적 영역에서 전정 경로 근처의 구조물들을 말한다. 첫째 측면은 쉽게 이해되는데, 귀에서 피질까지 모든 레벨에서 전정 병변은 어지럼증, 현기증 또는 불평형감을 일으킨다. 둘째 측면에 있어 우리는 인근 구조물들을 기억해야 하고 이는 국소해부학적 진단(topographical diagnosis)의 기초가 된다. 이러한 구조물들로는 측두골 내에서 코르티기관과 와우신경이 있고, 내이도를 벗어나면서 전정와우신경(8번 뇌신경)의 인근에는 5번, 6번 및 7번 뇌신경이 있다.

전정과 와우 경로는 뇌교연수 경계부에서 뇌간에 들어간 후 곧 분리되어 각자의 전정(내측) 및 와우(외측) 신경핵으로 향한다. 이는 2가지 사실을 설명한다.

- 미로, 측두골 및 뇌실질외(extra-axial) 뇌간 병리소견에 동반하여 동측성 청각장애의 발생 빈도가 높다.
- 중추 전정질환에서는 임상적으로 뚜렷한 청각장애가 드물다. 이는 중추신경계에서 전정과 와우 경로의 분리에 기인할 뿐만 아니라, 보다 중요하게는 중추 청각 경로들이 여러 군데에서 교차하고(multiple crossings) 양측에서 지배를 받기(bilateral representation) 때문이다.

해부학 수업시간에 뇌간은 수많은 중요 신경핵과 경로들로 이루어진 작은 구조물이라고 배웠을 것이다. 그러나 이렇게 밀집된 구조 내에서 전정이 차지하는 부분은 상당히 크다(진화 상 평형기능에 주어진 비중을 시사하는 것임에 틀림없다). 이러한 이유들로 뇌간에서 거의 모든 구조물은 중추 전정계의 '이웃'이며, 이 때문에 뇌간 병변에서 전정 증상과 징후가 흔하다. 전정 경로 근처에는 뇌신경 구조물들이 많아 복시(diplopia; 3번, 4번 및 6번 뇌신경), 안면 감각저하(numbness, 5번 뇌신경) 또는 근력약화(weakness, 7번 뇌신경), 그리고 연하 또는 언어 곤란(9번 및 10번 뇌신경) 증상을 일으킨다(그림 1-7). 아울러 전정계와 소뇌 간에는 기능적 상호작용이 강하기 때문에 소뇌 병변은 현기증을 동반한다. 반대로 중추 전정 병변이 존재하면 소뇌성 운동실조(cerebellar ataxia)가 빈번하며, 이는 전정 구조물과 3개 소뇌각(cerebellar peduncles)이 해부학적으로 근접해 있기 때문이다.

- 편감각마비(hemianesthesia)와 편부전마비(hemiparesis) 같은 긴 신경로(long tract) 증상들은 소뇌/뇌신경 질환보다 중추 전정질환에서 비교적 덜 흔하다. 이는 피질척수(추체, pyramidal) 및 체성감각(내측융대, medial lemniscus) 경로는 배쪽(ventral, 앞쪽) 부분에 있는 반면, 전정 경로는 뇌간의 등쪽 피개(dorsal tegmentum)에 위치해 4번 뇌실의 바닥을 향한다는 사실에 기인한다(그림 1-7).

피질 레벨에서 공간 방향감(spatial orientation)에 관여하는 다감각 영역들과 대조적으로 독자적인 전정 영역이 존재하느냐가 논란이 되며, 이는 피질 병변에서 현기증이 드문 이유가 될 수도 있다. 도피질(insular cortex)에 전기 자극을 가하거나 이곳에 병변이 존재하면 회전성 현기증(rotational vertigo)이 유발될 수 있다. 도피질은 때로 두정-도 전정 피질(parieto-insular vestibular cortex, PIVC)이라고도 한다.

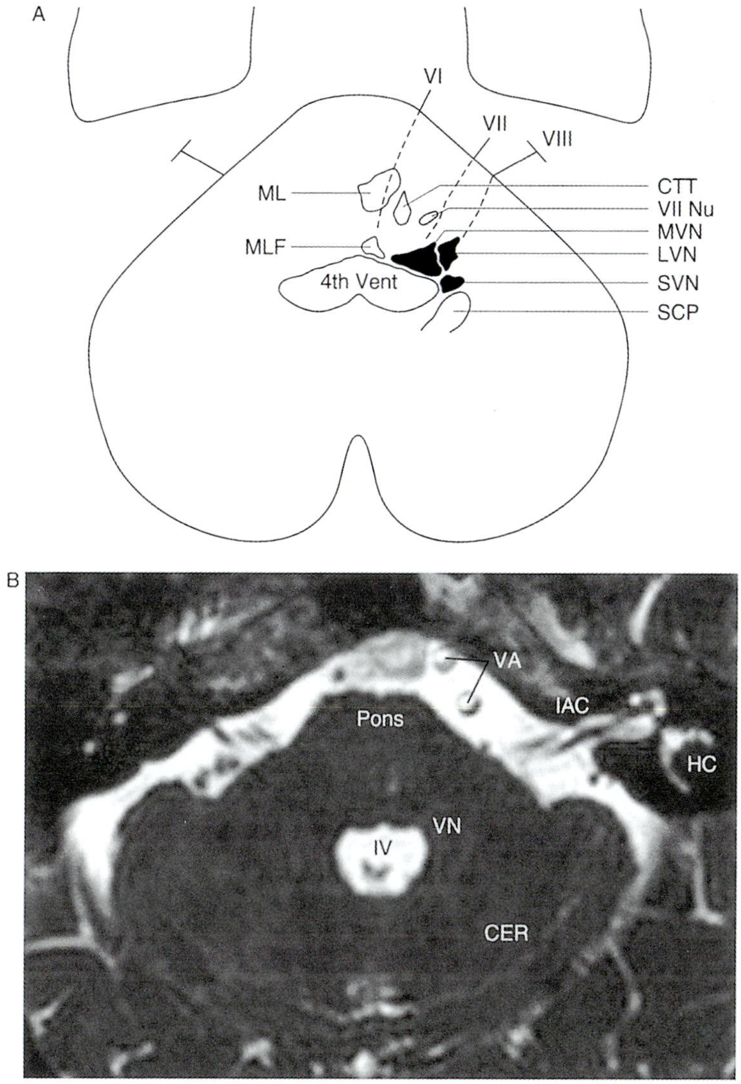

그림 1-7 뇌간의 전정 '인근 구조물들' (하부 뇌교 레벨).

A: 4번 뇌실(4th vent)의 바닥에는 외측(L), 내측(M) 및 상방(S) 전정신경핵(VN)이 있다. 6번(VI) 뇌신경과 내측종속(medial longitudinal fascicle, MLF)은 복시(diplopia)와 같은 시각 증상을 일으킨다. 7번(VII) 및 5번(안보임) 뇌신경은 각각 안면 근력약화 및 감각저하를 일으킨다. 중심피개로(central tegmental tract, CTT)와 상소뇌각(superior cerebellar peduncle, SCP)이 침범을 받으면 운동실조(ataxia)를 유발할 수 있다. 내측융대(medial lemniscus, ML)는 인체 반대측의 체성 감각을 전달하며, 저림 또는 감각저하 증상을 일으킨다. **B**: 위와 동일한 레벨에서 찍은 MRI 사진(CISS sequence). 관련 구조물들로는 전정와우신경과 안면신경을 포함하는 내이도(IAC), 척추동맥(VA), 수평반고리관(HC), 전정신경핵(VN), 소뇌(CER)와 4번 뇌실(IV)이 있다. (Courtesy of Dr D. Behrendt, Dept of Radiology, Schlosspark-Klinik, Berlin)

안구운동

요약

- 우리는 2가지 종류의 안구운동(eye movement)을 고려한다.
  - 주시 안정(느린 국면 운동, slow phase movement): 전정안반사(vestibulo-ocular reflex, VOR)와 원활 추적운동(smooth pursuit).
  - 주시 이동(빠른 국면 운동, fast phase movement): 단속운동(saccade)과 빠른 국면 안진(quick nystagmic phase).
- VOR의 기능은 머리를 움직이는 동안 공간에서 안구를 안정시키는 것이다. 머리를 움직이는 동안 시야가 '흔들리면(wobbly)' VOR 장애를 의심하라.
- VOR 억제(VOR suppression)는 당신과 함께 회전하는 물체를 망막 중심와(fovea)에 맞추고자 할 때(예, 길모퉁이를 돌면서 당신의 손목시계를 봐라) VOR을 억제하는 추적운동 매개 기전(pursuit-mediated mechanism)이다.
- 추적운동은 서서히 움직이는 물체에 대해 시선을 고정시켜 선명한 시각을 가능하게 한다.
- 단속운동은 당신이 서로 다른 물체들에 시선을 고정하게 하는 빠른 안구운동이다.
- 경험법칙(rules of thumb)
  - 말초 전정질환이 있으면 VOR이 비정상이나 기타 안구운동들은 보존된다.
  - 중추 질환은 비정상적인 추적운동, VOR 억제 및 단속운동을 일으키면서 VOR 장애를 동반 또는 동반하지 않을 수도 있다.

안구운동 검사는 평형장애 환자를 평가하는 데 단일 검사로는 가장 중요하다. 전반적 가치 면에서는 병력청취 다음으로 중요하다. 이러한 이유로 몇 가지 생리학 원리들을 이해하는 것이 필수이며, 그러면 임상 징후에 대한 이해가 촉진될 것이다.

눈은 더 잘 보려고 움직인다. 동안신경계(oculomotor system)는 자체운동(self-motion, 전정안반사)과 시야 물체의 움직임(원활 추적운동계) 도중 모두 우리의 눈을 안정화하도록 진화했다. 이렇게 시각적으로 안정화하는 기전을 '느린 국면 기전(slow phase mechanism)' 이라 한다. 반대로 안진의 빠른 성분(quick component)과 한 사물에서 다른 사물로 시선을 옮기는(시선 재고정) 단속운동은 '빠른 국면(fast phase)'에 의해 매개된다. 이러한 기전들은 서로 다른 해부학적 및 생리학적 기초를 가지므로, 임상적 목적을 위해 서로 다른 국소화 가치를 지닌다.

전정안반사(VOR)

어지럼증 환자의 진단은 전정안반사(vestibulo-ocular reflex, VOR)의 임상적 평가(때로 검사실 평가)에 크게 의존하기 때문에 VOR에 대해 간략히 설명하고 넘어간다. VOR은 귀와 눈 사이에 3개 연접만으로 이루어지는 단순한 반사이다. 그 하나는 8번 뇌신경 섬유와 전정신경핵 사이이고, 또 하나는 전정신경핵 섬유와 동안신경핵 사이이며(3번, 4번 또는 6번 뇌신경), 나머지 하나는 동안신경핵과 외안근 사이의 신경근육 연접이다. 이렇게 신경 배열이 단축되어 있어 귀에서 눈으로 신속하고 효율적인 신경전달이 가능하다.

VOR의 기능은 머리를 움직이는 동안 공간에서 안구를 안정시키는 것이다. 눈은 흔히 카메라에 비유되어 왔다. 그러나 선명한 사진을 찍기 위해서 우리는 카메라를 최대한 흔들리지 않게 잡아야 하는 반면, 우리의 머리는 늘 움직임에도 불구하고 우리가 항상 선명하게 보는 것은 어찌해서일까? 우리는 VOR을 지니지만 카메라는 그렇지 않다는 것이 답이다.

VOR이 작용하는 방식은 머리 움직임과 동일한 속도로, 그러나 반대 방향으로 눈을 움직여주는 것이다. 만일 당신이 정면에 있는 물체를 보면서 서로 다른 속도로 머리를 위아래로 흔들면, 당신은 선택한 물체를 계속 선명하게 볼 수 있다. 당신의 반고리관들은 머리가 움직이는 속도를 정확히 변환하고 이를 신경충동으로 전환하며, 이 신경충동은 다시 안구를 요구된 속도로 움직이게 한다. 하지만 일측성 급성 전정기능 상실을 지닌 환자인 경우에 머리(코)를 병변 측으로 돌리면 이러한 과정이 잘못되어 안구운동의 속도가 충분하지 않다. 그 결과로 흐린 시야 또는 '흔들리는' 시야(동요시)가 발생한다. 이 같은 환자의 눈을 주의해서 살펴보면 정상인 미로 방향으로 머리를 빠르게 수평 회전시킬 때에는 눈이 목표물에 완벽히 머물 것이다. 그러나 반대 방향으로(손상된 미로 쪽으로) 머리를 신속히 돌릴 경우에 눈은 몇 번 '따라잡는(catch up)' 단속운동을 해야 선택한 물체에 시선을 재고정할 수 있다. 이는 이쪽의 수평반고리관이 잘못되었다는 것을 나타내며, 임상에서 '머리급속회전' 검사의 근거가 된다(63쪽 참조).

머리를 오른쪽과 왼쪽으로 돌릴 때 모두 '따라잡는' 단속운동을 보이는 환자는 중증 양측성 전정 병변소견이 거의 확실하다. 그 결과 환자는 움직일 때마다, 예를 들어 걷거나 달리거나 차를 타고 갈 때 시야가 흔들릴 것이다(동요시). 임상적으로 VOR을 검사하는 방법의 자세한 내용은 66쪽과 67쪽에 나와 있다(그림 2-2와 2-3 참조).

VOR의 특징들 가운데 하나는 최적 작용범위가 머리를 높은 빈도와 빠른 속도로 움직일 경우라는 점이다. 이는 VOR이 신속하고도 높은 빈도로 머리를 움직일 때 안구의 안정화를 담당한다는 의미이다. 이러한 의미에서 시자극이 비교적 느리게 움직일 때에만 작용하는 추적운동 또는 시운동성(optokinetic) 안구운동 같은 시각운동(visuomotor) 기전과 현저한 대조를 이룬다. 간단히 이러한 실험을 해보라. 두 팔을 뻗쳐 책을 들고 책을 움직이지 않은 채 머리를 좌우로 매우 빠르게 계속 움직이면서 책을 읽어보라. 당신은 아주 잘 읽을 수 있을 것이다. 이제 머리를 움직이지 말고 비슷한 속도(빈도와 진폭)로 책을 움직이면서 읽어보라. 이 경우에는 읽는 데 상당한 어려움을 겪을 것이며, 이는 주시(gaze)를 본문에 안정시키기 위해 VOR보다는 추적운동을 사용하기 때문이다. VOR은 변환과 신경전달이 신속한 반면, 시각 및 시각운동계는 본질적으로 많은 연접과 긴 지연 때문에 빈도와 속도가 빠른 상황에서 이미지 안정화에 적합하지 않다.

머리를 큰 진폭, 예를 들어 45도 이상으로 움직일 때에는 안와에서 안구 위치가 재설정되어야 하고 이는 빠른 국면에 의해 일어난다. 큰 각도로 회전할 경우에는 느린(안정화) 및 빠른(재고정) 국면이 교대로 이어져 생리적 안진이 발생한다. 만일 당신이 지금 방 한가운데에서 일어나 두세 바퀴를 완전히 돈다면, 방 주위에 있는 것들을 아주 뚜렷하게 볼 수 있다. 이 경우에 느린 국면인 VOR을 통해 매우 안정적이고 선명한 시각을 얻는다. 빠른 재고정 국면은 눈을 한 시표적에서 다른 것으로 옮기게 한다. 이러한 연속과정은 또한 안와 안구의 극심한 편위를 방지하고 반사 시각조사 기전(reflex visual scanning mechanism)의 기초가 되는 것을 상기 실험을 통해 알게 되었을 것이다.

이 같은 빠른 재고정 국면은 본질적으로 작은 불수의 단속운동이다. 정상적으로 머리를 움직일 때에는 전정(VOR) 및 시각(추적운동, 시운동성) 기전 사이에 상승작용이 존재한다. 그러나 다음 'VOR 억제(VOR suppression)'에서 알게 되듯이 전정 및 시각운동 기전 간에 갈등 또는 길항이 존재하는 경우가 아주 흔하다.

VOR 억제

당신이 길모퉁이를 돌아간다고 상상해보라. 걸어 돌아가도 주위의 사물은 뚜렷이 보이는데, 이는 VOR의 안구 안정화 기능 덕분이다. 하지만 걸어가면서 시간을 알아보려고 손목시계를 쳐다본다면 어떨까? VOR이 작용한다면 돌아갈 때 당신의 시선을 시계에서 떼어놓을 것이다. 그런데 '당신과 함께 회전하는 물체에 당신이 시선을 집중시키고자 할 때' VOR을 억제하는 기전이 존재한다(그림 1-8).

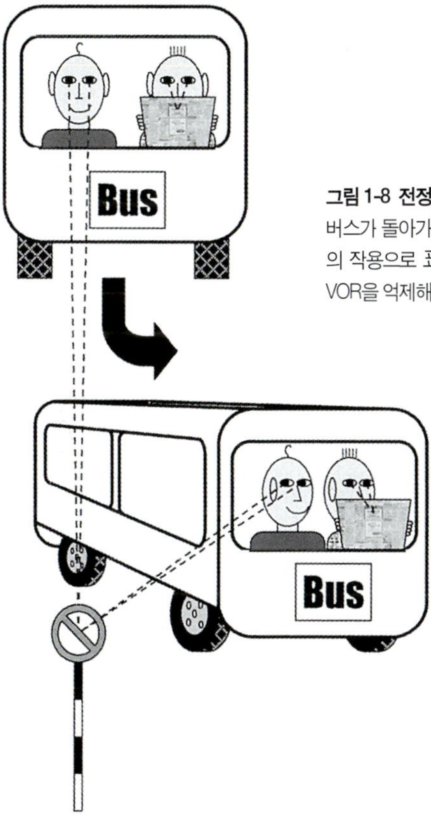

그림 1-8 전정안반사(VOR)와 VOR 억제.
버스가 돌아가는 사이 도로 표지판을 쳐다보는 사람은 VOR의 작용으로 표적에 시선을 안정시킨다. 반면 그 옆 사람은 VOR을 억제해 신문에 시선을 고정시킨다.

생리학 및 임상 연구들을 종합해볼 때 VOR 억제와 원활 추적운동(smooth pursuit) 기전은 동일하지는 않더라도 아주 비슷하다는 점을 시사한다. 이는 당신이 움직이는 물체, 예를 들어 테니스공을 추적하는 여러 가지 방법을 생각해보면 쉽게 이해된다. 당신은 눈만으로('원활 추적운동') 또는 눈과 머리를 움직여 공을 추적할 수 있는데, 후자인 경우에 당신은 공에 시선을 고정시키기 위해 VOR을 억제해야 한다.

원활 추적운동과 VOR 억제 기전 간의 유사성에 대한 이해가 실제로 중요한 이유는 한 계통에 영향을 미치는 병변이 다른 계통에 비슷한 영향을 준다는 사실 때문이다. 추적운동과 VOR 억제는 정의 상 시각, 시각집중(visual attention), 표적선택과 수의적 고정을 포함하기 때문에 그러한 병변이 반드시 또 항상 중추신경계에 있다는 것은 당연하다. 요는 말초 전정 질환은 VOR 억제와 추적운동을 보존하는 반면, 중추 질환은 대개 추적운동과 VOR 억제의 이상을 초래한다는 점이다. (검사에 대해서는 그림 2-4를 참조하라.)

원활 추적운동

이 운동은 시야에서 움직이는 물체를 추적하도록 한다. 만일 움직이는 물체가 시야에서 넓은 영역을 차지한다면, 이는 시운동성 자극(optokinetic stimulus)이라 할 수 있다. 인간에서 두 기전은 주로 대뇌 피질과 소뇌에 의해 매개되므로 둘을 구별하는 것은 실제로 중요하지 않다. 하지만 동물, 특히 망막 중심와의 발달이 불량하고 원활 추적운동계가 없는 동물들인 경우에 시운동은 VOR을 돕는 뇌간중심 계통이다. 인간에서 추적운동, 시운동과 VOR 억제의 해부학적 경로는 비슷하고 이 계통들에서의 이상은 동일한 의미를 갖는다.

앞서 지적하였듯이 이러한 계통들은 저주파에서 반응한다. 즉 이들은 저주파(0.5Hz 미만)와 저속(50deg/s 미만)에서 최적으로 작용한다. 낮은 표적 속도, 예를 들어 10deg/s에서 안구 속도는 표적 속도와 완벽하게 일치하며, 이는 때로 '단위 이득(unit gain)'이라 정의된다(이득은 안구 속도와 표적 속도 간의 비율로 정의된다). 표적 속도가 증가함에 따라 안구 속도는 이를 따라갈 수 없으므로 표적을 따라잡기 위해 작은 단속운동이 일어난다. 이는 정상적인 과정이나, 원활 추적운동 경로가 침범을 받으면 시추적의 대부분이 느린 국면 추적운동보다는 단속운동으로 이루어진다. 그러므로 추적운동은 전혀 '원활하지' 않고 '경련적(jerky)' 또는 '단속적(broken)'이다.

단속운동과 빠른 국면 안진

단속운동(saccade)은 빠른 시선 재고정 안구운동으로 속도가 최고 500deg/s에 이른다. 이러한 속도는 단속운동의 크기에 정비례하지만, 속도는 수의 조절되지 않는다. 단속운동에는 서로 다른 종류가 있다. 일부는 '자동적' 또는 반사적인데, 예를 들어 예기치 않은 소리나 시표적에 반응하는 경우이다. 다른 일부는 클리닉에서 검사하는 바와 같이 어둠속에서 또는 수의적 명령('오른쪽' '왼쪽' 등)에 대한 반응으로 나타나는 단속운동처럼 수의적이다.

단속운동을 매개하는 경로들도 추적운동에서와 같이 광범위하다. 그러나 안구를 고속으로 가속하여 단속운동을 일으키는 데 요구되는 고주파 신경활동은 뇌간의 망상체(reticular formation)에서 일어난다. 2가지 주요 망상 중추가 있는데, 뇌교 단속운동 생성체는 수평 단속운동을, 중뇌 단속운동 생성체는 수직 단속운동을 담당한다. 이들 중 어느 곳에 병변이 존재하면 해당 면에서 느린 단속운동과 빠른 국면 안진을 유발한다.

다감각 통합

요약

- 전정보상(vestibular compensation)은 급성 말초 전정 병변의 증상과 징후가 점차 사라지는 적응과정이다. 이 과정은 중추신경계의 가소성(plasticity)뿐만 아니라 시각, 고유수용감각(proprioceptive) 및 잔류 전정 자극에 의존한다.
- 공간 방향감(spatial orientation)과 자세 조절의 과정들 간에는 상당한 중첩이 존재한다.

고유수용감각, 시각 및 전정 기전은 피질(지각)과 척수(운동) 레벨에서 모두 작용한다.

- 감각 가중치 재조정(sensory reweighting)은 하나의 감각 자극이 가용하지 않거나 신뢰할 수 없을 때 적절한 평형 조절을 가능하게 한다.

많은 감각 자극들, 특히 고유수용감각, 전정 및 시각 자극들이 공간 방향감과 평형 조절에 기여한다. 이 계통들 각각을 개별적으로 자극하면 안구운동과 자세반응을 일으킬 수 있다. 그러나 정상적인 상황에서 이 3가지 감각 자극들은 개별적이 아니라 동시에 활성화되며, 이렇게 집중하는 정보는 사실상 신경축의 모든 레벨에서 상호 작용한다.

감각 갈등

그림 1-9는 사람이 머리를 측방으로 돌리는 단순한 경우에도 반고리관, 경부고유수용감각계(cervico-proprioceptive system)와 시각계로부터 모이는 자극이 존재한다는 점을 보여준다. 그림에서 보는 경우와 같이 대개 전달되는 정보는 일치해 각 감각 통로는 머리의 회전을 시사한다. 동요병(motion sickness, 멀미)과 전정질환을 겪을 때 모두 느껴지는 불편, 불쾌와 구역은 적어도 부분적으로 소위 '감각 갈등(sensory conflict)'의 존재로 인해 발생한다고 생각된다.

감각 갈등은 다양한 정상 상황에서 일어나지만 대개 짧게 지속되는데, 예를 들어 앞에서 논의하였듯이 VOR이 억제되는 상황과 같은 경우이다. 구체적인 예가 버스에서 신문을 읽는 것이며, 이 경우에 전정계는 뇌에게 당신이 움직이고 있다고 말하나 당신이 신문을 읽음에 따라 자기참조적인(self-referenced) 시자극은 뇌에게 그렇지 않다고 말한다(그림 1-8 참조).

동요 갈등이 구역과 구토를 일으키는 이유는 분명하지 않다. 그것은 당신이 처한 상황이 옳지 않아 아마도 당신이 사실상 배를 포기해야 한다는 점을 시사하는 경고 신호일지도 모른다는 주장이 있다.

급성 일측성 병변과 같은 전정질환도 감각 갈등을 초래한다. 우선 기타 어느 감각 자극으로도 확인되지 않는 지속적 회전감인 현기증이 있다. 이 때문에 일부 환자들은 차라리 눈을 감

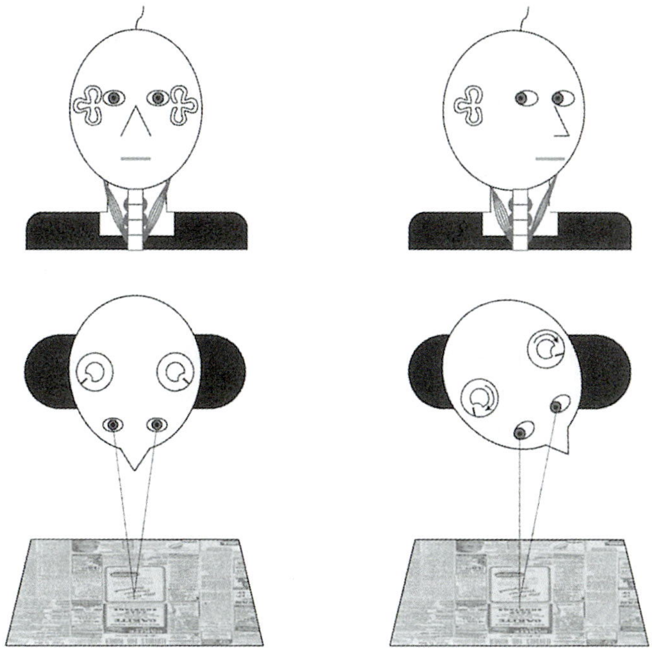

그림 1-9 다감각 통합 (multisensory integration).
신문을 읽으면서 머리를 돌리는 사람은 전정계, 경부 근육 및 고유수용감각계와 시각계를 자극한다. 이 그림에서 모든 자극은 일치한다. 그러나 그림 1-8에 도시된 예에서 신문을 읽는 사람은 전정계가 머리 회전을 신호하지만 시각계는 그렇지 않기 때문에 '감각 갈등(sensory conflict)'을 경험한다.

으려 할지도 모른다. 또한 동작에 대해 기대한 결과와 실제로 지각된 것 간에 갈등이 있다. 예를 들어, 정상인에서 머리 회전은 양측 미로가 신호할 것이지만 일측성 질환에서는 한쪽 자극이 갑자기 사라진다. 이는 환자들이 머리를 정지 상태로 두려는 이유들 중 하나일 수도 있다.

그러나 감각운동 갈등만으로는 환자들이 나타내는 증상들의 많은 측면을 설명하지 못한다. 예를 들어, 배에 타 갑판에서 수평선을 바라보는 경우에는 시각전정 동요 자극이 일치하기 때문에 감각 갈등이 일어나지 않지만 중추신경계를 과다 자극하면 동요병을 일으킨다. 아마 이러한 과다자극도 자발성 전정성 현기증을 일으키는 기전일 것이다.

전정보상

급성 일측성 전정 병변은 고통스런 현기증, 안진, 구역과 자세균형 상실을 초래한다. 급성 전정신경염을 앓는 많은 환자들에서와 같이 병변이 영구적이고 전반적일지라도 증상은 며칠 만에 호전되기 시작해 몇 주면 거의 정상으로 회복된다. 대부분의 환자들에서 안진과 한쪽으로 쓰러지는 경향은 회복되고 머리 움직임에 대한 불내성도 점차 호전된다. 이러한 회복은 손상된 내이의 재생에 의해 매개되지 않기 때문에 중추 전정보상(central vestibular compensation)으로 설명된다. 이 과정은 중추신경계에 의한 중추 적응 및 가소성의 가장 좋은 예들 가운데 하나로, 나머지 온전한 감각 자극들(반대 측 전정, 시각 및 고유수용감각 자극들)과 전정신경핵, 소뇌 등 많은 중추 통합 구조물들에 의존한다. 대뇌 피질과 같은 보다 고차적인 기전들이 이 과정에 관여하는 방법은 거의 알려져 있지 않다.

임상적 관점에서 볼 때 가장 중요한 점은 전정보상은 능동적인 적응과정이고 재활은 전정보상을 촉진하기 때문에 효과적이라는 사실을 아는 것이다. 추가로 감각장애(다발신경병증[polyneuropathy], 시각결손) 또는 중추장애(연령, 뇌혈관 질환)가 있거나 신체 안정을 과도하게 취하면 모두 말초 전정질환의 완전 회복을 방해한다.

공간 방향감과 자세 조절

공간 방향감(spatial orientation)과 자세 조절은 각각 지각과정과 운동과정이란 차이점에도 불구하고 많은 특징들을 공유한다. 두 과정은 본질적으로 동일한 감각 자극들(전정, 시각 및 체성감각 자극들)과 그것들의 중추 통합에 기초한다. 극단적인 경우에 우리는 어느 쪽이 위쪽인지를 알아야만 일어설 수 있다.

다음 예는 자세 및 방향감 조절에 관여하는 다감각 상호작용(multisensory interaction)을 보여준다. 당신이 앞으로 나아가는 차 위에 서 있다고 상상해보라. 차가 앞으로 속도를 냄에 따라 당신은 세상이 뒤로 움직이는 것을 보며, 당신의 이석기관은 선 가속을 감지하고 고유수용감각계가 자극을 받는다(예, 당신의 몸이 뒤로 쓰러지려 해 하지 앞쪽 근육들에 신전 자극이 가해진다). 이러한 감각 자극들 각각은 중추신경계에서 다른 기전들을 활성화한다. 즉 피질 기전을 활성화해 공간 방향감을 잡고 하위 기전을 활성화해 반사와 복잡한 운동반응을 일으켜 차가 속도를 내도 당신은 똑바로 서 있을 수 있다. 그런데 하나의 감각 통로만을 자극하면 방향감장애(disorientation)와 자세 불균형을 유발할 수 있으며, 이는 경험적으로 입증됐다. 예를 들어, 건 진동 또는 시각유도운동(visual motion, 주위 환경이 움직임에 따라 고정된 물체도 움직이는 것처럼 느껴지는 현상으로 정지된 자동차에서 차창 밖의 움직이는 자동차를 바라보면 자신의 몸이 움직이는 듯하다) 자극은 운동감, 공간 방향감장애와 불안정감을 일으킨다.

감각 가중치 재조정

방향감 및 자세 계통의 중요한 특징은 감각 가중치 부여(sensory weighting) 현상이다. 즉 주어진 시점에서 각 감각 자극에 얼마만큼의 '가중치'가 부여되느냐이다. 가장 간단한 예가 눈을 뜨거나 감은 채 방향감 또는 균형을 잡는 것이다. 분명히 우리는 눈을 뜬 상태에서 시각에 많은 비중을 두고 감은 상태에서는 시각에 비중을 두지 않는다. 질환인 경우에 이 책에서 적절한 예는 전정 병변을 지닌 환자이다. 진정 질환자들에서는 전정보상 과정이 진행됨에 따라 시각 및 고유수용감각 자극에 부여되는 가중치가 증가한다. 이 메커니즘은 의심할 여지없이 전정 회복을 돕지만, 시자극에 대한 의존이 과다하면(또는 '시각 의존성[visual dependence]') 환자들은 시자극이 모순되거나 신뢰 수 없는 상황들, 예를 들어 움직이는 시각 환경인 경우에(202쪽 참조) 방향감장애와 자세 불균형을 일으키기 쉽다.

감각 가중치 재조정(sensory reweighting) 과정은 3가지 감각 자극이 정상적으로 작용할 때 최적으로 이루어진다. 만일 2가지 자극만 가용하다면, '감각 가중치 부여는 최적 이하(suboptimal)로 이루어진다.' 고유수용감각 자극이 없는 환자는 눈을 뜬 채 똑바로 서 있을 수 있으나, 눈을 감으면 쓰러진다(롬버그[Romberg] 검사의 근거). 양측성 또는 중증 일측성 전정 질환을 가진 환자들은 눈을 뜨고 고유수용감각 자극이 완전한 상태라면 아주 잘 걸을 수 있지만, 추가로 다발신경병증이 있거나 임상검사에서와 같이 눈을 감은 채 발포고무(rubber foam) 위에 서 있으면 쓰러진다. 노령이 되면 3가지 감각 자극 전부와 중추 통합 구조물들이 퇴행된다는 점을 기억하라. 그러면 노인에서 평형장애가 그리도 흔한 이유를 쉽게 알 수 있을 것이다.

제2장 | 현기증 및 어지럼증 환자의 증상과 검사

Symptoms and Examination of the Patient with Vertigo and Dizziness

병력청취는 의심할 여지없이 어지럼증 환자의 진단 퍼즐에서 가장 중요한 요소이고 환자들의 2/3를 올바로 분류할 수 있다. 나머지 1/3 중 대부분은 철저한 임상검사 후에 확진된다. 전문적 검사들은 보조적 증거를 추가할 수 있지만, 진단적인 경우는 드물다. 표 2-1, 2-2 및 2-3은 증상, 임상소견과 검사가 어떻게 진단과정에 사용될 수 있는지를 정리한 것이다.

표 2-1 진단의 단서가 되는 증상들

소견	의심되는 진단
어지럼증 소견 유형	
회전성 현기증	급성 전정질환(중추 또는 말초)
체위성 현기증	BPPV, 편두통, 중추성 체위성 현기증
불안정감	양측성 전정 기능장애, 신경학적 질환(예: 다발신경병증, 척수병증, 정상압 뇌수종, 대뇌 소혈관 질환, 소뇌 질환)
비특이적 어지럼증	기립성 저혈압, 약물 독성, 심인성
발작 지속기간	
수초	전정 패록시즘, 심부정맥, BPPV
수분	TIA, 공황발작, 편두통
20분에서 수 시간	메니에르병 발작, 편두통
며칠에서 수주	전정신경염, 뇌간/소뇌 뇌졸중 또는 탈수초화, 편두통
지속적	고정 신경학적 결손, 양측성 전정부전, 만성 중독, 심인성
유발요인	
두위 변화	BPPV, 기타 체위성 현기증
월경, 수면부족	편두통
움직이는 시각 패턴	시각성 현기증
승강기와 기타 폐쇄 공간, 군중, 고소, 외출	공황발작
큰 소음, 발살바(Valsalva) 수기	누공 증후군
기립	기립성 저혈압
동반 증상	
광선공포증, 두통 또는 시각 전조증상	편두통
난청, 이명, 귀 충만감(fullness)	메니에르병, 자가면역 내이질환, 청신경종
일시적 시각상실(blackening out), 실신	혈관미주신경 반응, 기립성 저혈압, 심부정맥
충혈된 눈, 피부 발진, 신장질환, 관절염	자가면역 내이질환
심계항진, 숨 막히는 느낌(choking), 전율, 파국적 사고, 공황	불안장애
복시, 구음장애(dysarthria), 감각저하, 부전마비, 의식장애(clouded consciousness)	후두와 병변(posterior fossa lesion, 허혈 포함), 기저동맥 편두통

* BPPV=benign paroxysmal positional vertigo(양성 돌발성 체위성 현기증), TIA=transient ischemic attack(일과성 허혈 발작)

표 2-2 어지럼증 환자의 검사

검사	해석
자발성 안진	말초 또는 중추 전정질환
	말초: 수평-회전성, 시선을 고정하지 않으면 증가
	중추: 모든 방향(상향, 하향, 회전, 수평)
임상적 VOR 평가(머리급속회전 검사, head-thrust test)	주요 말초 전정기능 상실(60% 이상) 진단
안구운동(추적운동, 단속운동, VOR 억제)	안구운동 이상은 중추 병변을 시사한다
체위 조작	BPPV(그리고 드물지만 후두와 병변)를 식별한다
롬버그(Romberg) 검사:	
정상	대부분의 어지럼증 환자들
일방향으로 쓰러짐	급성 전정 병변
눈뜬 상태에서 다양한 동요(swaying)	급성 소뇌/뇌간 병변
눈감은 후 동요	후척수로(dorsal column) 질환/대신경섬유 신경병증
보행 이상	소뇌, 파킨슨, 강직, 실행(apraxic) 및 신경병증 질환
눈감은 채 보행 또는 운터버거(Unterberger) 검사	말초 병변에서 병변 동측으로 편향
몸통 밀기에 대한 자세반응	파킨슨 증후군에서 자세 이상소견

* VOR=vestibulo-ocular reflex(전정안반사), BPPV=benign paroxysmal positional vertigo(양성 돌발성 체위성 현기증)

표 2-3 어지럼증 환자의 검사실 검사

검사	해석
순음청력검사(pure tone audiometry)	메니에르병에 필수(흔히 저주파 소실)
	청신경종에 적신호
	기타 대부분의 전정질환들에서 정상
뇌간청각유발전위 검사 (brainstem auditory-evoked potentials)	일측성 청각 증상을 지닌 환자들에서 청신경종 선별검사에 유용
온도안진 및 회전 검사(caloric and rotational tests)	온도안진검사 상 반고리관 부전마비: 한쪽 귀에서 반응 결여, 흔히 말초 전정질환에서 관찰됨
	방향성 우세(directional preponderance, 온도안진 또는 회전 검사 상): 전정 비대칭을 시사한다 - 비특이적
안구운동 기록(전기/비디오안구운동검사, electro-/video-oculography)	임상적 안구운동 검사를 대체하지 못한다!
	중추성 기능장애의 진단에 도움이 될 수도 있다
MRI	후두와 병변의 식별(MRI가 CT보다 우월)
다음 경우에 고려하라:	
중추성 증상/징후	
비정형 체위성 안진	
진행성 일측성 감각신경성 난청	

증상

어지럼증을 유발하는 질환들은 대부분 독특한 증상, 또는 복합된 증상들을 나타낸다. 이와 같은 질환들에는 양성 돌발성 체위성 현기증(benign paroxysmal positional vertigo, BPPV), 전정신경염(vestibular neuritis), 편두통성 현기증, 메니에르병(Meniere's disease), 추골기저동맥(vertebrobasilar) 일과성 허혈 발작(TIA) 또는 실신 발작이 있다. 이러한 질환의 증상들에 관한 자세한 내용은 이 책의 해당 절에 나와 있다. 여기서는 일부 빈번하게 접하는 질환들에 흔한 증상들을 설명하고 이들 질환을 감별하는 데 실용적인 도움을 주고자 한다.

현기증

현기증(vertigo)은 몸이나 주위가 움직이는 것 같은 착각이다. 흔한 유형인 회전성 또는 '진성' 현기증(rotational or 'true' vertigo)은 반고리관 혹은 반고리관의 중추신경계 연결과 관련된 질환을 시사한다. 현기증 환자들은 자신이나 방이 빙빙 돈다고 말한다. 실제로 세상이 빙빙 돈다고 할 때 환자들은 현기증을 느끼면서 안진(nystagmus)을 경험할 가능성이 높다. 비록 일부 임상의들은 '머릿속에서 뭔가 빙빙 돌아요' 라는 환자들의 호소에 그리 신경을 쓰지 않지만, 우리는 진정한 전정질환(예, BPPV)을 가진 많은 환자들이 현기증을 이런 식으로 표현하는 것을 보아왔다. '진성' 현기증을 지닌 환자들은 대개 불평형감(imbalance), 보행 불안정(unsteadiness) 또는 선회(veering), 구역과 구토 같은 증상들을 동반한다.

어지럼증(dizziness) 또는 아찔함(giddiness)과 같은 관련 용어들은 환자와 의사 모두 정확하게 정의하기가 어렵다. 환자들은 이외에도 어찔함(lightheadedness), 균형을 잃은 느낌(feeling off-balance), 흔들리는 느낌(rocking sensation) 및 '구름 위를 걷는 느낌(walking on cotton wool)'이라고 표현한다. 이러한 표현들은 전정계 질환, 특히 비급성기 질환을 시사할 수 있으나, 일반 질환(예: 빈혈, 저혈당, 심장) 또는 심인성 질환일 가능성도 있다. 환자에게 이런 증상을 일상생활에서 경험하였을지도 모를 어떤 일에 비유해보도록 요청하면 도움이 된다. 그러면 환자들은 흔히 '진성' 현기증 또는 전정매개 감각을 술에 취한 느낌, 회전목마를 타거나 거친 바다에서 배를 타는 느낌 혹은 차멀미를 하는 느낌이라고 표현한다. 모호한 어지럼증은 급성 전정성 발작과 완전 회복 사이의 이행 상태인 경우가 흔하다.

진단을 위해서는 어지럼증 또는 현기증을 호소하는 모든 환자들을 대상으로 소견 유형, 지속기간, 유발요인과 동반 증상을 확인하는 것이 중요하다(표 2-1). 아래에 언급된 구체적 질환들에 대해서는 그 명칭을 색인에서 찾아 해당 절로 가면 자세한 내용을 알 수 있다.

소견 유형

어지럼증 환자가 내원하면 먼저 문제가 (1) 단일, 급성 발작 현기증인지, (2) 재발성 또는 발작성 현기증인지, 혹은 (3) 만성 불안정감 또는 어지럼증인지 여부를 구별해야 한다. 단일 현기증 발작의 가장 빈번한 원인은 전정신경염이며, 기타 원인들은 외상, 감염 또는 혈관(말초 혹은 중추) 병변이다. 재발성 자발성 현기증인 경우에 가장 빈번한 원인은 편두통이며, 기타 메니에르병, 전정 패록시즘(vestibular paroxysm), 추골기저동맥 TIA와 발작성 운동실조(episodic ataxia)가 있다. 체위성 현기증(positional vertigo)은 대체로 BPPV에 의해 유발되나, 간혹 편두통과 드물게 후두와(posterior fossa) 병변으로 인해 발생한다. 불안정감은 양측성 전정기능 상실에 기인할 수도 있지만, 소뇌 질환, 파킨슨증, 척수병증(myelopathy), 신경병증 또는 대뇌 소혈관 질환 같은 신경학적 질환과 관련되는 경우가 보다 흔하다. 비특이적(nonspecific) 어지럼증은 일반 질환, 만성 약물 독성, 경미한 전정 기능장애 또는 심리적 요인들에 의해 일어날 수 있다.

지속기간

현기증의 지속기간은 대체로 BPPV에서는 수초, 편두통과 메니에르병에서는 수시간, 전정신경염에서는 수일이다. 실제 회전감('심하게 빙빙 도는 느낌')의 지속기간을 측정하는 것이 중요한데, 이는 환자들이 총 지속기간에 후유증(불쾌, 구역)을 포함시키는 경향이 있기 때문이다. 이 때문에 전형적 BPPV를 지닌 환자들이 발작이 최고 반시간이나 지속되었다고 강변하는 경우가 아주 많다.

유발요인

모든 가능한 유발요인들 중에서도 두위 변환(head positioning)이 가장 유용하나, 두위들에서도 특정한 두위가 훨씬 더 유의미하다. 다음 2가지 사실을 고려해보라: (1) 머리를 새로운 위치에 두는 유일한 방법은 머리를 움직이는 것이다와 (2) 전정기관은 머리 움직임의 감지를 담당하는 계통이다. 따라서 어떻게 라도 두위를 변화시키면 어떤 전정질환이라도 증상을 나타낼 것이다. 이로부터 우리는 2가지 유용한 결론을 내릴 수 있다. 첫째, 머리를 움직일 때 어지럼증이 악화되면 전정에서 기원할 가능성이 있다. 둘째, 체위성 현기증이 머리를 움직일 때 어지럼증을 느끼는 것만은 아니라는 점이다(이 점이 보다 중요하다).

체위성 현기증, 특히 BPPV를 진단하는 데 유용한 구체적 상황들에는 '중력벡터(gravity vector)'에 대해 머리의 방향을 재설정하는 것이 있다. 이러한 상황들이 많은데, 누운 자세에서 일어서는 것이 그 예이다. 그러나 BPPV의 진단에 가장 유용한 유발 상황은 침대에서 눕거나 돌아눕는 것이다. 그 이유는 기립성 저혈압이 일어설 때는 어지럼증을 유발하지만 침대에서 눕거나 돌아누울 때는 그렇지 않을 수 있기 때문이다. 반대로, 앉은 자세에서 일어설 때 어지러움을 느끼는 환자는 체위성 현기증보다는 기립성 저혈압을 지닐 가능성이 있다. 왜냐하면 앉았다 일어설 경우에는 중력에 대해 머리의 방향이 재설정되지 않기 때문이다(그림 2-1).

이와 관련해 흔히 잘못된 생각은 머리를 움직일 때 어지럼증을 호소하는 환자들이 '추골기저동맥부전(vertebrobasilar insufficiency)' 또는 '경추성 현기증(cervical vertigo)'을 앓고 있다는 것이다. 이 점은 제5장에서 논의할 것이며, 이 시점에서는 앞서 말하였듯이 머리를 새로 위치시키는 유일한 방법은 머리를 움직이는 것이란 점과 전정기관은 머리 움직임을 감지하는 계통이란 점 2가지만 고려하라. 이제 여기에 세 번째 말을 추가하라: (3) 머리 움직임은 대부분 목을 움직여 이루어지므로 '대부분의 전정질환들은 목을 움직이면 증상을 나타낼 것이다.' 실제로 '추골기저동맥부전' 또는 '경추성 현기증'을 지닌 것으로 잠정 진단을 받아 우리에게 의뢰되는 환자들은 대부분 BPPV 등 전정질환을 앓고 있는 경우가 많다.

기타 현기증 유발요인들은 매우 특이적이나 드문데, 이는 원인 질환들이 흔하지 않기 때문이다. 큰 소리와 발살바 수기(Valsalva maneuver)는 상반고리관 개열(dehiscence) 증후군에서 측방돌진(lateropulsion), 동요시(oscillopsia) 등 전정 증상들을 유발할 수 있다. 급성 현기증과 일측성 난청을 동반한 미로 누공(labyrinthine fistula)이 두부외상 또는 강한 발살바 노

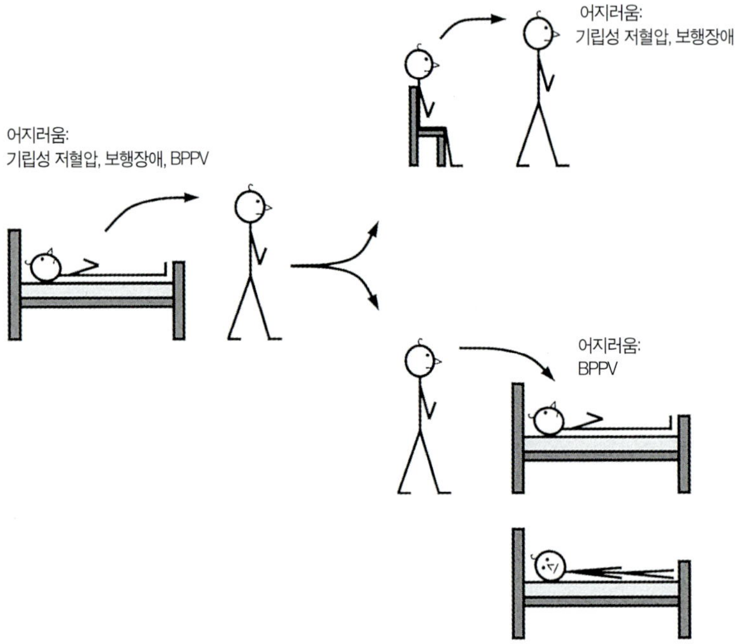

그림 2-1 체위변환에 따른 어지럼증.
침대에서 일어난 후 어지럼증은 기립성 저혈압, 보행장애 또는 BPPV를 시사할 수 있다. 만일 어지럼증이 앉았다 일어설 때 유발되면(맨 위 오른쪽), BPPV보다는 기립성 저혈압이나 보행장애일 가능성이 있다. 왜냐하면 이 상황에서 머리의 방향은 중력에 대해 변화되지 않은 상태이기 때문이다. 반면, 침대에서 눕거나 돌아누운 후 어지럼증을 느끼면 대개 BPPV를 시사한다.

력(예, 무거운 물체 들어올리기 또는 기침 발작)에 이어 이차적으로 발생할 수 있다. 알코올 또는 운동은 발작성 또는 돌발성 운동실조를 보이는 환자들에서 현기증을 유발할 수 있다.

또 다른 유발요인들은 빈번하게 접하나 그리 특이적이지 않다. 일부 만성 어지럼증 환자들에서 반복적 시각 패턴 또는 시각유도운동(visual motion) 환경은 어지럼증('시각성 현기증')을 악화시키거나 유발할 수 있다. 심인성 질환을 지닌 환자들인 경우에 일부 사회적 상황들이나 특정 유발요인들(승강기, 작은 방, 비행기)이 어지럼증을 포함한 공황 증상들을 유발할 수 있다.

동반 증상

불안정감

회전성 현기증이 발작하면 환자는 아울러 불안정감(unsteadiness)을 경험한다. 발작이 급격하고 격렬하게 올 때는 한쪽 방향으로 쓰러지는 경향에 저항할 수가 없다. 그 예가 일어서면서('빨랫줄에 옷을 널 경우') 겪는 BPPV 발작, 전정신경염 첫째 날, 메니에르 발작과 외측연수 증후군(lateral medullary syndrome or Wallenberg syndrome)이다. 대개 이러한 신체측방돌진은 활동저하 전정기관 또는 전정신경핵 쪽을 향하나, 기억할 점은 BPPV와 초기 메니에르 발작은 전정 활동저하가 아니라 활동과다를 나타낸다는 것이다.

불안정감은 대부분의 말초 일측성 전정질환들에서 만성기까지 지속될 수도 있다. 하지만 구체적으로 질문해보면 환자들은 대부분 이것이 주관적인 느낌일 뿐이고 친구, 친척 또는 동료들이 불안정해 보인다고 지적한 적이 없다는 점을 인정할 것이다.

양측성 전정질환을 가진 환자들은 전정기능 상실이 전면적이거나 거의 전면적인 경우에(206쪽 참조) 특히 불규칙한 지면 위를 걷거나 어둠속을 걸을 때 보행 불안정을 호소한다. (양측성 전정부전은 잠행성[insidious] 및 특발성일 수 있으므로 항상 원인불명의 보행 불안정을 지닌 환자에게 어둠속 걸음에 대해, 또 걸을 때 동요시에 대해 문진하라.)

다양한 비전정성 신경학적 보행장애를 가진 환자들은 불안정감을 보고할 것이며, 때로 사소하게 돌부리에 채여도 쓰러진다. 신경과 전문의는(꼭 이비인후과 전문의일 필요는 없지만) 이러한 장애들에 익숙하고 추가 징후 또는 증상을 통해 올바른 진단을 내릴 것이다. 소뇌전정 상호작용 장애가 어지럼증을 유발할 수 있는 소뇌 질환의 경우를 제외하면, 대부분의 환자들은 '머리에' 어지럼증이 없고 문제는 '다리에' 있다는 점을 인정할 것이다. 그래서 다리가 허약한지, 무거운지, 어눌하거나 무디게 느껴지는지, 혹은 저려서 '따끔따끔한지' 여부를 구체적으로 물어보아야 한다.

청각 증상

현기증에 흔한 많은 원인들은 청각 증상을 일으키지 않는다는 점을 명심해야 한다(예: BPPV, 전정신경염, 편두통). 진단에 유용한 청각 증상은 실제로 클리닉에서 빈번하지 않다. 이러한 증상은 환자 의뢰 양상 때문에 신경과보다는 이비인후과 클리닉에서 더 눈에 띈다.

현기증 발작이 처음인 환자에서 급성 일측성 난청은 심각하게 받아들여야 한다. '특발성 돌발성 난청(idiopathic sudden deafness)'이란 말초 질환의 중증 증례는 현기증을 일으킬 수 있다. 병인이 알려진 또는 알려지지 않은 바이러스성 미로염도 마찬가지이다(병인이 알려진 경우의 예는 볼거리). 증상이 육체적 노력 후에 발생하면 누공(fistula)이 거의 확실하며, 안정, 관찰과 진찰이 필요하다. 이러한 질환들은 난청이란 결과 면에서 응급이다. 반면 후순환부(posterior circulation) 혈관성 발작, 대개 전하소뇌동맥 증후군(anterior inferior cerebellar artery syndrome)은 뇌졸중을 암시하는 증상들을 보인다. 이 같은 혈관 증상들은 특유의 뇌간 증상들(복시, 운동실조, 감각저하)을 동반하지만, 이들 증상은 환자들이 현기증과 난청에 압도될 수 있기 때문에 적극적으로 유도해 내야 한다.

변동하는 귀 내압, 이명과 난청이 메니에르병 환자들에서 보고된다. 그러나 일반 클리닉과 같은 보통의 임상 환경에서 메니에르병은 드물다는 점을 강조하고자 한다. 반복적인 추골기저동맥 TIA의 발현이란 맥락에서 환자들은 이명 또는 난청과 함께 기타 뇌간 증상들을 보일 수도 있다. 소리(및 광선)공포증이 존재하면 편두통관련 현기증의 진단에 유용하다. 청신경종(acoustic neuroma)과 기타 종양들은 대개 현기증이나 불안정감을 유발하지 않지만, 일측성 진행성 이명과 난청의 존재는 청신경종을 시사하는 적신호이다.

사소한 노화성 청각 증상은 일반 인구에서 아주 흔하다. 환자들이 '제 아내/남편이 제가 TV를 너무 크게 튼다고 말해요'라거나 '맞아요, 제가 조용히 침대에 누워 있을 때 귀에서 쉬쉬하는 소리가 들려요'라고 보고할 경우에 청각검사는 대개 무의미하다(안심은 시켜주겠지만). 현기증과 사소한 청각 증상을 지닌 환자에게 메니에르병이란 꼬리표가 붙는 것은 다반사이기 때문에 임상의는 추가 검사가 완료될 때까지 환자에게 이러한 진단을 시사해서는 안 된다. 우리는 '당신이 앓는 것은 메니에르병이라고 해요'라는 대신 '아니요, 당신은 메니에르병에 걸리지 않았어요'라고 말하는 데 더 많은 시간을 써야 한다.

덜 빈번한 증상

이상평형감

평형장애를 지닌 환자들은 불안정해 보이고(객관적으로) 불안정하다고 느낄(주관적으로) 수 있다. 이렇게 주관적으로나 객관적으로 불안정하지만 어지럼증, 현기증 또는 '곧 기절할 것 같은' 실신감(presyncopal feelings) 같은 두부 감각은 없는 환자들을 또한 클리닉에서 보게 된다. 이는 흔히 이상평형감(disequilibrium)이라고 불린다. 이상평형감을 호소하는 환자들은 '문제가 머리 혹은 다리 어디에 있어요?'라고 물으면 후자라고 하는 경향이 있다. 아울러 앉아 있을 때는 평형 증상이 없다고 보고할 것이다. 이러한 환자들은 신경학적 보행장애를 보일 가능성이 있다. 즉 말초 또는 중추 신경계 어딘가에 존재하는 병변으로 인해 다리의 근력약화(weakness), 강직, 감각저하(numbness), 완만(slowness), 떨림 또는 협동장애(incoordination)를 보일 수 있는데, 그 예가 다발신경병증(polyneuropathy), 척수, 뇌간, 소뇌 또는 대뇌반구 병변, 뇌수종(hydrocephalus), 혹은 파킨슨병 또는 기타 운동장애들이다.

환자들은 쓰러질 수도 있으며, 이는 전정 질환자들에서보다는 신경학적 보행장애로 인한 이상평형감을 가진 환자들에서 더 흔하다. 신경과 및 신경이과 검사(특히 안구운동과 보행)는 대개 비말초전정 기원의 문제를 식별할 것이다. 이는 제7장에서 알아볼 것이나, 본질적으로 환자가 정상적인 보행(눈을 뜨고 감은 상태에서 보행, 일자 발뒤꿈치-발가락 보행 등)과 정상적인 안구운동을 보이면 불안정감이 신경학적 문제에 기인할 가능성은 적다. 의식상실과 적하발작(drop attack)으로 인한 낙상도 제7장에서 논의한다.

동요시

동요시(oscillopsia)는 시계(視界)가 움직이거나 진동한다는 착각이다. 시각 환경이 회전한다는 특정적 착각은 대개 현기증(또는 자신이 회전한다는 착각인 '주관적 현기증'에 대해 '객관적 현기증'이라 함)이라 한다는 점을 언급해야겠다. (독일어권 국가들에서는 객관적 현기증을 동요시라고 할 수도 있다.)

중증 양측성 전정기능 상실(예, 수막염 후 또는 gentamicin 이독성에 의해)을 지닌 환자들은 움직이거나, 걷거나, 달리거나, 차를 타고 갈 때 동요시를 호소한다. 이는 머리를 움직이는 동안 이미지 안정화, 즉 전정안반사(VOR)의 기능이 결여된 데 기인한다. 다양한 안진을 가진 환자들도 동요시를 보고하나, 반드시 자신들의 움직임과 관련된 것은 아니다. 본질적으로 동요시는 망막상이 불안정할 때 발생하는데, 이는 안구가 너무 많이 움직이거나(예, 안진) 충분히 움직이지 않기(VOR 상실) 때문이다.

특히 시야가 가물거린다거나, 흐리다거나, 이상한 시각 증상을 호소하는 환자들인 경우에 동요시인지에 대해 직접 문진하면 유용하다. 기본적으로 환자들에게 하나의 물체가 둘로 보이거나 흔들려 보이는지 여부를 물어봄으로써 복시(diplopia)와 동요시에 대한 신속한 문진이 가능하다. 동요시라고 확인하였다면, 진단에 중요한 질문은 동요시가 '언제' 일어나느냐이다(표 2-4). 만일 동요시가 환자의 움직임과 관련이 있다면, 원인은 거의 확실히 전정안반사이다(206쪽, 비디오 클립 02.01 참조). 만약 동요시가 특정한 두위를 잡은 후 발생하면, 원인은 체위성 안진(positional nystagmus)일 가능성이 있다(169쪽, 비디오 클립 02.20 참조). 예를 들어, 우리는 바로 누운 자세에서는 책의 줄들이 뒤범벅이 되어 읽을 수 없는 체위 민감성 상박 안진(upbeat nystagmus) 환자를 진료한 적이 있다.

만일 동요시가 항시 있다면, 후천성 신경학적 안진(예: 하박 안진[downbeat nystagmus], 비디오 클립 07.03) 또는 안구 진동(예, 안간대증[opsoclonus])에 기인할 수도 있다. 만약 동요시가 발작적이라면(대개 격렬하나 몇 초만 지속), 환자는 전정 패록시즘(vestibular paroxysm), 발작성 안진(paroxysmal nystagmus, 대개 뇌간 혈관 병변에 이차적으로 발생) 또는 '수의적 안진(voluntary nystagmus)'이란 질환을 가질 수 있다. 수의적 안진은 본질적으로 빠른 발작적 수평성 안구 진동을 특징으로 하는 심리적 전환장애(conversion disorder)이다.

표 2-4 동요시: 진단지침

머리를 움직이는 동안	VOR 부재: 양측성 전정기능 상실 (예: 이독성, 수막염 후, 특발성)
머리 움직임에 의해 유발	중추성 체위성 안진: 뇌간-소뇌 질환 (예, 체위성 하박 안진)
안정 시(움직임과 유의한 관련이 없음)	
발작성	소리유발성: 툴리오(Tullio) 현상(상반고리관 개열) 전정 패록시즘(vestibular paroxysm): 전정 패록시즈미아(vestibular paroxysmia) 전정신경핵 병변 안구조동(ocular flutter) 미세조동(microflutter) 수의적 안진(voluntary nystagmus) 단안(monocular): 상사근파동(superior oblique myokymia)
지속성	뇌간 또는 소뇌 병변으로 인한 안진 (예: 후천성 진자성[pendular] 안진, 상박, 하박, 회전) 가성안진(pseudonystagmus, 머리 진전 + VOR 부재)

* VOR=vestibulo-ocular reflex(전정안반사)

뇌간 증상

뇌간 및 소뇌 증상들은 통상적으로 추골기저동맥 뇌졸중, TIA, 다발성 경화증 또는 후두와 종양으로 인한 현기증이나 불평형감을 호소하는 환자들에서 존재한다. 이러한 증상들에는 복시, 언어장애, 사지 또는 보행 실조, 연하곤란과 안면 감각저하 또는 근력약화가 있다. 경과와 소견은 원인 질환과 직접 관련되므로, TIA에서는 발작적, 다발성 경화증에서는 재발-완화적(relapsing-remitting), 종양에서는 진행적, 그리고 뇌졸중에서는 급성적이다. 상기와 같은 추가 증상과 징후들을 보면 이런 질환들을 전정질환과 혼동할 가능성은 없지만, 8번 뇌신경의 뇌실질내(intra-axial) 부위, 전정신경핵 또는 소뇌에서 크기가 작은 급성 병변은 전정신경염의 양상과 유사할 수 있다. 전정신경염에서는 안진과 측방돌진이 예상된다. 아울러 안구운동 검사 결과가 그다지 정상이 아니라면, 혹은 기타 이유(안면 감각저하, 심방세동)로 의심이 된다면, 영상검사를 요한다.

뇌간 병변을 지닌 환자에 대한 세부적인 문진과 검사는 풍부하고 병변 부위, 진단, 예후와 추적관찰을 확정하는 데 유용하다. 그러나 이 책의 범위는 어지럼증 및 현기증의 진단과 치료이므로 여기서는 자세히 다루지 않는다.

의식상실

의식상실은 어지럼증 환자들에서 드문 현상이지만, 원인이 혈역학적인(hemodynamic) 경우는 예외이다. 그러므로 심장 부정맥으로 인한 실신, 혈관미주신경 증상 또는 기립성 저혈압을 동반하는 자율신경계 이상을 지닌 환자들은 의식을 잃기 전에 어지럼증 또는 현기증을 호소한다. 따라서 과거 심장 병력, 심장질환을 시사하는 심계항진 또는 가슴 조임(tightness)에 대해 문진하는 것이 중요하다. 경동맥동 과민(carotid sinus hypersensitivity)은 목을 돌리거나 압박할 때 실신을 유발할 수 있다. 말할 필요도 없이 이러한 증상들이 있다면 신경이과 검사보다는 심장과 검사가 우선되어야 한다. 그러나 심장질환과 전정질환은 아주 흔하고 두 질환을 다 가지고 있는 환자가 많다는 점을 항상 명심하라.

혈관미주신경성 실신과 기립성 저혈압에서와 같이 저혈압 발작을 일으키는 환자들은 발한, 발열, 오한, 손에 식은땀, 양측성 이명과 시야 '흐림(greying out)'을 보고한다. 목격자들은 환자가 실신할 때 창백하거나 핏기가 없어 보인다고 보고할 수 있다. 대체로 환자들은 쓰러지거나 누운 지 수초 안에 뇌 관류가 회복되면서 의식을 되찾는다. 발작이 반복되면 많은 환자들은 유발 상황을 인지하고 눕거나 머리를 다리 사이로 숙인 채 앉아 발작을 예방하는 법을 배운다. 유발 상황으로는 무덥고 숨 막히는 방, 인지적 유발요인(예, 피가 보이는 장면), 사소한 통증 또는 급히 일어서거나 오랫동안 똑바로 서 있는 경우가 있다. 많은 환자들은 이러한 상황에서 어지럼증과 위에서 설명한 동반 증상들만 경험하고 실신하지는 않는다. 이런 실신 전 증후군은 공식적인 자율신경 기능 검사로도 진단하기 어렵다. 그러므로 임상의는 유발 상황, 과거 실신발작 경험과 누우면 어떤 (유익한) 효과가 있는지에 대해 적극적으로 문진해야 한다.

저혈당증(당뇨병 환자들에서 약물로 인한 경우나 드물지만 인슐린 분비 종양으로 인한 경우) 환자들도 어지럼을 느끼고 실신할 수 있다. 대부분의 당뇨병 환자들은 이를 인지하고 적절한 음식으로 의식상실을 예방할 수 있다. 실제로 의식을 상실한 환자들은 대부분 병원 응급실로 실려가 혈당을 측정 받았겠지만, 의심되면 다시 측정하라.

전정성 간질(vestibular epilepsy)은 그 실체가 잘 규정되어 있지 않다. 깨어 있는 환자들을 대상으로 피질에 직접 전기 자극을 가한 펜필드(Penfield)의 연구이래로 우리는 회전성 현기증이 측두엽의 활성화로 유도될 수 있다는 사실을 안다. 우리는 또한 측두엽 피질의 급성 혈관 병변이 현기증을 유발한다는 특이한 증례들이 보고되었다는 점과 간질 환자들에서 전조 증상으로 짧은 현기증이 나타날 수 있다는 점을 안다. 하지만 기타 간질 증상들 없이 재발하는 현기증이 간질에 기인할 가능성은 없다. '전정 패록시즘 또는 패록시즈미아(vestibular paroxysm or paroxysmia, 제4장 참조)'란 용어는 뇌간의 전정 신경 또는 신경핵이 자극을 받아 발생하는 짧은 현기증 및/혹은 동요시의 발작을 의미한다.

마지막으로, 일부 환자들은 간혹 전정신경염 또는 메니에르병의 급성기에 격렬한 현기증을 겪을 때 자기가 의식을 잃었다고 '생각한다'는 말을 한다. 이러한 상황에서 무슨 일이 일어나는지를 정확히 알기는 매우 어려우나, 아주 견디기 힘든 새 증상이 아마도 공황, 구토에 따른 탈수, 또는 실신 성향 환자에서 실신에 의해 악화되듯이 복합되어 작용하는 것으로 의심된다. 목격자들이 있다면 이들은 대개 환자와의 대화가 불확실하지만 가능하다고 진술해 의식을 완전히 상실한 것은 아님을 시사한다.

임상검사의 본질

일반의들뿐만 아니라 많은 다양한 전문의들이 어지럼증 환자들을 진료하기 때문에 검사의 강조점이 의사마다 다를 것이란 점은 불가피하다. 일부 전문의들은 환자가 보이는 증상의 원인이 귀, 뇌 또는 심장에 있지 않다는 사실을 확인해달라는 의뢰를 받을 것이다. 좋다. 그러나 환자를 담당하는 의사는 이러한 접근법이 성공하는 비법이 아니라는 점을 알아야 한다. 그 이유는 '이비인후과, 신경과 또는 심장과 표준 검사들은 흔히 어지럼증 환자들인 경우에 음성으로 나오기 때문이다.' 일반의, 노인병 전문의, 청각과 전문의, 신경과 전문의 또는 이비인후과 의사는 환자를 제대로 진료하려면 전문과목들을 넘나들 각오를 해야 한다.

어지럼증 환자들은 모두 심장과, 신경과 및 이비인후과 검사를 다 받아야 한다고 독단적으로 말하기 쉽지만, 적중률은 매우 낮다. 분명히 말하건데, 보다 현실적인 접근법은 기관 특이적(organ-specific) 증상을 지닌 환자들은 그 기관을 검사받아야 한다고 말하는 것이다. 흉통, 심계항진, 실신감 또는 기립과 관련된 어지럼증을 호소하는 환자들은 심혈관 검사를 받아야 하고 혈압과 맥박을 바로 누운 자세에서, 일어선 직후 및 흔히 선 자세에서 3분 동안 반복해서 측정 받아야 한다. 귀 내압, 충만감(fullness), 통증 또는 분비물 및/혹은 이명과 난청이 있는 환자들은 검이경(이경)으로 귀를 검사받아야 한다. 뇌간 증상(앞서 설명) 혹은 사지의 근력약화, 완만(slowness), 서투름(clumsiness) 또는 감각저하를 지닌 환자들은 신경학적 검사를 받을 필요가 있다. 의심이 되거나 검사에서 분명한 결과가 나왔다면 적절한 전문의의 소견을 구하라. 어지럼증을 일으킬 수 있는 일반 질환들도 마찬가지이나, 이 경우에는 혈당, 적혈구침강속도(ESR), 혈구치, 간기능, 지질 등을 알아보는 기본 혈액검사가 유용한 선별검사 도구이다.

병력 상 뚜렷한 기관 특이적 적응증이 없다면(흔히 그렇지만), 통상적인 질문은 문제가 중추(중추신경계) 또는 말초(미로) 전정질환인가 여부이다. (8번 뇌신경은 이비인후과 전문의들에게는 '중추'로, 신경과 전문의들에게는 '말초'로 받아들여질 수도 있다.) 일부 예비적인 경험법칙(rules of thumb)을 제시하면 다음과 같다. 뇌간 증상과 비정상적 안구운동이 없는 환자는 중추 질환을 지닐 가능성이 매우 낮다. 뇌간 또는 사지 증상이 뚜렷한 환자는 그 외의 질환으로 입증될 때까지는 중추 질환을 가진 것으로 간주된다. 비정상적 안구운동을 보이는 환자는 병력 상 말초가 의심될지라도 중추 질환을 지닐 가능성이 있다. (이러한 안구운동은 말초 전정성 안진 이외의 임상적으로 관찰 가능한 비정상적 안구운동을 말하며, 모호한 전기안진검사 소견을 말하는 것이 아니다.) 따라서 진단의 중요한 부분은 안구운동 검사에 달려있고 이러한 운동이 비정상인지 정상인지 여부를 확정하는 것이 못지않게 중요하다.

안구운동 검사

전정기능 검사 시설이 있어도 이것이 안구운동에 대한 임상검사를 대체하지는 못한다. 일단 일상화되면, 이 검사를 완료하는 데 3~4분 이상 소요되지 않는다. 안구의 움직임들은 아주 특정적인 하위계통들에 속하고 이들은 별도로 검사할 필요가 있다. 안구운동 검사는 자발 및 주시유발 안진(spontaneous and gaze-evoked nystagmus), 눈모음(convergence), 추적운동(pursuit), 단속운동(saccade)과 전정성 안구운동에 대한 탐색으로 이루어져야 한다(비디오 클립 02.01~02.27). 체위성 안진(positional nystagmus)은 어지럼증 환자의 검사에 매우 필수적인 부분이므로 여기서 별도로 설명하고 제5장에서 다시 다룬다.

안진: 검사의 시작점

일차주시(primary gaze, '자발성 안진')

환자에게 바로 전방에 제시된 정지한 물체에 시선을 고정시키라고 한다. 물체는 뚜렷하게 보일 수 있어야 한다. 즉 작지 않고 노안인 사람의 눈에 너무 가깝지 않아야 한다. 환자에게 물체(손가락, 펜)를 뚜렷이 볼 수 있는지 물어보라(특히 안경을 벗은 경우에). 안진이 있는지 면밀히 살펴보고 손가락 및/혹은 엄지로 환자의 한쪽 눈을 벌린 채 관찰하면 도움이 된다. (체위 조작 도중 환자의 눈을 계속 뜨게 하도록 돕는 방법은 그림 5-1과 이 장에 해당하는 많은 비디오 클립들에 나와 있다.) 만일 안진이 있다면, '떨림의 유형'에 주목하라. 즉 빠른 국면(fast phase)과 느린 국면(slow phase)이 함께 있는 경련성 안진(jerk nystagmus)인지, 느린 국면만의 사인파 모양으로 떨리는 진자성 안진(pendular nystagmus)인지, 혹은 빠른 국면만의 떨림인 단속운동성 진동(saccadic oscillation)인지 알아보라. 아울러 '떨림의 면'에 주목하라. 즉 수평성, 수직성, 회전성 또는 이들의 복합인지 알아보라.

주시유발성 안진(gaze-evoked nystagmus)

주시 물체를 일차주시 위치에서 좌, 우, 상, 하로 약 30도 옮겨라(비디오 클립 02.02와 02.03). 너무 멀리 옮기면 환자의 코가 내전하는 눈의 시야를 방해할 뿐만 아니라, 정상인들도 안진을 일으키는 경우가 많다. 각 위치에서 몇 초 머물게 하되, 의심이 되면 필요한 만큼 오래 머물게 하라. 눈 떨림의 유형과 면에 주목하라. 떨림의 진폭도 중요하다. 일부 환자들은 지시한 대로 편심 위치(eccentric position)에 있는 표적에 눈을 고정할 수 없기 때문에 진폭이 큰 주시유발성 안진인 '주시마비성 안진(gaze paretic nystagmus)'을 보인다(비디오 클립 02.22). 이는 대개 동측성 뇌간 또는 소뇌 병변에 기인하고 기타 중추신경계 증상이나 징후가 흔히 이를 증명한다. 반면 말초 전정질환은 미세한 수평성 안진을 일으키며, 진폭이 크다면 대개 안진이 증강된 것으로 일차주시에서도 관찰 가능하다(2급 안진).

우리는 현기증의 임상소견에 따라 이 책의 여러 장에서 안진의 유형과 유의성을 논의한다(제3~7장). 여기서는 말초 전정에서 기원하는 것으로 받아들여질 수 있는 유일한 자발성 안진은 수평성(또는 경미한 회전성 성분이 복합된 수평성) 및 일방향(unidirectional) 안진이라고만 말해둔다. 현기증 발작의 급성기에서는 안진이 일차주시에서도 존재할 수 있으나(2급), 환자가 호전됨에 따라 빠른 국면 방향으로 주시 편위가 있을 때에만 관찰될 것이다(1급)(90쪽과 비디오 클립 03.01 참조). 이 안진은 중추성일 수도 있지만, 이 경우에는 기타 뇌간 증상, 징후 또는 동안(oculomotor) 이상이 존재할 것이다. 똑바로 선 환자에서 기타 어떠한 안진이라도(즉 서로 다른 유형과 면의 떨림) 그 기원은 중추성이다. 표 2-5는 흔한 유형의 병리적 안진을 전반적으로 검토한 것이다.

표 2-5 병리적 안진의 유형

안진 유형	해석
자발성 안진	
현기증을 동반한 수평성(±회전성)	급성 일측성 말초 전정질환
현기증이나 동요시 없이 수평 진자성 또는 경련성	선천성 안진
진자성, 동요시를 동반하나 현기증 없이 모든 방향	후천성 진자성 안진 (말기 다발성 경화증, 혈관성 뇌간 병변)
순수 회전성	전정신경핵 병변
상박	중심부(midline) 뇌간 병변
하박	미측(caudal) 소뇌의 양측성 병변
편심 주시(eccentric gaze)에서	
모든 방향의 주시에서	소뇌 또는 뇌간 주시유발성(주시마비성) 안진
한쪽으로만 떨리는 수평성	아급성 말초 전정질환(1급 안진) 또는 일측성 소뇌 병변
동요시 없이 수평 진자성 또는 경련성	선천성, 일차주시 위치에서 감소
외전하는 눈에서 수평성이면서 반대편 눈의 내전은 감소	중심부 뇌간 병변으로 인한 신경핵간 안근마비(internuclear ophthalmoplegia)
체위성 안진	
회전성(±상박 성분), 일시적	후반고리관형 BPPV
각 측두위에서 수평성이면서 향지성(向地性), 일시적	수평반고리관형 BPPV(반고리관결석, canalolithiasis)
각 측두위에서 수평성이면서 배지성(背地性), 지속적	수평반고리관형 BPPV(팽대부정결석, cupulolithiasis) 또는 중추성 체위성 안진
하박, 일시적	전반고리관형 BPPV
하박, 일시적 또는 지속적	소뇌 병변
기타 모든 체위성 안진	뇌간/소뇌 병변(MRI?) 또는 편두통성 현기증 시사
두진(head shaking) 후 안진	
수평성	만성 일측성 말초 전정질환
단안 고정(monocular fixation)에서만	
보고 있는 눈에서 반대 측으로 떨림	잠복성 안진(선천성 안진의 변형)

* BPPV=benign paroxysmal positional vertigo(양성 돌발성 체위성 현기증)

눈모음

눈모음(convergence)에 대한 평가는 어지럼증 환자에서 특별히 유용하지 않다. 그러나 안진은 흔히 눈을 모으려고 노력할 때 진폭이 증가하므로 더 잘 보인다는 점을 지적하고자 한다(비디오 클립 07.03). 따라서 주시 물체를 눈에서 10~15cm 거리로 가져옴으로써 눈모음을 검사하되, 동시에 안진이 나타나는지 주의를 기울여라. 눈모음의 부재는 60세 이후에 흔하지만, 보다 젊은 사람에서 보이면 중뇌 병변을 시사할 수 있다.

추적운동

추적운동(pursuit)은 서서히 움직이는 작은 물체를 뚜렷이 보게 한다. 완전한 추적운동은 안구의 속도가 움직이는 물체의 속도와 일치할 때 일어난다. 젊은 정상인들은 최고 40deg/s 속도까지 아주 잘 추적한다(비디오 클립 02.05와 02.06). 표적이 보다 빨리 움직이면 안구는 표적을 놓치고 이를 따라잡기 위해 작은 '단속운동'을 한다. 이렇게 '따라잡는(catch up)' 단속운동은 표적을 향해 갑자기 활발하게 움직이는 운동으로 보인다.

추적운동이 비정상적인 경우는 언제인가? 서서히 움직이는 물체를 추적할 때 환자는 따라잡는 단속운동을 너무 많이 하게 된다. 이 경우 추적운동은 '단속적인(broken up)' 또는 '톱니바퀴(cogwheel)' 모습을 띠게 된다. 환자가 협조적이고 주의를 기울이도록 해야 하는데, 그렇지 않다면 지폐 또는 열쇠고리 같은 색다른 표적을 이용하고 환자를 말로 격려하라. 표적은 서서히, 예를 들어 우측 30도에서 좌측 30도로(또는 상하로) 이동하는 데 4~5초 걸리도록 움직여야 한다.

분명히, 눈으로 물체를 추적하는 것은 미로가 아니라 뇌의 기능이다. 따라서 '추적운동 이상은 중추 병변을 시사한다' (비디오 클립 02.23). 말초 병변인 경우에 추적운동은 정상이다.

추적운동 이상은 면 특이적(plane-specific, 수평면 또는 수직면), 일방향적(예, 좌측 또는 우측), 또는 전반적일 수 있다. 대개 일측성 추적운동 이상은 중추신경계 병변과 동측으로 나타난다. 우리는 추적운동의 해부학적 기초를 전부 논하지는 않으며, 추적운동 경로들은 중추신경계, 특히 소뇌에 널리 분포되어 있다는 점만 지적하고자 한다. 이 때문에 추적운동은 중추 병변에 아주 민감하고 아울러 '추적운동 이상은 부위 또는 질환 특이적이지 않다.' 비특이적 추적운동 악화의 가장 흔한 원인은 노령과 신경활성 약물이므로, 항상 추적운동 '이상'을 환자 연령의 맥락에서 해석하고 알코올과 정신약물 사용에 대해 문진하라. '60세 또는 65세 이후의 추적운동은 늘 단속적이며,' 현저한 좌우 비대칭은 여전히 유의하나 수직면인 경우에는 그렇지 않다.

단속운동

단속운동(saccade)은 시선을 한 물체에서 다른 물체로 신속히 이동시킨다. 이러한 시선 재고정 운동은 빠르고(200~400deg/s) 정확하다. 시각적으로 유도된 단속운동을 검사하기 위해 우리는 환자에게 2가지 주시 물체, 예를 들어 두 손가락 또는 손가락과 펜을 좌우나 상하로 ±30도 간격을 두어 제시한다(비디오 클립 02.07과 02.08). 만일 당신이 환자의 눈을 잘 볼 수 없고 손가락과 엄지로 환자의 눈을 벌려야 할 필요가 있다면, 당신의 양쪽 귀에 시선을 재고정하라고 해도 된다. 이때 '오른쪽 귀, 기다려요, 왼쪽 귀, 기다려요, 오른쪽 귀' 등등이라고 말해 환자를 말로 격려하면 유용하다.

단속운동에는 2가지 주요 이상이 있고 둘 다 중추신경계 질환을 시사하는데, 단속운동 부정확(saccadic inaccuracy, 비디오 클립 02.25와 02.26)과 단속운동 완만(saccadic slowing, 02.27)이 그것이다.

'부정확'은 단속운동의 범위가 적절하지 않은 경우이다. 이는 쉽게 감지되는데, 눈이 표적을 확보하기 위해 2차례 이상의 추가 단속운동을 하기 때문이다. 눈의 움직임이 표적에 미치지 못하는 운동범위축소 단속운동(hypometric saccade, 주요 단속운동의 범위가 정상보다 더 좁다)은 매우 흔하지만 비특이적이며, 중추신경계 병변에 의해 유발될 수 있다(비디오 클립 02.25). 눈의 움직임이 표적을 지나쳐 끝나는 운동범위확대 단속운동(hypermetric saccade, 손가락-코 검사 시 지점 이탈[past pointing]에 해당)은 소뇌 질환을 시사한다(비디오 클립 02.26).

'느린 단속운동'은 뇌간(또는 안근) 질환, 즉 수평성 단속운동인 경우에는 뇌교 질환을, 수직성 단속운동인 경우에는 중뇌 질환을 시사한다. 단속운동이 명백히 느릴 때, 예를 들어 정상 속도의 50%인 경우에 안구는 새 표적을 확보하는 데 1초 이상이 소요될 수도 있어 감지하기가 아주 쉽다(비디오 클립 02.27). 경미한 완만을 감지하기 위해서는 훈련이 필요하나, 많은 환자들을 대상으로 단속운동을 검사하다 보면 미묘한 이상도 빨리 잡아낼 수 있을 것이다. 이는 추적운동의 경우와 같이 실용적 가치가 상당한데, 그것이 중추신경계(또는 근육) 질환을 시사하기 때문이다.

전정성 안구운동

전정 기능장애를 확진하려면 흔히 검사실 검사를 요하지만, 임상검사가 많은 경우에 중요한 정보를 제공할 수 있다. 어지럼증 환자들을 진료하는 의사들은 대다수가 자체 전정기능 검사실을 보유하고 있지 않으므로, 흔히 잘 알지 못하는 검사실들보다는 스스로의 임상검사에 의지하는 편이 더 낫다. 전정안반사(VOR)와 이의 억제(VORS)는 모두 클리닉에서 시행할 수 있다.

확실성이 충분한 특정적 임상소견이 3가지 있는데, 중증 일측성 전정기능 부재, 중증 양측성 전정기능 부재와 비정상적인 VORS가 그것이다. 첫 2가지 이상소견은 대개 말초형인 반면, 세 번째 유형은 항상 중추 질환을 시사한다.

중증 일측성 전정 기능저하

이 질환은 임상적으로 관찰할 수 있다. 수평반고리관을 생각해보라. 우리는 제1장에서 머리(코)를 오른쪽으로 돌리면 동측, 즉 우측 반고리관이 활성화된다는 점을 알았다. 이에 따라 좌측으로 느린 국면의 전정성 안구운동, 즉 VOR이 일어난다. 만일 우측 반고리관이 병변에 의해 파괴되면, 느린 국면 VOR이 약해지고 안구는 주시 물체에 머무르기 위해 한두 번 단속운동을 해야 한다. 외부 관찰자가 이러한 단속운동을 육안으로 식별할 수 있다는 사실이 '머리급속회전(head thrust)' 검사라는 임상 수기의 근거가 된다(그림 2-2).

환자가 앉아 있는 상태에서 임상의는 환자를 마주본다. 환자의 눈을 잘 볼 수 있어야 한다. 환자에게 당신의 코 또는 가급적 방 건너편에 있는 물체에 시선을 고정하라고 한다. 환자에게 시선을 계속 표적에 두어야 한다는 점과 당신이 머리를 매우 빨리 회전시킬 것이란 점을 주지시킨다. 그런 다음 환자의 머리를 아주 신속하고 활발하게 오른쪽으로 돌리고, 잠시 기다렸다가, 왼쪽으로 돌리는 등으로 시행한다. 환자가 당신의 머리 자극 방향을 예측하지 못하게 하려면 환자의 머리를 중앙으로 서서히 되돌렸다가 다시 활발한 자극을 가하면 된다

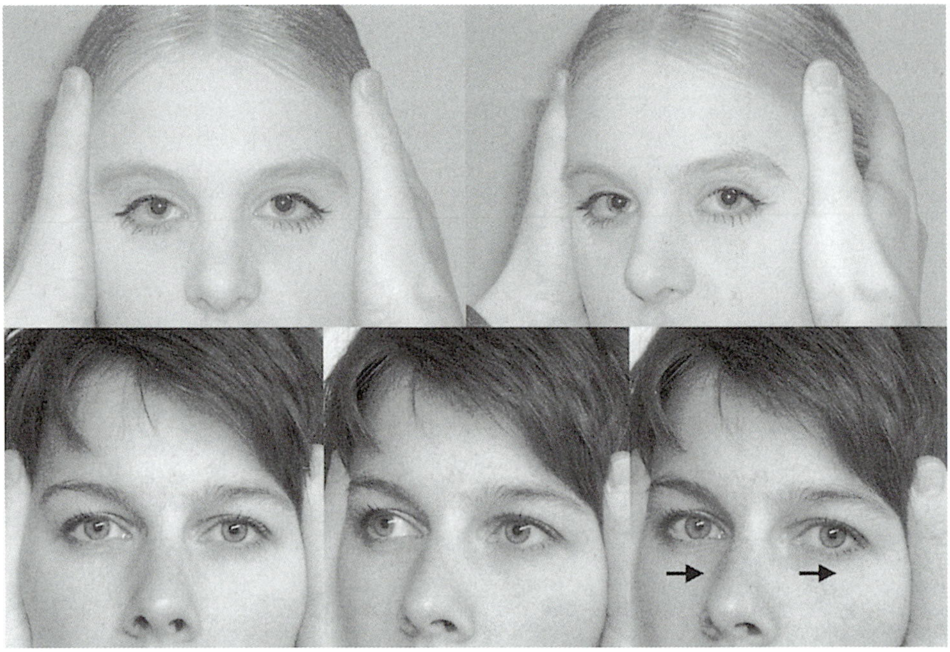

그림 2-2 '머리급속회전(head thrust)' 검사.
검사자는 환자에게 바로 전방에 있는 물체에 시선을 고정하라고 한 다음, 중간 진폭으로 머리를 아주 신속히 한쪽으로 회전시킨다. 환자의 우측으로 머리를 회전시키면 우측 수평반고리관을 검사하게 된다. 정상 반응(윗줄)인 경우에 좌측으로 보상적 안구운동이 지체 없이 일어난다. 우측 전정기능을 상실한 환자(아랫줄)에서 안구는 먼저 머리 회전 방향으로 움직인 후에 반대 방향으로(즉 당신의 코를 향해) 보정적이고 시선을 재고정하는 단속운동을 한다.

(비디오 클립 02.09와 02.10). 이러한 자극을 반복할 때 환자의 안구가 일관되게 시표적을 향해 따라잡는 단속운동을 보이면, 당신이 머리를 회전시키는 쪽의 미로가 작용하지 않는 것이다(비디오 클립 02.13).

당신이 이 검사를 확신하지 못한다면 대안으로 간단히 냉수 또는 얼음물로 관류하는 온도안진검사(caloric test)가 있는데, 가장 간단한 것이 20-20-20-20 검사이다. 환자의 머리를 바로 누운 자세에서 20도 올리고 섭씨 20도의 물 20mL로 20초 간 관류한다. '무감각한(dead)' 귀는 어지럼증이나 안진을 유도하지 않고 기존 자발성 안진을 변화시키지도 못할 것이다. 전반적이지 못한 또는 부분적(subtotal) 전정 병변인 경우에는 공식적인 온도안진검사가 필요하다.

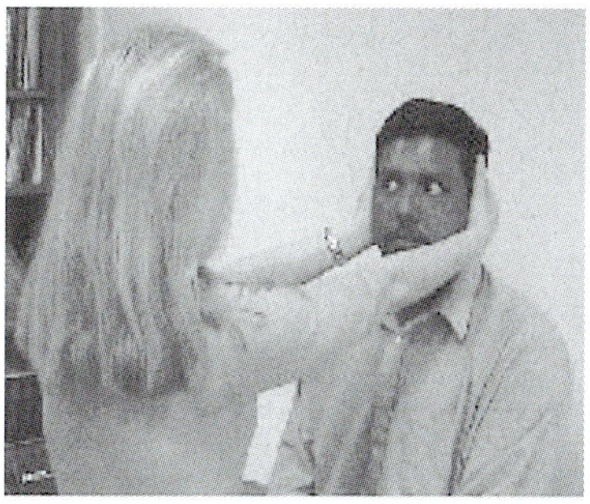

인형 머리와 머리급속회전 검사

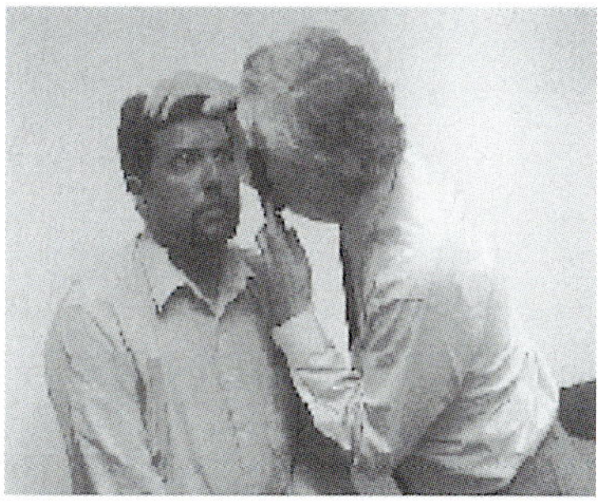

동적 안저검사

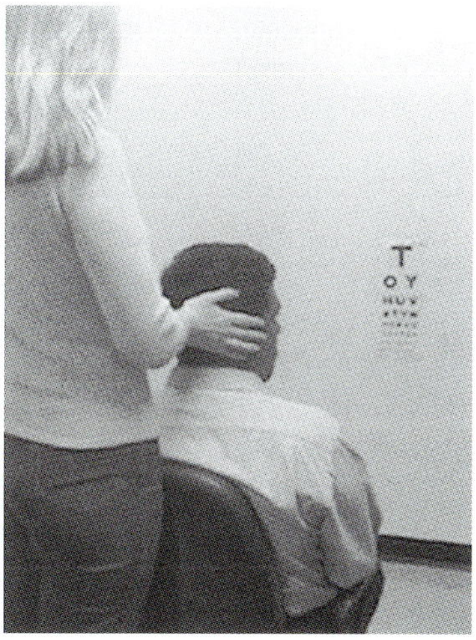

동체시력검사

그림 2-3 전정안반사(VOR)의 임상검사.
위: 인형 머리-눈 수기(doll's head-eye maneuver) 시 머리를 돌리면 중증 양측성 VOR 부전이 있는 경우에 단속적(broken-up) 안구운동을 보여줄 수도 있다. 그러나 머리를 한 번씩 빠르게 경련적으로 움직여주는 '머리급속회전' 검사가 보다 효과적이고 일측성 VOR 결손을 드러낼 수 있다(그림 2-2 참조). **중간**: 안저검사(funduscopy) 시 머리 돌리기도 따라잡기 단속운동을 보여줄 수 있다(이러한 단속운동이 코를 왼쪽으로 회전시킬 때 일어나면 좌측 전정 기능저하가 존재한다). **아래**: 정지 상태에서 양안 시력을 측정하라. 그런 다음 환자의 머리를 약 1~2Hz로 흔들어라. 시력이 2줄 넘게 떨어지면 중증 양측성 전정부전을 시사한다.

중증 양측성 전정기능 부재

환자가 걷거나, 달리거나, 차를 타고 갈 때 눈이 상하로 유동하는 동요시(bobbing oscillopsia) 또는 시야 흐림을 보이고 어둠속에서 악화되는 불안정감이 있는 경우에 양측성 전정부전을 의심해보아야 한다(206쪽 참조). 양측성 전정부전을 감지할 수 있는 모든 임상 수기들은 머리 또는 전신을 움직일 때 전정안반사가 주시 안정성을 담당한다는 생리학적 원리에 근거한다. 여기서는 4가지 검사를 설명한다(그림 2-2와 그림 2-3).

머리급속회전 검사

앞서 설명한 머리급속회전 검사는 머리를 좌우로(또 수직으로) 빠르게 회전시킬 때 양성으로 나올 것이다(비디오 클립 02.14).

인형 머리-눈 검사

인형 머리-눈 수기(doll' s head-eye maneuver)라고도 한다. 대부분의 경우에 머리를 더 느리게, 예를 들어 초당 한번 돌려도 대개 환자의 안구운동이 실제로 원활하지 않고 따라잡는 단속운동이 존재해 톱니바퀴처럼 단속적인 것으로 나타난다.

검안경검사

검안경(ophthalmoscope)을 사용하면 작은 진폭의 안진을 관찰하고 VOR을 평가할 수 있다. 안진인 경우에 당신은 안저에 있는 망막을 보고 있으므로 안저검사(funduscopy)에서 우향(또는 상향) 안진은 실제로는 좌향(또는 하향) 안진이라는 점을 기억하라. 말초 전정 병변으로 인한 안진은 VOR 억제 기전이 안진을 억제하기 때문에 작을 수 있다. 이 경우에 방 안의 모든 전등을 끄거나 환자가 '오목한' 손으로 보고 있는(검사받지 않는) 눈을 가려 어둠속에 두면 말초 전정성 안진의 진폭이 증가할 수 있다. (이렇게 검안경으로 관찰되는 바와 같이, 안진이 나타나는지 또는 시선 고정을 없애면 증가하는지를 확인하는 것이 나중에 설명할 프렌젤 안경[Frenzel's glasses]의 주요 용도이다.)

VOR은 느리게 머리를 돌리면서 시신경유두(optic disc)를 보고 평가할 수 있다(그림 2-3).

환자는 방 건너편 표적에 시선을 계속 고정해야 하고 당신은 그 시선에서 벗어나야 한다(예, 환자의 왼쪽 눈을 당신의 왼쪽 눈으로 검사한다). 환자의 머리를 서서히(1Hz 이하) 돌리고 유두가 공간에서 완전히 정지한 상태로 남아 있는지를 관찰한다. 유두가 '경련하면(jerk)' 환자의 협조가 부족하거나 시표적을 향해 따라잡는 단속운동, 즉 VOR 결손이 존재한다는 것을 시사한다. (이 검사는 일측성으로 양성일 수 있으며, 이 경우에 얼굴을 손상된 미로 방향으로 돌릴 때에만 따라잡기 단속운동이 관찰된다.)

동체시력검사

동체시력검사(dynamic visual acuity)는 아마도 양측성 전정부전을 임상적으로 진단하는 가장 손쉬운 방법일 것이며, 특히 당신의 안구운동 검사기술이 그다지 좋지 않을 때 그렇다. 시력검사표(예, Snellen 시력표)를 대략 규정된 판독거리에 둔다. 환자가 판독할 수 있는 마지막 줄인 기준시력을 측정하라. VOR 검사인 경우에 이는 양안으로 할 수 있다. 그런 다음 환자 뒤에 서서 머리를 약 1~2Hz로 계속 돌리면서시력을 측정하라. 정상인들은 대부분 시력이 변하지 않으나, 일부는 한 줄이 떨어질 수도 있다(즉 1.0에서 0.7로). 만일 두 줄 이상 하락한다면(1.0에서 0.5로), VOR 이상이 심히 의심된다. 만약 세 줄 이상 하락한다면(1.0에서 0.3 이하), 환자는 아주 현저한 VOR 부전을 가진 것이다. 머리를 계속 움직이게 하는 것이 중요하며, 그렇지 않으면 일부 환자들은 시력표를 익혀 위음성 반응이 나타날 수도 있다.

비정상적인 VOR 억제

VOR 억제 이상은 환자에게 머리와 일체로 움직이는 물체에 시선을 고정하라고 해 검사한다. 환자는 위로 치켜든 자신의 엄지손가락을 바라보면서 몸통과 머리를 함께 측방으로 회전시킬 수 있다(그림 2-4와 비디오 클립 02.15). 혹은 이빨에 문 자 또는 혀 누르는 도구(tongue depressor)의 끝에 놓인 표적을 바라보면서 머리만 약 0.5Hz 이하로 돌릴 수도 있다. 정상이라면 안구는 계속 표적에 고정되어 있어야 한다. 반면 현저한 안진 또는 비대칭성 안진이 관찰된다면 환자는 비정상적인 VOR 억제를 가진 것이다(비디오 클립 02.24). 이는 비

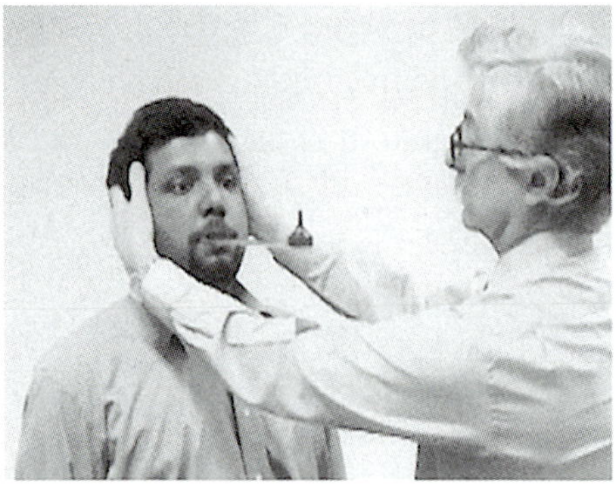

머리 돌리기

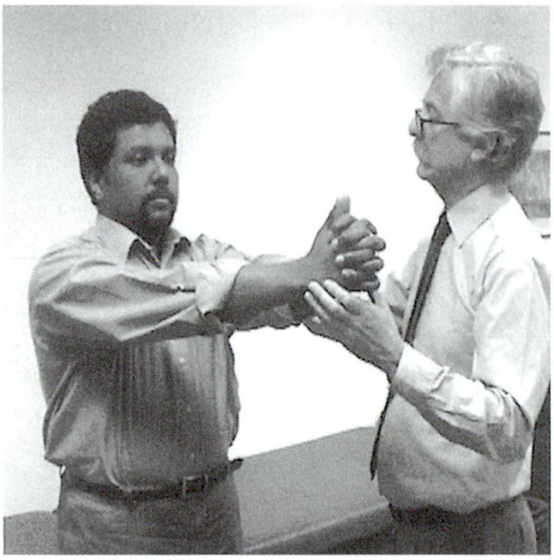

몸통-머리 일체로 돌리기

그림 2-4 VOR 억제의 임상검사.
환자는 이빨에 물고 있는 물체(왼쪽) 또는 자기 자신의 엄지손가락에 시선을 고정시킨다. 검사자는 머리 또는 몸통-머리 돌리기 중 안진이 나타나는지 주의해서 살펴보아야 하는데(비정상적 또는 단속적 VOR 억제), 이는 중추신경계 질환을 시사하기 때문이다.

정상적인 추적운동과 동일한 의미를 지닐 가능성이 있는 중요한 중추성 징후이다. 사실 VOR 억제 상황은 테니스 경기를 관전하면서 눈과 머리로 테니스공을 추적하는 것처럼 '머리가 자유로운(head free)' 추적운동으로 생각해야 한다. VOR 억제 및 추적운동 이상은 동일 방향으로 나타나므로, 우측 두정 또는 우측 소뇌 병변을 지닌 환자는 우측으로 표적이 움직일 때 비정상적인 추적운동 또는 VOR 억제를 보일 것이다. 추적운동의 경우와 비슷하게, 말초 전정 병변을 가진 환자들은 VOR 억제가 정상이다.

체위 조작

체위성 현기증 및 안진의 검사는 어지럼증 환자의 진단에서 필수적인 단계이다(비디오 클립 02.16~02.20). 양성 돌발성 체위성 현기증(BPPV)은 현기증의 가장 흔한 원인들 가운데 하나이고 쉽게 치료 가능하나, 체위 검사로만 진단할 수 있다(비디오 클립 05.01). 이에 대해서는 제5장에서 자세히 다룬다. BPPV는 일정한 특이적 증상들을 보이지만, 딱히 어느 어지럼증 환자를 꼽아 체위 조작을 할 필요가 없다고 하기는 어렵다. 그 이유는 기타 질환(메니에르병, 편두통, 전정신경염)에 전형적인 병력을 가진 환자들도 이러한 원인 질환에 의해 손상된 미로로 인해 이차성 BPPV를 일으켰을지도 모르기 때문이다. 당신이 이 원인 질환들 중 일부를 성공적으로 치료할 수는 없을지라도 BPPV는 치료할 수도 있다. 또한 소뇌 변성이나 허혈성 뇌질환 같은 중추 질환을 지닌 환자들은 흔히 중추성 체위성 안진, 대개 체위성 하박 안진(downbeat nystagmus)을 보인다(비디오 클립 05.06). 중추신경계 질환을 가진 환자에서 체위성 안진 소견은 환자의 평형 증상들 가운데 일부는 중추 전정 기능장애에 기인한다는 것을 시사한다.

체위 조작을 실시하는 목적은 현기증과 안진을 유도하려는 것이지만, 환자에게 현기증은 불쾌할 수 있다. 현대적인 기술에도 불구하고 이 조작은 BPPV와 같이 완치 가능한 질환을 진단하는 유일한 방법이라는 점을 환자에게 인식시켜야 한다. 체위 조작 도중, 또 현기증이 있든 없든 상관없이 검사자는 환자의 눈을 주의해서 관찰해야 한다. 이러한 목적을 달성하기 위해서는 실제로 다음과 같은 조치들을 취해야 한다.

1. 환자에게 미리 현기증을 느끼더라도 똑바로 전방을 보면서 검사자 얼굴의 한 지점(즉 코 또는 콧날)을 주시해야 한다고 당부한다. 만일 안구가 일차주시(primary gaze) 위치에 있지 않거나 두리번거리면, 안진의 관찰이 더 어렵다.
2. 적어도 환자의 한쪽 눈은 검사자의 한쪽 손을 사용해 쉽게 벌릴 수 있다(비디오 클립 02.16~02.19와 그림 2-5 참조).
3. 귀를 늘어뜨린(ear down) 자세로 환자를 몇 초간 두라. 일부 BPPV 환자들은 잠복기가 극히 길어 간혹 15~20초까지 간다. BPPV가 강하게 의심되면 이때까지 기다려야겠으나, 대부분의 경우에 BPPV는 잠복기가 4~5초이다.

체위 조작을 못하겠다고 변명할 여지는 없다. 가장 흔히 듣는 변명들 가운데 2가지는 "내 진료실의 검사대는 홀파이크(Hallpike) 검사를 하기에는 이상하게 놓여 있어 환자의 머리를 검사대 끝에 떨어뜨리게 할 수 없어"와 "우리 클리닉에는 프렌젤 안경이 구비되어 있지 않아"이다. 이는 변명거리가 못 된다. 체위 조작은 검사대가 어디에 위치하더라고 가능하고 프

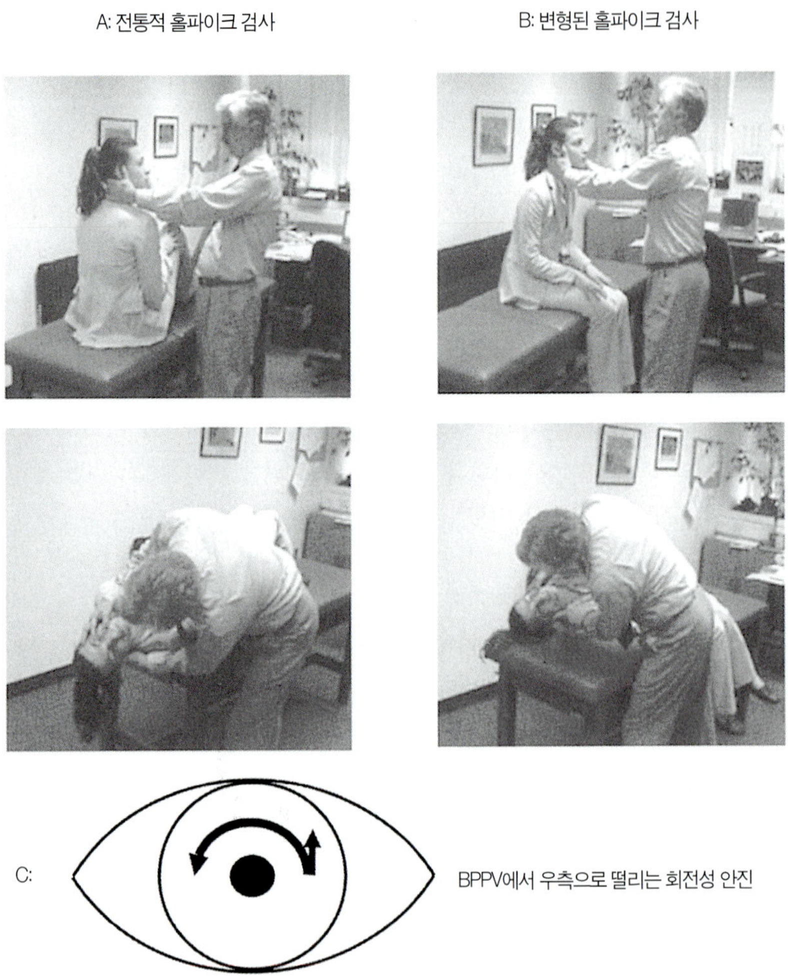

그림 2-5 **A**: 전통적 홀파이크(conventional Hallpike) 검사의 체위 조작을 보여주며, 우측 후반고리관형 BPPV에 대한 검사이다. **B**: 변형된 '측방' 홀파이크(modified 'sideways' Hallpike) 검사이다. 두 수기로 취해진 최종 두위는 비슷하다는 점에 주목하라. BPPV를 검사할 경우에는 이러한 수기들을 꽤 활발하게 실시해야 한다. **C**: 우측 후반고리관형 BPPV에 전형적인 안진으로, 귀 하단(undermost ear, 이 경우 우측)을 향해 떨리는 회전성 안진(torsional nystagmus)과 함께 작은 상박 성분(upbeat component)이 특징이다(비디오 클립 05.01 참조).

렌젤 안경은 체위성 안진의 진단에 전혀 필요하지 않다. 그림 2-5는 고전적인 현수두위(head hanging position, 머리를 검사대 끝에 떨어뜨리게 하는 자세)를 취하는 전통적 홀파이크 수기(conventional Hallpike maneuver)와 이 검사에 대한 대안으로 검사대가 벽들 또는 벽장들 사이에 놓여 있는 경우 등에 권장되는 변형된 홀파이크 수기(modified Hallpike maneuver)를 보여준다. 두 사진을 비교해보면 최종 두위가 아주 비슷함을 알게 된다. 프렌젤 안경의 사용과 관련해 기억할 점은 딕스(Dix)와 홀파이크가 BPPV를 고전적으로 기술하였을 때는 프렌젤 안경을 사용하지 않았다는 것이다.

홀파이크 또는 '변형 홀파이크' 수기를 시행할 때 우리는 무엇을 관찰할 수 있는가? 가장 흔한 유형의 체위성 안진은 후반고리관형 BPPV인 경우이다. 좌이 하향 현수두위(left-ear-down head hanging position)를 취하면 좌측 후반고리관형 BPPV를 유발하며, 안진의 주요 성분은 관찰자가 보기에 시계 방향의 떨림이다. 이는 환자 눈의 정상('북극')이 환자의 왼쪽 어깨를 향해 떨린다는 것을 의미한다. 전문용어로는 좌박 회전성 안진(left beating torsional nystagmus)이라고 하는데, 좌측 후반고리관의 활성화에 따라 예측되는 바이다. 이차성 상박 성분(up beating component)의 안진이 흔히 관찰되고 이는 회전성 안진과 동시에 일어난다. 이러한 안진은 종종 격렬한 현기증을 동반해 환자가 눈을 감거나 일어서려 하는데, 의사는 이를 참으라고 미리 일러두었어야 할 것이다. 후반고리관형 BPPV의 특징은 잠복기(latency, 앞서 언급), 순응(adaptation)과 피로현상(fatigability)이 존재한다는 점이다. 순응은 1분 정도면(대개 그 이내) 안진이 가라앉아 결국 사라지는 것을 말한다. 피로는 체위변환을 반복함에 따라 시간이 경과하면서 안신과 현기증이 감소하는 현상이다. 수기를 반복하면 대개 증상의 강도가 완화될 것이라고 환자에게 안심시켜도 좋다.

체위 조작은 양측에서 시행해야 하며, 특히 먼저 실시한 측면에서 안진이 관찰되지 않은 경우에 그렇다. 진단이 확진되면 전문의들은 대부분 바로 에플리(Epley) 또는 세몬트(Semont) 수기 같은 입자 정복술(particle repositioning)로 치료를 진행한다(제5장).

이 외에도 수평반고리관형 및 전반고리관형 BPPV가 있다. 그러나 이 시점에서 만일 체위 조작이 환자에게 위에서 설명한 것과 다른 안진을 유발한다면(특히 상박 또는 하박 안진), 중추신경계 질환의 가능성을 고려하라고 말하고 싶다. 체위성 현기증 및 안진과 그 치료에 대한 보다 자세한 내용은 제5장을 참조하라.

프렌젤 안경

이비인후과 또는 신경과 클리닉들에서 프렌젤 안경(Frenzel's glasses)이 구비되어 있는지는 국가마다, 또 한 국가 내에서도 병원마다 다르다. 본질적으로 프렌젤 안경은 약 10~12디옵터의 볼록렌즈(즉 확대경)가 장착된 고글이다. 이 고글은 내부 조명이 되므로 관찰자는 환자의 눈을 크고도 뚜렷하게 볼 수 있다(그림 2-6). 프렌젤 안경은 환자의 눈에 가깝기 때문에 환자는 시야가 완전히 흐려 어느 물체에도 시선을 고정시킬 수 없다. 그래서 이 안경은 시선 고정이 없는 상태에서 환자의 안구를 관찰하는 훌륭한 방법이다. 달리 말하면, 환자에게 안진이 있는 것으로 의심되는데 그것이 시선 고정으로 억제되어 육안으로는 안진을 관찰할 수 없을 경우에 프렌젤 안경이 유용하다.

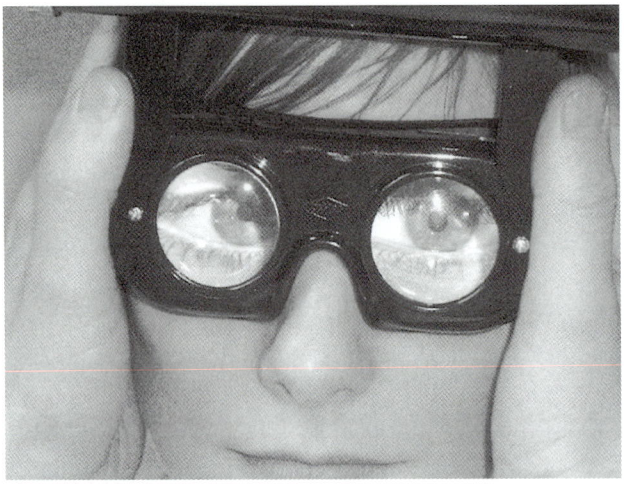

그림 2-6 프렌젤 안경.
프렌젤 안경(Frenzel's glasses)을 쓰면 시야가 크게 확대돼 환자는 어느 물체에도 시선을 고정시키지 못한다(특히 방이 어두울 경우). 이 안경을 통해 관찰할 때 나타나거나 증강되는 안진은 말초 전정에서 기원할 가능성이 있다. 비디오 클립 03.01을 참조하라.

이것이 일반 원리라면, 프렌젤 안경의 구체적 용도는 무엇일까?

- 말초 일측성 전정 병변에서 프렌젤 안경은 안진의 진폭을 증가시키거나 안진을 전체적으로 보여줄 수 있으며, 이것이 프렌젤 안경의 주요 용도이다(비디오 클립 03.01). 반면

중추 병변인 경우에 안진은 프렌젤 안경을 써도 증가하지 않고 선천성 안진에서는 오히려 진폭이 감소하거나 아예 떨림이 중지될 수도 있다.

- 일측성 말초 병변이 의심되는 환자에서 육안 및 프렌젤 안경 관찰에 의해 안진이 관찰되지 않을 경우, 머리를 수평으로 20번 활발하게 흔들면 프렌젤 관찰 하에서 안진이 나타날 수 있다. 이를 두진(head shaking) 후 안진이라 한다.
- 체위 조작을 할 때 프렌젤 안경을 일상적으로 사용할 필요는 없다. 현재 클리닉에서 가장 흔한 체위성 안진인 후반고리관형 BPPV 안진(표 5-1 참조)은 매우 강하고 거의 회전성이며, 회전면은 시각에 의한 억제가 그리 효과적이지 않은 면이다. 또한 중추성 체위성 안진을 보이는 환자들은 아울러 VOR 억제가 결손되어 있으므로 시각은 대개 체위성 안진을 억제할 수 없다. 따라서 약한 말초성 BPPV(특히 수평반고리관 팽대부정결석[cupulolithiasis])를 지닌 일부 환자들과 VOR 억제가 보존된 중추성 체위성 현기증을 가진 환자들에서만 프렌젤 안경이 육안 관찰로는 볼 수 없는 안진을 보여줄 수도 있다. 이러한 상황들은 정말로 예외이기 때문에 우리는 체위 조작 시 프렌젤 안경의 일상적 사용을 추천하지 않는다. 우리는 위에서 언급한 2가지 상황이 의심될 경우에만 안경을 사용한다.

자세와 보행

자세와 보행 검사는 어지럼증 환자의 진단에 유용할 수 있으나, 상대적으로 말해서 안구운동 또는 체위 조작보다는 덜 중요하다. 보행 불안정은 광범위한 질환들과 관련이 있지만, 현기증, 어지럼증, 동요시 또는 청각장애와 연관된 적이 없다면 전정질환에 기인할 가능성은 없다.

'발 자세(stance)'를 관찰해보면 보폭이 넓은(broad-based) 발 디딤이 미만성 혈관질환, 전두엽 병변, 소뇌 병변, 감각성 운동실조, 급성 또는 양측성 전정 병변 및 신중한 보행을 지닌 환자들에서 나타난다. 측방돌진(lateropulsion)은 급성 일측성 말초 전정 병변과 일측성(lateralized) 뇌간-소뇌 병변에서 관찰될 수 있다. 중심부(midline) 소뇌-뇌간 병변은 후방돌진(retropulsion)을 보일 수 있다. 경증 불안정은 환자에게 두 발을 모으라거나 앞뒤로 맞대라고 하여 검사하면 유도될 수 있다.

이러한 '롬버그 검사(Romberg test)'는 후척수로(dorsal column) 또는 중증 구심성 다발신경병증(afferent polyneuropathy)을 지닌 환자들에서 양성이다. 롬버그 검사 양성이 의미하는 바는 환자가 실제로 쓰러지는 경향을 보인다는 점이다. 이와 달리 정상인들과 거의 모든 평형장애 환자들은 눈을 감을 때 신체 동요가 경도에서 중등도로 증가할 뿐이다. 말초 전정질환의 급성기에서만 롬버그 검사가 양성으로 나올 것이며, 대개 병변과 동측으로 쓰러진다. 실제로, 눈을 감은 채 도움 없이 한 발로 설 수 있는 사람은 객관적인 자세균형 문제를 가질 가능성이 없다. 일측성 전정 기능저하와 관련해 롬버그 검사의 민감도를 향상시키려면 환자에게 두 발을 앞뒤로 맞대어 서는 일자(tandem) 또는 발뒤꿈치-발가락(heel-to-toe) 자세를 취하라고 하면 되며, 이때 기능저하가 현저한 환자들은 병변과 동측으로 기우는 경향이 있다.

'자세반사(postural reflex)'는 상체를 가볍게 밀고 끌어당겨 검사한다. 이를 환자의 뒤에서서 하면 어깨를 (전방 또는 후방으로) 미는 정확한 타이밍과 방향을 모르게 할 수 있다. 전정 질환자들은 불안정할 수도 있으나, 전반적인 반응 패턴은 보존된다. 이 때문에 전통적인 어지럼증 환자에게 자세반사를 검사할 필요는 없다. 낙상을 두려워하거나 신중한 보행을 하는 노인은 몸통을 밀면 깜짝 놀라는 공황유사 반응을 일으킨다. 이러한 반응이 없는 주요 이상은 진행된 파킨슨 증후군에서 일어나며, 이 경우에 환자들은 '통나무처럼' 쓰러질 수도 있다(비디오 클립 07.01).

하지만 어지럼증 환자가 먼저 눈을 뜨고 걸은 다음에 눈을 감은 채 걷는 모습을 관찰하면 유용하다. 많은 말초성 및 중추성 신경학적 장애가 '눈뜬 보행' 중에 감지될 수 있으나, 전정 질환에 관한 한 대부분의 환자들은 급성 현기증 단계가 아니면 완전 정상이다. 평형장애를 호소하는 일부 환자들은 신중한 또는 지나치게 신중한 보행을 한다. 신중한 보행을 하는 환자의 팔은 마치 쓰러질 것을 대비하듯 뻗어 있고 필요 이상으로 주의해서 발을 내딛어 '얼음판 위를 걷는 것'처럼 보인다. 신중한 보행은 심인성 보행장애의 일부일 수 있지만, 전정성 또는 혈관성 발작 혹은 낙상 발작에 의해서도 유발될 수 있다. 때로 이것은 노인 환자들에서 유일한 소견이기도 하다.

'눈을 감기고 일직선으로 걷게 하면' 양측성 전정기능 상실 환자들에서 이전에 의심되지

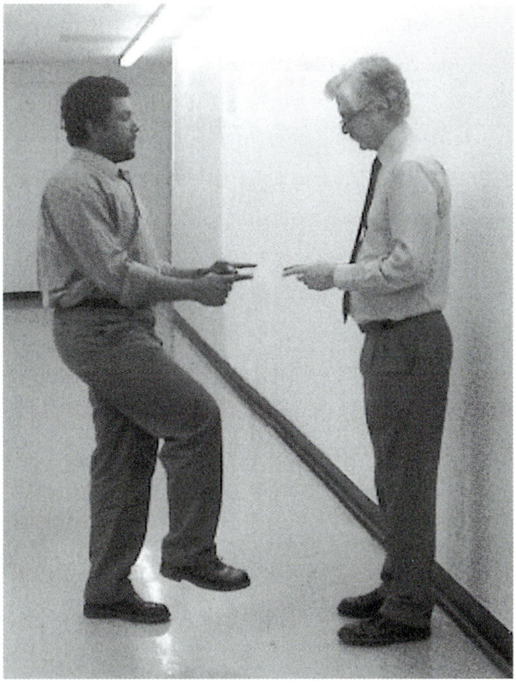

그림 2-7 운터버거 검사.
'제자리 걷기(stepping on the spot)' 또는 운터버거(Unterberger) 검사에서 환자는 눈을 감은 채 제자리에서 걷고 검사자는 한쪽으로 재현 가능한 회전이 일어나는지 지켜보는데, 이는 전정 기능저하가 있는 측면을 나타낸다.

않은 불안정 또는 신중한 보행이 드러날 수 있다. 척수매독(tabes dorsalis) 또는 다발신경병증에서와 같이 체성감각성 운동실조(somatosensory ataxia)인 경우에 이 과제는 흔히 불가능하다. 일측성 전정 병변에서, 특히 급성기에서는 환자들이 병변 측과 동일한 방향으로 선회한다(veer). '운터버거 검사(Unterberger test)'에서 환자는 걸어가는 대신에 눈을 감은 채 제자리에서 걷는다(그림 2-7). 일측성 전정 병변인 경우에 환자는 활동저하 측면으로 회전한다. 환자에게 양팔과 집게손가락이 검사자의 집게손가락을 가리키도록 하라고 하면 회전의 정도와 일관성을 보다 정확히 평가할 수 있다. 운터버거 검사를 반복해 환자 편향의 일관성을 알아보고 눈을 감고 걸을 때 이와 일치하는 보행 편향이 있는지를 알아보면 유용하다.

만일 이 시점에서 당신이 운동근육의 긴장, 근력 또는 협동에 이상을 감지하였다면, 스스로 혹은 전문의에게 의뢰해 공식적인 신경학적 검사를 실시해야 한다. 이 검사는 여기에서 다루지 않으나, '하지 근력약화'는 환자에게 발끝 또는 발뒤꿈치로 서고/걷고, 웅크리고, 또 일어나라고 함으로써 확인할 수 있다. 발목 신근의 근력약화를 확인하는 것이 가장 중요한데, 이 근육이 보행주기의 유각기(swing phase)에서 충분한 발끝 들림(toe clearance)을 담당하기 때문이다. '건반사(tendon jerk)'는 추체로 질환에서 항진되겠지만 신경근 또는 말초신경 질환으로 인한 근력약화에서는 감소 또는 소실될 것이며, 바빈스키 징후(Babinski sign) 또는 신근 피부 족저 반응(extensor cutaneous plantar response)은 추체로 병변을 시사할 수 있다. '체성감각 기능'은 핀 찌르기(pin prick) 자극, 소리굽쇠(tuning fork)와 하지 관절부위 감각(joint position sense)으로 평가할 수 있다. 만약 환자가 불안정한 이유가 고유수용감각 자극(proprioceptive input)을 전달하는 대신경섬유(large fiber)가 침범되었기 때문이라면, 발목반사와 때로 슬개골 반사(patella jerk)가 소실되고 롬버그 검사도 양성일 것이다.

평형 및 보행 장애의 평가에서 임상 신경학적 검사의 비중을 과소평가하지 않는 것이 중요하다. 보행 관찰, 자세반사와 롬버그 검사를 한 후 적절하다면 하지 근력, 협동, 반사 및 소리굽쇠 검사를 신속히 실시할 경우에 자세검사(posturography) 이상으로 도움이 될 수 있다(아래 참조). CT와 MRI 촬영 결과가 정상으로 나오면 아주 유용하나 신경학적 질환(예, 파킨슨병)을 배제하지 못하며, 자세검사 소견은 대개 국소해부학적(topographical) 및 병인론적 특이도가 결여되어 있다. 환자의 소견이 본질적으로 정상인 경우에는 일관되지 않은 또는 과장된 보행 패턴에 근거해 기능성(심인성) 장애로 진단할 수 있다.

청각의 임상적 평가

모든 어지럼증 환자들을 대상으로 청각을 임상적으로 평가해야 한다. 모든 환자들에게 직접 난청 또는 이명에 대해 물어봐야 한다. 일측성 증상이 존재하는 상태에서 검사가 양성일 가능성이 보다 높으나, 이경으로 외이도를 검사해 꽉 찬 귀지가 난청의 원인이 아님을 확인해야 한다. 한 번에 한쪽 귀에 시계 소리를 들려주거나, 엄지와 중지 마찰음을 내거나, 단어를 중얼거려 청각의 비대칭이 존재하는지 체크하라. 엄지-중지 마찰 검사인 경우에는 팔을 완전히 펼친 거리에서 시작해 환자의 귀로 다가가라. 양쪽 귀에 번갈아 들려주고 환자가

'예, 들려요'라고 말한 거리를 비교해보라.

만일 당신이 난청(일측성 또는 양측성)을 발견하였다면, 그것이 전도성(conductive, 중이 또는 외이) 혹은 감각신경성(sensorineural, 와우 또는 8번 뇌신경; 뇌간 병변이 일측성 난청을 유발하는 경우는 드물다)인지 확인해보라. 이는 소리굽쇠로 하나, 진동 감각의 신경학적 검사에 쓰이는 일부 저주파(64 또는 128Hz) 소리굽쇠들은 신뢰할 수 없는 결과를 나타낼 수 있다는 점을 알아야 한다. '린네 검사(Rinne test)'를 하려면, 진동하는 소리굽쇠의 손잡이를 유양돌기(mastoid)에 댄 다음(골전도, bone conduction) 소리굽쇠의 가지들을 이도 앞에 두어(공기전도, air conduction) 환자에게 어느 소리가 더 크게 들리는지 물어보라. 정상 또는 감각신경성 난청에서는 공기전도가 더 크다(린네 검사 양성). 만약 골전도가 더 크면(린네 검사 음성), 난청은 전도성이다. 주의해야 할 점은 심한 일측성 감각신경성 난청인 경우에 소리가 반대 측의 양호한 귀에 의해 골로 인식되어 린네 검사가 위음성으로 나올 수 있다는 것이다.

'베버 검사(Weber test)'에서는 소리굽쇠의 손잡이를 두정(vertex)에 갖다 댄다. 환자에게 소리가 머리의 중간(정상)에 머무는지 혹은 한쪽 귀에서 더 크게 들리는지를 물어본다. 만일 난청인 귀에서 더 크게 들리면, 난청은 전도성이다. 중증 일측성 감각신경성 난청인 경우에 환자는 양호한 귀에서만 소리가 들린다. 만약 어지럼증 환자가 난청을 호소한다면(특히 한쪽 귀에서), 공식적인 청각검사 일정을 잡아야 한다.

잠재적으로 어지럼증과 관련이 있는 전도성 난청이 일부 이경화증(otosclerosis) 증례들 또는 진주종(cholesteatoma)과 같은 파괴성 중이질환에서 관찰될 수 있다. 그러나 보통 어지럼증(예, 이독성[ototoxicity]) 및 미로수종(labyrinthine hydrop; 예, 메니에르병)과, 또 미로 혹은 8번 뇌신경의 혈관성, 염증성 또는 종양성 질환과 관련이 있는 것은 감각신경성 난청이다.

기립 시 혈압

기립성 저혈압(orthostatic hypotension)은 흔히 병력에 의해 시사되지만, 확진을 위해서는 기립 시 혈압을 측정해야 한다. 먼저 몇 분 간 안정한 후 바로 누운 자세에서 혈압을 평가한다. 그런 다음 환자에게 일어서라고 하여 똑바로 선 자세에서 3분 동안 반복해서 혈압을 측정한다. 수축기 혈압이 적어도 20mmHg, 확장기 혈압이 적어도 10mmHg 하락하면 기립성 저혈압으로 판정된다. 기립성 저혈압은 환자가 통상적으로 증상을 보이는 시간, 흔히 아침 또는 식사 후에 혈압을 측정하지 않으면 모르고 지나갈 수 있다.

검사실 검사

만일 병력과 임상검사를 통해 어지럼증의 원인을 의심하거나 추정할 수 없다면, 검사실 검사가 원인을 밝혀줄 가능성은 없다. 그러나 검사실 검사는 추정한 특정 진단을 옹호하거나 반박하는 강력한 증거를 제시할 수 있다. 이 절에서는 어떤 검사들이 있고, 검사들의 생리학적 근거는 무엇이며, 검사들이 진단에 어떻게 도움을 주고, 또 언제 필요한지를 설명한다.

이러한 검사들은 대체로 일반적 접근성과 유용성의 순위에 따라 소개한다. 여기서 언급한 것들보다 훨씬 더 많은 청력 및 전정기능 검사들이 가용하지만, 그러한 검사들은 신경이과 전문의용이고 널리 보급되어 있지 않아 여기서는 논의하지 않는다. (265쪽 '추천 문헌' 참조.)

순음청력검사

이명, 난청 또는 이내압(aural pressure)을 호소하는 어지럼증 환자는 누구나 순음청력검사(pure tone audiometry)를 받아야 한다. 이러한 증상들은 일측성인 경우에 보다 현저한데, 노인성 난청(presbycusis) 또는 유스타키오관(Eustachian tube) 기능장애가 귀와 청각 증상들의 대다수를 차지하기 때문이다. 순음청력검사는 서로 다른 주파수에서 청력 역치를 측정하며, 정상적인 공기전도 또는 골전도를 통해 실시할 수 있어 전도성 및 감각신경성 난청을 감별할 수 있다.

어지럼증 환자들이 메니에르병 혹은 미로 또는 8번 뇌신경의 염증성, 종양성 및 혈관성 질환을 앓고 있다면 감각신경성 난청이 예상된다.

메니에르병에서는 적어도 초기에 저주파에서 난청이 뚜렷하다. 기타 미로 병변들에서와 같이 환자들은 청력이 저하된 귀에서 누가현상(recruitment)을 보이는데, 이는 청력 역치와 불쾌감을 주는 음량 수준 간의 간격이 정상보다 더 좁다는 것을 의미한다. 불쾌 음량 수준은 순음청력계(audiometer)로 큰 자극음을 전달해 주관적으로 측정하거나, 혹은 객관적으로 등골근반사(stapedial reflex) 역치를 측정할 수도 있다.

뇌간청각유발전위(brainstem auditory-evoked potential) 검사는 여기서 자세히 논의하지 않는다. 이러한 청각검사들은 대부분 청신경종과 탈수초화(demyelination)를 염두에 두고 개발되었으나, 영상검사의 발전과 광범한 보급에 따라 대체되었다. 경험법칙을 말하자면, 일측성 또는 현저히 비대칭적인 감각신경성 난청을 지닌 환자는 누구나 소뇌교각(cerebello-pontine angle)이 잘 보이도록 MRI를 받아 공간점유성 병변(space occupying lesion)을 배제해야 한다. 그럼에도 불구하고 청각유발전위 검사는 선별검사 능력이 있으며 전위가 정상인 환자는 청신경종을 가질 가능성이 매우 낮다.

온도안진검사

온도안진검사(caloric testing)는 어지럼증 환자들을 평가하는 데 가장 유용한 '검사실' 검사들 가운데 하나이다. 이 검사는 비교적 '수준이 낮은 기술(low tech)'이기는 하지만, 한쪽의 전정기능을 알 수 있는 유일한 단순 검사이고 세월의 검증을 받았다. 먼저 육안으로 관류를 방해하는 중이질환 또는 귀지가 있는지 확인하라.

이 검사를 어떻게 변형한 것이라도 환자의 머리는 수평면에서 20~30도 위로(또는 수직면에서 60도 아래로) 두어 수평반고리관이 수직이 되도록 해야 한다. 가장 간단한 형태의 검사인 경우에 한 번에 한쪽 귀를 몇 밀리리터의 얼음물로 관류하고 안진의 지속시간을 측정하는 것만으로도 전정기능이 심하게 비대칭인지를 알 수 있다. 여기서 한 걸음 더 나아간 것이 20-20-20 검사로, 섭씨 20도의 물을 20mL 주사기에 담아 20초 간 전달해 관류한다. 관찰자는 관류유도 안진의 지속시간을 측정한다.

피처럴드(Fitzgerald)와 홀파이크(Hallpike)가 표준화하여 보편적으로 채택된 검사는 2가지 서로 다른 온도, 즉 섭씨 30도와 44도(체온보다 7도 낮거나 높은)의 물을 사용한다. 귀 한쪽 당 40초 동안 관류하며, 두 관류 사이에 약 5분의 휴식기를 둔다. 이러한 냉온교대 검사는 한쪽 귀의 반응 상실('반고리관 부전마비[canal paresis]')뿐만 아니라 전정안반사에서 대칭 혹은 대칭의 결여('방향성 우세[directional preponderance]')에 대한 정보도 제공한다. 세 번

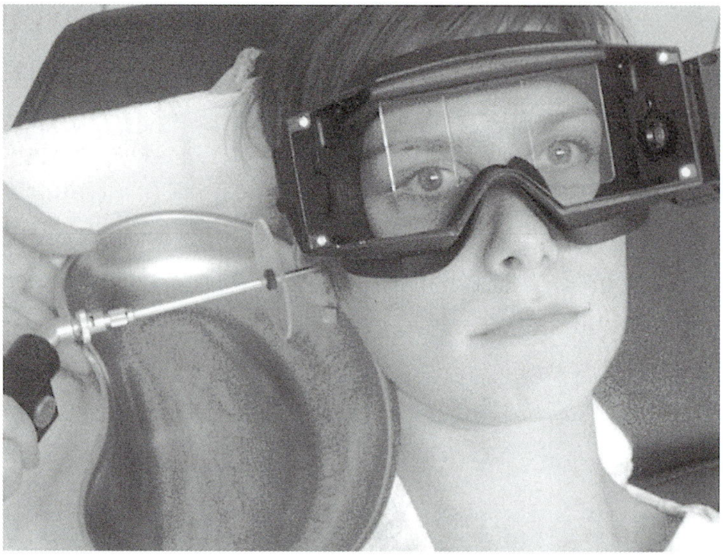

그림 2-8 온도안진검사.
온도안진검사(caloric test) 도중 비디오안구운동검사 마스크를 씌워 어둠속에서 안구운동을 기록한다는 점에 주목하라. 그렇지 않으면 시선이 고정되어 전정성 안진을 어느 정도 억제할 것이다.

째 중요한 이상은 어느 쪽 귀를 자극해도 안진 반응을 거의 또는 전혀 보이지 않는 경우이다('양측성 전정기능 상실'). 보통, 전정 반응은 전기안구운동검사(또는 '안진검사')나 비디오안구운동검사로 기록하나(그림 2-8) 육안으로 안진의 지속시간을 측정하는 것도 타당한 방법이다. 여기서는 이 검사에 대해 더 자세히 설명하지 않는다. 그러한 정보는 '추천 문헌'을 참조하기 바란다.

이 검사는 언제 반드시 실시해야 하는가? 다시금, 대답은 당신이 전문의 또는 비전문의인지에 따라 상대적이다. 비전문의라면 환자의 임상적 양상이 확립된 어느 질환에도 부합하지 않을 때 온도안진검사 결과가 필요하다. 이 경우에 현저한 반고리관 부전마비 또는 방향성 우세는 환자가 전정질환을 앓고 있음을 시사할 것이다. 달리 말하여, 임상적 양상이 BPPV, 전정신경염, 메니에르병(순음청력계로 확진한 경우), 심인성 어지럼증 또는 뇌간 뇌졸중(예, 발렌버그[Wallenberg] 증후군)에 전형적인 것이라면 온도안진검사가 필요하지 않다. 그러나 어지럼증에 관심을 가진 전문의라면 대부분의 환자들을 대상으로 전정기능을 확인하고자 할 것이다.

회전검사

회전검사(rotational test)는 전정계를 생리적으로 자극하지만, 어느 전정기관(좌측 또는 우측)에 이상이 있는지를 알기가 어렵다. 그러므로 나올 수 있는 이상소견은 전정기능의 비대칭(또는 방향성 우세) 또는 양측성 감소 2가지뿐이다. 온도안진검사에서와 같이 보통 안구운동검사에 기초해 평가를 내린다.

전기안진검사 (electro-nystagmography, ENG)
전기안구운동검사 (electro-oculography, EOG)
비디오안구운동검사 (video-oculography, VOG)
비디오안진검사 (video-nystagmography, VNG)

임상의는 이 모든 용어들을 본질적으로 비슷한 안구운동 기록기법으로 볼 수 있다. 이 검사들은 온도안진 또는 회전 반응을 알아볼 때 안진의 기록에 이용할 수 있으며, 많은 장비들이 시판되고 있다. 실제로 임상의가 'ENG'를 요청하면 앞서 임상검사 절에서 설명한 안구운동을 평가하는 기타 검사들도 포함하여 시행한다.

임상의가 알아야 할 것은 많은 ENG 보고서들(흔히 임상병리사들이 작성)이 온도안진 또는 회전 검사 소견이 아니라 추적운동, 단속운동 또는 시운동성(optokinetic) 안진의 이상에 근거해 '중추 전정질환'을 시사한다는 점이다. 이러한 비전정성 동안(oculomotor) 이상들은 주의력 요인 또는 정신활성 약물에 기인할 수도 있기 때문에, 임상의는 ENG 보고서보다 자기 자신의 동안 검사와 임상적 판단에 더 의존해야 한다. 체위성 안진 또는 목회전 유도 안진인 경우도 이런 수기들에 표준이 없어 ENG 보고서를 그대로 받아들여서는 안 된다. 만일 환자가 체위성 안진일 수도 있다고 생각되면, ENG를 요청하지 말고 '홀파이크 수기' 를 시행해야 한다.

ENG 기본검사에는 자발성 안진과 주시유발성 안진에 대한 탐색도 포함된다. 안구운동 검사를 어둠속에서도 시행할 수 있으므로 대개 적외선 투시기나 프렌젤 안경이 구비되지 않은 임상의에게 유용한 정보를 줄 수 있다. 만약 시선 고정을 없앨 때(ENG 또는 어둠속 적외선 투시에 의하거나 프렌젤 안경을 쓰고 관찰 받을 때) 안진이 나타나면, 이는 전정질환(대개 말초형)을 시사하는 강력한 증거이다.

요약해 보겠다. ENG 또는 온도안진검사 보고서에 현저한 반고리관 부전마비 및/혹은 어둡속 안진이 존재한다고 적혀 있다면 말초 전정질환을 지지하는 좋은 증거로 받아들여라. 보고서가 현저한 방향성 우세(또는 VOR의 비대칭)가 있다고 한다면 전정 비대칭에 유리한 좋은 증거이며, 임상 및 검사실 검사로 그 기원을 확인해야 할 것이다. 만일 보고서가 '중추 전정질환'의 증거를 제시한다면, 이 증거가 무엇인지 알아보도록 하라. 그것이 단속운동, 추적운동 또는 VOR 억제의 이상이라면, 이러한 소견을 스스로 임상검사를 실시하거나 안구운동에 전문지식을 가진 동료(예, 신경과 또는 안과 전문의)에게 의뢰해 확진하도록 하라.

말초 및 중추 전정질환의 감별

표 2-6과 2-7은 말초 및 중추 전정질환을 감별해주는 특징들을 요약하고 있다. 본질적으로, 일측성 말초 전정 병변은 급성기인 경우에 병변과 동측으로 쓰러지는 경향을 보이고 병변과 반대 측으로 떨리는 수평성 또는 수평-회전성 안진을 나타낸다. (만약 안진의 느린 국면[slow phase]을 더 중요하게 본다면, 몸과 눈이 모두 병변 측으로 유동한다고 생각하면 된다.) 전정보상 과정이 작동함에 따라 안진과 불안정감은 억제된다. 초기 안진과 양성 머리급속회전 검사 가능성을 제외하면, 나머지 안구운동들(VOR 억제, 추적운동과 단속운동)은 내내 정상으로 남아 있다. 이러한 양상에서 벗어나면 무엇이든 중추 질환을 시사할 수도 있다.

말초 및 중추 전정성 징후들에 대한 전통적 감별에도 불구하고 병변을 말초 또는 중추로 분류하는 것은 진단과정에서 한 단계일 뿐이란 점을 강조하고자 한다. 최종 목표는 구체적 진단을 내리는 것이며, 이는 편두통(113쪽)과 혈관질환(101쪽)처럼 일부 경우에 흔히 말초 및 중추 전정 요소들을 결합하게 된다.

표 2-6 말초 대 중추 전정질환 감별지침

	말초	중추
중추신경계 검사/증상	-	+/+++
청각검사/증상	빈번히 +	대개 -
불안정감:		
급성	+++	+++
만성	+/-	+++
안구운동	정상	대개 비정상
현기증:		
급성	+++	++
만성	+/-	+/-

표 2-7 말초 대 중추성 안진 감별지침

	말초	중추
면[a]	수평면, 또는 수평면〉회전	어느 면으로나 가능
진폭:		
급성	++	++/+++
만성	+/-	++/+++
시선 고정 제거[b]	나타난다/증강된다	다양함
파형[c]	직선형	지수함수형(경련성), 진자성

a 이 표는 '자발성' 안진인 경우로, 이는 BPPV에서와 같이 말초 '체위성' 안진은 주로 회전성이기 때문이다.
b 안구운동검사, 프렌젤 안경, 어둠속 적외선 투시 또는 안저검사로 제거.
c 안구운동검사로만(전문의 검사).

어지럼증 환자에 대한 영상검사

어지럼증 및 현기증 환자들에 대해 신경방사선과 검사를 요청하는 주요 이유는 구조적 병변의 존재를 배제하거나 확진하기 위함이다(표 2-8 참조). 그러나 현기증의 가장 빈번한 원인들은 모두 비정상적 영상을 나타내지 않는다는 사실에 비추어(예: 전정신경염, 편두통, BPPV와 메니에르병), 어지럼증 환자들을 대상으로 뇌 촬영을 해도 대다수는 음성이다. 이를 염두에 두고 의사들은 자제력을 발휘해 모든 어지럼증 환자들에게 영상검사를 요청해서는 안 된다. 이는 공공 및 민간 의학 부문에 부담이 될 뿐만 아니라, '정상적인 변이' '무관한 소견' '양성 낭종' 및 '노화성 변화'가 보고되면 흔히 환자에게 불필요한 걱정을 끼치게 된다. 따라서 우리는 촬영이 필요한 환자들을 규정해야 한다. 하지만 이러한 입장은 장기적이거나 매우 견디기 힘든 증상들을 가진 많은 환자들이 머리에 '뭔가 이상이 있다'고 생각한다는 사실과 균형을 맞춰야 한다. 의사들은 융통성이 있어야 하고 몇몇 경우에 일부 환자들은 오로지 안심하기 위해 촬영을 원한다는 점을 받아들여야 할 것이다.

표 2-8 어지럼증 환자들에 대한 뇌 촬영 적응증

촬영 이유	예상되는 소견/진단	예외(촬영 필수 아님)
5, 6, 7번 뇌신경, 사지 증상	뇌간 질환(뇌졸중, 다발성 경화증)	
자발성 안진	중추 전정질환 (뇌간 또는 소뇌 질환)	급성 말초 질환, 선천성 안진
비정형 체위성 안진	중추 전정질환	
동요시	중추 전정질환	알려진 원인으로 인한 전정기능 부재(예, 이독성)
보행장애	허혈성 질환, 변성 질환, 뇌수종, 경막하 혈종, 소뇌 위축증, 아놀드-키아리(Arnold-Chiari) 기형, 척수 압박	전형적 특발성 파킨슨병 말초 신경병증
일측성 청각 증상	청신경종	청력 및 뇌간청각유발전위 검사 정상

영상검사를 요청하는 가장 중요한 기준은 뇌신경 또는 중추신경계 질환을 시사하는 증상이나 징후의 존재이다. 현기증 환자에서 보다 뚜렷한 것은 복시, 안면의 저림, 감각저하 또는 근력약화, 일측성 이명 또는 난청, 사지의 협동장애, 근력약화 또는 감각성 증상이다.

자발성 안진이 있으면, 특히 그것이 중추성인(예: 하박 또는 상박, 회전성, 주시마비성, 진자성) 것으로 식별될 수 있다면 영상검사를 요한다. 이 규칙에 대한 예외는 (1) 급성 말초 전정 원인(예, 전정신경염)을 가졌거나 편두통 또는 메니에르병처럼 진단된 병이 재발한 환자와 (2) 선천성 안진 환자로, 이는 시각전정성(visuovestibular) 증상의 결여로 이미 존재하는 것으로 알려져 있기 때문이거나 안구운동검사에서 질환특유의 안진 파형을 보여 확진된 경우 때문이다.

체위성 안진은 임상적 경과와 체위 소견이 후반고리관형 또는 수평반고리관형 BPPV에 전형적인 것이라면 영상검사를 요하지 않는다(제5장 참조). 지속성 안진(즉 순응의 결여)은 반고리관결석(canalolithiasis)에 비해 보다 드문 팽대부정결석(cupulolithiasis)을 시사할 수도 있으나, 동등하게 중추 질환을 암시할 수 있으므로 MRI 촬영을 받는 것이 좋다.

동요시를 지닌 환자들도 뇌 촬영을 요할 가능성이 있는데, 표 2-4는 동요시의 원인들 중 대다수가 중추 질환임을 보여준다. 예외는 움직임 유발 동요시를 가진 환자들로, 동요시의 원인이 중증 전정기능 저하라는 임상적 또는 검사실 증거가 충분한 경우이다. 예를 들어, gentamicin 중독 후 머리급속회전 검사에서 양측성으로 양성인 환자이다.

보행장애 환자들 전반에 뇌 촬영이 필요하다고 하기는 어렵다. 전형적인 특발성 파킨슨병은 뇌 촬영을 필요로 하지 않는데, 그 결과가 대개 정상일 것이기 때문이다. 초점성 증상 또는 소견, 안구운동 장애, 인지 소견, 관련 과거 병력(예: 혈관 위험인자, 두부손상, 악성종양, 자가면역질환, 양성 가족력)을 가진 환자들은 촬영을 받아야 한다. 척수 레벨을 시사하는 증상 또는 소견을 지닌 환자들은 척추 MRI 촬영이 시급한데, 보행 불안정은 원인이 척수 압박인 경우에 아주 급속히 영구 하반신마비로 전환될 수 있기 때문이다.

청신경종

신경이과에서 우려하는 구체적 사항들 가운데 하나는 청신경종(acoustic neuroma, 전정신경초종[vestibular schwannoma]) 또는 기타 소뇌교각(cerebellopontine angle) 공간점유성 병변(space occupying lesion)을 간과하는 것이다. 이는 이해할 수 있는 우려이나, 몇 마디 언급할 필요가 있다.

1. 평형 증상이 나타날 수 있지만 드물다. 청신경종의 대다수는 청각 증상, 대체로 일측성 이명과 난청을 보인다.
2. 청신경종은 MRI 촬영에서 무관한 소견으로 보이는 경우가 드물지 않다.
3. 청신경종의 증식 속도는 매우 느리므로 많은 환자들, 특히 노인이나 허약자인 경우에

즉각적인 수술보다는 6~12개월 간격으로 추적 촬영과 청력검사가 추천된다.

MRI는 청신경종과 기타 소뇌교각 병변에 특이도와 민감도가 가장 우수한 검사이지만, 선별검사로서는 비싸다. 사실 후미로 질환(retrocochlear disorders)이 의심되는 환자들 중 약 10~20%만이 촬영에서 양성으로 나오므로 청력검사 방법들이 선별검사로 끊임없이 고안되고 있다. 원칙적으로, 청력도(audiogram)와 뇌간청각유발전위가 정상인 환자는 청신경종을 지닐 가능성이 아주 낮다. 반면 인접하는 두 주파수에서 20dB 이상의 일측성(또는 비대칭성) 청력 소실을 보이거나 일측성 뇌간전위 이상을 지닌 환자들은 MRI 촬영을 받아야 한다. 물론 비정상적인 각막반사 또는 기타 5번, 6번 및 7번 뇌신경 이상 같은 소뇌교각 점유를 시사하는 신경학적 소견이 추가로 존재한다면 MRI 검사가 필요하다.

마지막으로, 어떤 종류의 촬영을 해야 하는가? 우려의 원인이 소뇌교각 종양이라면 대다수의 후두와(posterior fossa) 질환인 경우와 같이 MRI를 요청해야 한다. CT 촬영은 해상도가 불량하고 후두와에 생기는 많은 인공물들(artifacts)로 인해 판독에 지장을 받는다. 대개 이것이 많은 임상의들에게 최종 수준의 선택이며, 개별 신경방사선과는 자신들이 선택한 프로토콜을 적용할 것이다. 고자장(high-field, 1.5테슬라) 가돌리늄 조영제 증강 MRI가 당분간 표준으로 남을 것이라는 점에는 의문의 여지가 없지만, 저자장(low-field, 0.2테슬라) 미증강 축상 T-1 강조 스핀-에코 MRI가 크기 2mm 미만인 것들을 포함해 많은 종양을 검출할 수 있는 것으로 증명됐다.

제3장 | 지속성 현기증의 단일 발작

A Single Episode of Prolonged Vertigo

이 장은 급성 현기증을 처음으로 일으킨 환자들을 실제로 진료하는 일차진료 및 응급실 의사들의 관점에서 쓰여 졌다. 이러한 상황에서 의사결정은 어렵고도 중요한데, 과거 진단에 의존할 수도 없고 전정신경염과 편두통성 현기증 같은 양성 질환을 뇌간 또는 소뇌 뇌졸중 같은 중증 질환과 구분해야 하기 때문이다. 표 3-1은 이와 같은 상황을 개관한 내용이다.

표 3-1 지속성 현기증의 단일 발작: 주요 특징을 통한 진단

질환	주요 특징
전정신경염(62쪽)	현기증, 구역과 불평형감의 돌발 정상 귀 쪽으로 자발성 안진, 일측성 VOR 부전, 환측으로 쓰러짐 수일에서 수주에 걸쳐 호전
급성 뇌간 또는 소뇌 병변 (예: 뇌졸중, 탈수초화)(70쪽)	뇌간 또는 소뇌 징후를 동반한 현기증 다양한 시간 경과 MRI는 대개 중추 전정 경로들에 영향을 미치는 병변을 보여준다
편두통성 현기증의 첫 발작(76쪽)	급성 현기증이 수일 간 지속될 수도 있다 대부분 중추형의 전정성 안진과 운동실조 편두통 병력과 흔히 발작 중 편두통 소견
메니에르병의 첫 발작(76쪽)	수 시간 지속되는 현기증은 초기 메니에르병인 경우에 유일한 증상일 수도 있다 그 외로는 난청, 이명과 이충만감(aural fullness)을 동반
기타 원인들(77쪽)	미로경색, 외림프 누공(perilymph fistula), 세균성 미로염, 약물/알코올 독성

* VOR=vestibulo-ocular reflex(전정안반사)

전정신경염

전정신경염(vestibular neuritis)의 동의어로는 전정 신경세포염(vestibular neuronitis), 바이러스성 신경미로염(viral neurolabyrinthitis), 급성 일측성 전정부전(vestibular failure), 급성 일측성 말초 전정병증(vestibulopathy) 등이 있다(표 3-2 참조).

표 3-2 전정신경염: 주요 특징

병력	현기증, 구역, 구토와 일측 선회(veering)의 돌발 수일이나 수주에 걸쳐 자발적 회복
임상소견	정상 귀 쪽으로 자발성 안진, 시선 고정으로 부분 억제 환측으로 머리를 신속히 회전시킬 때 일측성 VOR 부전, 환측으로 방향성 자세 불균형
병태생리	전정신경이 바이러스에 감염되어 전정신경핵에서 신경활동이 갑자기 비대칭을 이룰 가능성이 있다
검사	온도안진검사; 분명한 증례인 경우에 청력검사 불필요; MRI는 신경학적 이상이 있을 때나 혈관 위험인자를 지닌 환자들에서만 요구됨
치료	운동요법은 평형 회복을 촉진한다 경구 스테로이드제 3주 간 투약이 효과적이라는 일부 증거 있음

* VOR=vestibulo-ocular reflex(전정안반사)

임상소견

연간 발병률이 인구 10만 명 당 최소 3.5명인 전정신경염은 양성 돌발성 체위성 현기증(BPPV)에 이어 두 번째로 가장 흔한 말초 전정질환이다. 병원 응급실이라면 어느 곳이나 이러한 환자를 매년 수명은 볼 것이다. 전정신경염은 흔히 환자들이 아침에 깨어날 때 급성으로 시작되고 동반되는 심한 현기증은 수일에서 수주 지속된다. 환자들의 절반 정도는 호흡기 감염이 선행하고 일부는 하루나 이틀 앞서 짧은 현기증 발작 형태로 예고를 받는다. 현기증은 수분 또는 수 시간 이내에 최고조에 이르고 동요시(oscillopsia), 구역, 구토와 일측 선회(veering) 또는 쓰러짐을 동반한다. 머리를 움직이기라도 하면 현기증이 악화되므로 환자들은 가만히 누워 있으려 한다. 걸을 수 없기 때문에 환자들은 대부분 폐기물 받이(kidney dish)를 곁에 둔 채 들것에 실려 병원에 도착한다. 종종 환자들은 현기증이 지속되는 것을 두려워하고 두려움은 발작을 일으키는 것에서 죽음이 임박해 있다는 것에 이르기까지 다양하다.

첫 며칠 내로 임상검사를 하면 급성 일측성 전정부전의 징후가 나타난다(그밖에는 없음).

- 정상 귀 쪽으로 떨리는 자발성 안진. 안진은 주로 수평성이나, 안구의 상극(upper pole)이 정상 측으로 떨리는 회전성 성분도 보인다. 그 강도는 주시 방향과 시선 고정에 의해 변경된다. 즉 환자가 빠른 안진 성분(fast nystagmus component)의 방향으로 보거나 프렌

젤 안경(Frenzel's glasses)을 씌어 시선 고정을 제거할 때는 증가하고 환자가 반대 방향으로 볼 때는 감소한다(그림 3-1과 비디오 클립 03.01).

- **머리급속회전(head thrust) 검사 양성.** 일측성 전정부전은 환자의 머리를 일측으로 신속히 돌려 알아볼 수 있다(64쪽 참조, 비디오 클립 03.02). 급성 전정신경염이 우측에 있는 경우에 전정안반사(VOR)는 코를 우측으로 돌릴 때 결손을 보인다. 따라서 머리를 회전시킬 때 시선 고정이 유지될 수 없고 대신 눈은 머리와 함께 움직인다(그림 2-2 참조). 환자가 표적을 놓쳤다는 점을 깨닫고 신속한 보정 안구운동을 해 재고정하는 데에는 0.5초밖에 안 걸린다(비디오 클립 02.13과 03.02 참조). 이러한 보정 안구운동은 자발성 안진과 쉽게 구분되는데, 머리를 빠르게 또 충분히 크게(20~30도) 회전시켰다면 그 떨림이 상당히 더 크기 때문이다.
- **환측 귀 방향으로 선회.** 이는 돌아다니는 환자를 관찰해보면 분명해지며, 혹은 롬버그 검사(Romberg test)를 이용해 공식적으로 검사할 수도 있다(제2장 참조). 눈을 감게 하면 방향 불평형감은 훨씬 더 뚜렷해진다.
- **경증 수직성 안구 분산**(vertical ocular divergence, 사편시[skew deviation])과 수직성 복시(vertical diplopia)가 일부 환자들에서 수직반고리관과 이석기관이 침범을 받음에 따라 관찰될 수 있다. 하지만 사편시와 복시가 심하면 중추신경계 병변을 시사한다.

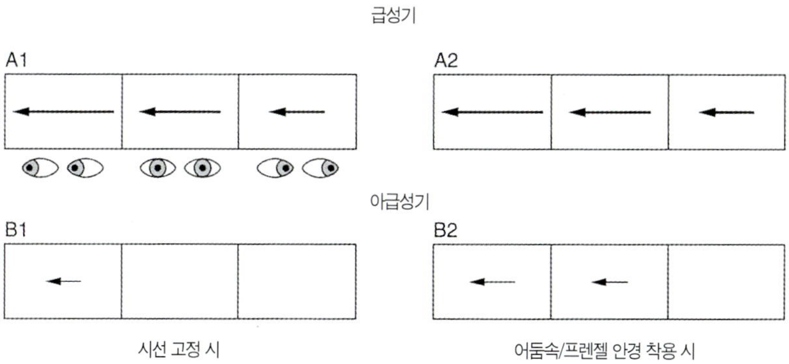

그림 3-1 좌측 급성 전정기능 상실로 인한 안진(주요, 수평성 성분만 도시했다).
A: 급성기(첫째 날)로 시선을 고정 또는 고정시키지 않은 경우이다. **B:** 아급성기(1주 후)로 시선을 고정 또는 고정시키지 않은 경우이다. 화살표의 크기는 안진 강도를 상징한다. 그림은 말초 전정성 안진에 대한 3가지 규칙을 보여준다: (1) 안진은 시선 고정에 의해 부분적으로 억제되므로 어둠속에서나 프렌젤 안경을 착용하였을 때 보다 뚜렷하다. (2) 안진은 환자가 안진의 빠른 국면(fast phase) 방향으로 볼 때 증가하고 반대 방향으로 볼 때 감소한다(알렉산더 법칙, Alexander's law). (3) 안진 강도는 시간 경과에 따라 감소하고 환자가 안진의 빠른 국면 방향으로 볼 때에만 관찰될 수도 있다. 안진이 3가지 주시 방향 모두에서 나타나면 **3급 안진**, 똑바로 앞을 주시할 때와 빠른 국면 방향으로 주시할 때 관찰되면 **2급 안진**, 빠른 국면 방향으로 볼 때에만 나타나면 **1급 안진**이라 한다.

병태생리

전정신경염의 원인으로 가장 가능성이 많은 것은 바이러스 감염이다. 이 가설을 지지하는 주장들에는 전정신경염이 유행하여 발생한다는 점, 바이러스 감염과 빈번히 연관된다는 점, 인간 전정신경절에서 잠복성 1형 단순포진 바이러스가 입증되었다는 점, 몇몇 검시연구들이 전정신경에서 염증 후 변화를 보여주었다는 점 등이 있다. 신경이 골관(bony canal) 내에서 부풀어 혈류를 저하시킬 경우에는 허혈성 요소가 중첩될 수도 있다.

전정신경염의 임상 징후와 증상은 전정 생리학으로부터 논리적으로 추론할 수 있다. 기억할 점은 머리를 똑바로 세우고 안정을 취할 때에도 반고리관과 이석기관으로부터 구심성 신호가 끊임없이 흘러 들어온다는 것이다. 머리의 운동 또는 위치 변화는 일측 미로를 활성화

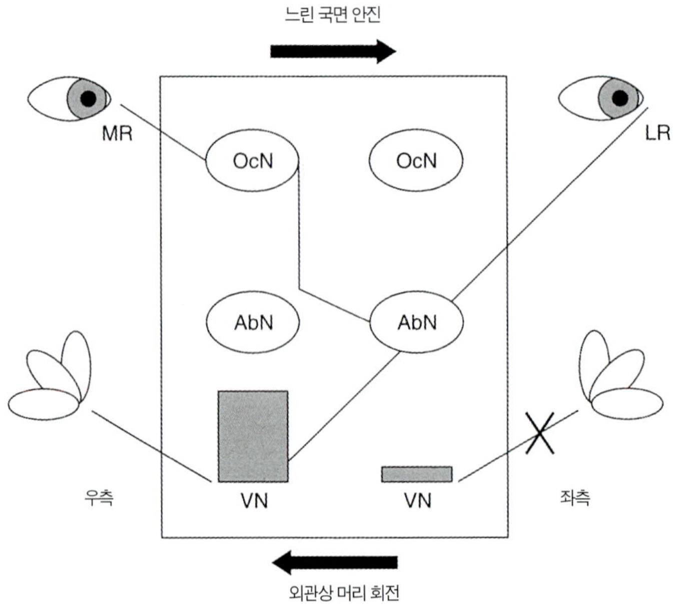

그림 3-2 좌측 전정신경염으로 인한 자발성 안진이 일어나는 뇌간 메커니즘.
전정신경핵 내에서 신경세포의 활동 수준은 수직 막대로 나타냈다. 전정신경핵들 간의 비대칭으로 전정안반사궁의 일측성 활성화가 일어나고 이는 감지된 머리 회전과 반대되는 방향으로 느린 안구운동, 즉 느린 국면(slow phase) 안진을 일으킨다. 빠른 국면(fast phase) 안진은 그 반대 방향, 즉 정상 귀 쪽으로 떨린다. VN=vestibular nuclei(전정신경핵), AbN=abducens nuclei(외전신경핵), OcN=oculomotor nuclei(동안신경핵), MR=medial rectus muscle(내직근), LR=lateral rectus muscle(외직근).

하고 반대 측을 억제함으로써 일측에서 자극은 증가하고 반대 측 자극은 감소한다. 그 결과 전정신경핵에서 신경세포의 활동이 비대칭을 이루면 보상적 안구운동과 자세 조정이 일어나며, 우리는 머리 운동 및 위치를 감지하게 된다.

전정신경염으로 인해 일측으로부터 자극이 중단될 경우에 동측 전정신경핵에서 신경세포의 활동도 중지될 것이지만, 반대 측 신경핵은 여전히 활동적이다. 그에 따른 비대칭적 흥분 발사(firing)는 외관상 머리가 정상 측으로 계속 회전하고 기우는 것 같은 상황과 일치한다. 따라서 전정안반사의 안정기 긴장(resting tonus)도 편향되어 외관상 머리 회전과 반대되는 쪽, 즉 환측으로 유동하는 안구운동을 일으킨다. 이러한 안구운동은 반대 방향을 향하는 빠른 국면(fast phase)으로 재설정됨으로써 중단되어, 결국 정상 측으로 떨리는 자발성 안진이란 순결과를 가져온다(그림 3-2). 비슷하게, 수직반고리관과 이석기관이 침범을 받으면 작은 회전성 성분의 안진을 유발하고 경사 착각(tilt illusion)과 측방돌진(lateropulsion)을 일으켜 병변과 동측으로 쓰러지게 된다.

검사

전정신경염은 임상적 진단이다. 그러므로 환자가 앞의 기준들과 일치하고 기타 신경학적 징후들을 보이지 않으면 추가 검사를 요하지 않는다. 온도안진검사를 이용한 전기안진검사는 흔히 일측성 전정기능 상실을 확인하고 회복을 모니터링 하기 위해 활용된다. 이는 진단이 의심되거나 법적 사안이 개입되어 있을 경우에 확실히 적합하다. 청력검사는 동반된 난청을 확인하는 데 유용할 수 있으며, 난청이 현저하고 감각신경성이라면 메니에르병(123쪽 참조), 외림프 누공(135쪽 참조) 또는 미로경색(105쪽 참조) 같이 진단이 달라질 수도 있다. 자기공명영상(MRI)은 신경학적 증상이 뇌간 또는 소뇌 침범을 시사할 때나 혈관 위험인자를 지닌 환자에서 증상 돌발이 허혈성 사건을 암시할 때만 요구된다. 신경 자체의 염증은 대개 MRI로 보이지 않는다. 컴퓨터단층촬영(CT)은 작은 뇌간 및 소뇌 병변들을 영상화하지 못하는 것으로 잘 알려져 있어 적절한 대안이 아니다. 바이러스 탐색은 헛된 노력이고 현재의 지식 상태로는 인과관계를 입증할 수 없다.

감별진단

지속성 현기증을 호소하는 모든 환자들을 대상으로 청각은 물론 뇌신경, 뇌간 및 소뇌 기능을 구체적으로 검사해야 한다. 임상소견이 전정신경염과 일치하지 않는 경우에는 내이질환이 의심되므로 즉시 신경과나 이비인후과에 의뢰해야 한다. 최악의 시나리오는 소뇌 경색 또는 출혈을 간과한 결과, 뇌수종으로 뇌간 탈출(brainstem herniation)을 일으키는 것이다.

소뇌 병변은 임상검사에 기초해 전정신경염과 감별이 가능한데, 환자들이 대개 다음과 같은 소견을 보이기 때문이다.

- 시선 고정 자발성 안진보다는 주시유발성 안진(주시의 방향에 따라 방향이 변화한다)을 나타낸다.
- 운동실조가 뚜렷해 흔히 혼자서는 일어설 수 없는 반면, 전정신경염 환자들은 대개 눈을 뜨고 있는 한 일어설 수 있다.
- 기타 단속성 추적운동(saccadic pursuit), 전정안반사 억제 결손, 사지 운동실조 또는 구음장애(dysarthria) 같은 소뇌 징후들을 보인다.
- 머리급속회전 검사가 정상이다(전하소뇌동맥 경색에 미로 침범이 동반된 경우 제외, 101쪽 참조).
- 50mL 주사기를 사용해 침상에서 시행한 냉수(섭씨 20도) 온도안진검사가 정상이다. 즉 자극받은 귀의 반대쪽으로 수평성 안진을 일으킨다. (반면 전정신경염 환자들은 환측 귀에 주사하면 자발성 안진이 변경되지 않고 정상 귀를 관류하면 자발성 안진이 경감된다.)

자발성 안진을 동반하는 급성 현기증의 개괄적 감별진단에 대해서는 표 3-5(100쪽)를 참조하라. 이러한 질환들에 대한 보다 자세한 내용은 이 장의 다음 절들에서 설명되어 있다.

자연경과

전정신경염의 치료에 대한 접근법은 다음 2가지 핵심 내용으로 요약할 수 있다.

1. 모든 환자들은 자발적으로 호전되고 잔류 증상을 보이는 경우는 거의 없다.
2. 전정운동은 중추 보상을 촉진시켜 회복을 가속화한다.

말초 전정기능은 환자들의 절반 정도에서 수주 또는 수개월 이내에 회복된다. 하지만 임상적 회복은 대개 보다 빠른 속도로 진행되고 대부분 온전한 말초 기능과 무관하다. 즉 대부분의 환자들은 며칠 내로 거동하고 몇 주 후면 증상이 사라진다. 경미한 잔류 증상에는 머리를 환측으로 신속히 돌릴 때 짧은 동요시와 불평형감(imbalance)이 있다. 환자들의 20% 이하에서는 만성 이상평형감(disequilibrium), 머리 동요 불내성(head motion intolerance)과 때로 이차성 불안 같은 성가신 증상이 남는다. 불완전 회복의 위험인자로는 노령과 기저 중추신경계 질환이 있다. 환측 후반고리관을 침범하는 양성 돌발성 체위성 현기증은 약 20~30%의 환자들에서 발생한다.

과거에 전정신경염 병력을 가진 환자들은 말초 기능이 이전 상태로 돌아왔을 경우에 임상검사는 완전 정상이다. 지속성 말초 부전인 경우에도 기본 검사들은 정상이나, 몇 가지 간단한 검사들이 결손을 밝히는 데 도움이 된다.

- **프렌젤 안경**은 정상 측을 향해 떨리는 미묘한 잔류 자발성 안진을 보여줄 수도 있다.
- 반대편 눈을 가린 **검안경검사**는 훨씬 더 민감하게 자발성 안진을 감지하지만, 안저에서는 안진의 방향이 반대란 점을 기억하라.
- 머리를 흔드는 **두진검사**(head shaking test)는 20초 동안 활발하게 시행하였을 경우에 일시적으로 전정신경핵에서 비대칭적 활동을 증가시키며, 따라서 정상 귀 쪽으로 몇 초간의 안진을 일으킨다. 이러한 두진 후 안진은 프렌젤 안경을 사용하면 관찰하기 쉽다.
- **머리급속회전 검사**(head thrust test)는 일측성 상실이 적어도 70%인 환자들에서 평생 비정상으로 나올 수 있다.

- 일자 롬버그 검사(tandem Romberg test)는 측방 동요를 더 잘 감지하기 위해 개발된 변형 롬버그 검사이다. 환자는 발뒤꿈치와 발가락을 일자로 정렬한 채 서서 눈을 감는다. 만성 일측성 전정기능 상실인 경우에 환자는 환측으로 기우는 경향이 있다. 이 검사는 재현성(reproducibility)을 알아보기 위해 최소 3회 실시해야 한다.

일측성 전정기능 상실 후 현기증과 자발성 안진의 중단을 가져오는 과정을 '중추 보상(central compensation)'이라 한다. 중추 보상의 본질적 기전은 말초 자극으로부터 차단된(deafferented) 환측 전정신경핵에서 자발적 활동 회복이다. 일단 중추 전정 신경세포의 흥분 발사가 대칭을 이루면, 자발성 안진이 사라진다. 아울러 환측에서 신경세포 활동은 정상 측으로부터 중간을 가로질러 오는 억제 경로를 통해 전달되는 말초 자극에 의해 조절될 수 있다. 이는 적어도 저속 및 중속 범위에서 환측을 향한 머리 회전에 대해 전정안반사를 증강시킨다(그림 3-3).

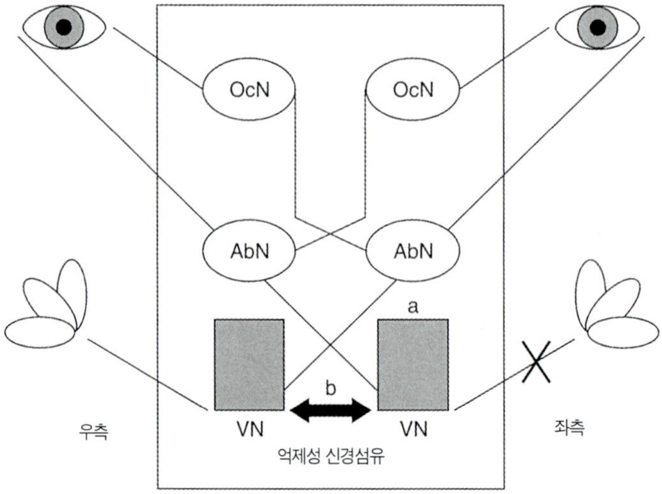

그림 3-3 일측성 말초 전정 병변의 중추 보상.
a: 말초 자극이 없는 상태에서 환측 전정신경핵에서 신경세포 활동의 회복은 자발성 안진의 중단을 가져온다(정적 보상, static compensation). **b:** 감각 자극이 차단된(deafferented) 전정신경핵에서 신경세포 활동의 조절은 정상 측으로부터 중간을 가로질러 오는 억제성 뇌간 경로를 통해 이루어진다(동적 보상, dynamic compensation).

전정신경염의 합병증으로서 양성 돌발성 체위성 현기증(BPPV)은 무감각한 미로는 어떤 흥분성 증상도 일으키지 않아야 하므로 언뜻 역설적인 것으로 보인다. 그러나 근래 연구들에서 후반고리관을 지배하는 하전정신경은 대개 전정신경염에서 보존되는 것으로 나타났다. 따라서 후반고리관은 감각 자극이 차단된 난형낭반(utricular macula)에서 떨어져 나와 돌아다니는 이석에 의해 활성화될 수 있다(172쪽 참조).

치료

급성기 치료에는 단기 침상안정 및 전정억제제 투여(예, dimenhydrinate 좌약 150mg 1일 2회)가 있다. 이 약물은 이틀 후 중단해야 하는데, 최소한 동물실험에서 진정물질이 전정보상을 지체시키는 것으로 나타났기 때문이다. 이 시점에서 환자들은 대개 전정 운동을 시작할 수 있으며, 이 운동은 자세 균형의 회복을 가속화하는 것으로 증명됐다(그림 3-4). 전정 운동에는 다감각 통합(multisensory integration)과 눈-머리 협동을 촉진시키는 복잡한 동작들뿐만 아니라 시각 및 자세 과제들도 포함된다. 전정재활에 대한 자세한 내용은 제8장에 나와 있다. 통상적으로 환자는 1주 이내에 퇴원하고 집에서 2~4주 동안 계속 운동하라는 지시를 받는다.

한편 신뢰할 만한 무작위 임상시험에서 경구 스테로이드제가 급성 전정신경염 환자들의 말초 전정기능 회복에 유효한 것으로 입증됐다. 이 연구에서 methylprednisolone은 초회용량 100mg을 3주에 걸쳐 서서히 줄여갔는데, 온도안진검사로 측정한 말초 회복 속도를 40%에서 60%로 증가시켰다. 하지만 스테로이드제가 장기적 임상 결과를 개선하는지는 알려져 있지 않다.

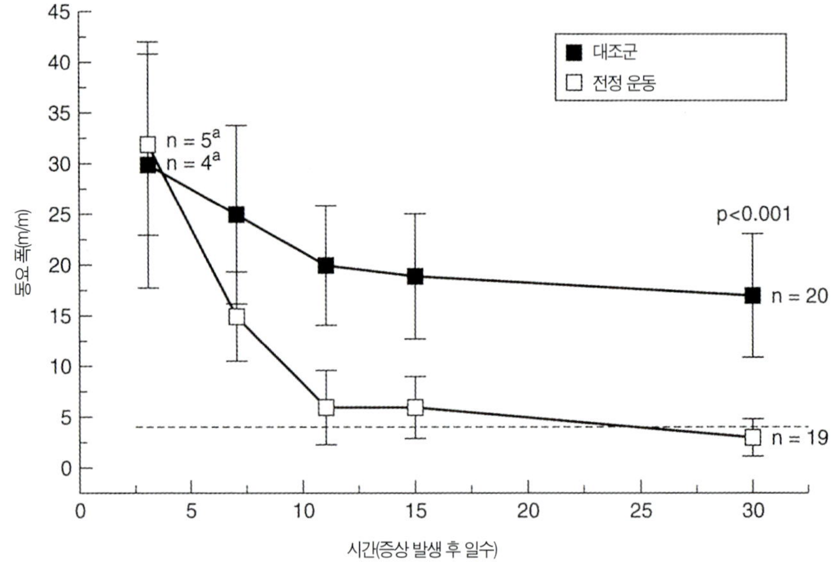

그림 3-4 전정 운동으로 치료받은 전정신경염 환자들과 비치료 대조군에서 자세 불균형.
자세 불균형은 자세검사 플랫폼에서 측정한 동요 폭(sway path, m/m)으로 표현했다. 운동은 매일 30분간 3회 30일에 걸쳐 실시됐다. 점선은 정상 범위의 상한을 나타낸다. (From: Strupp M, Arbusov V, Maag KP, Gall C, Brandt T. Vestibular exercises improve central vestibulospinal compensation after vestibular neuritis. *Neurology* 1998; 51: 838~44, with permission.)

뇌간 및 소뇌 병변

다행히도 뇌간 및 소뇌 병변은 급성 현기증에 흔하지 않은 원인이며, 응급실에 내원하는 현기증 환자들의 10% 이하를 차지한다. 반면 이러한 환자를 단 한 명이라도 놓치면 중대한 결과를 초래하는데, 적절한 진료로 피할 수 있는 사태이다. 그 예가 초기 기저동맥 혈전증(basilar artery thrombosis)을 지닌 환자에서 혈전용해이다. 급성 현기증 환자들에게 연속 촬영을 한다 해도 이러한 딜레마에서 쉽게 벗어나지 못한다. 비용 효과적이지도 않고 민감도와 특이도가 충분하지도 않기 때문이다. 초기 허혈과 작은 부위의 탈수초화는 보이지 않을 수 있고, 중추 전정 구조물들을 침범하지 않는 위치에 흔히 있는 뇌간 또는 소뇌 병변이 환자의 증상을 일으켰다고 잘못 판단될 수도 있다. 그러므로 임상기준을 적용해 뇌 촬영이 필요한 환자들을 선정함으로써 적절한 병변을 발견할 사전확률(priori-probability)을 증가시켜야 한다(표 3-3).

뇌간 및 소뇌 질환은 해부학 또는 병인에 따라 분류할 수 있다. 해부학적 국소화는 대개 임상소견에 기초해 가능한 반면, 병인은 증상의 시간 전개에 의해 알 수 있다(표 3-4). 이 절에서 질환들은 국소화 관련 증후군들에 따라 논의한다. 구체적인, 즉 혈관 병인은 임상적 징후가 동맥 지배영역과 관련될 경우에 시사될 수 있다. 반면 비혈관 병변은 동맥 분포의 경계를 따르지 않고 크기 및 해부학적 근접성과 관련해 개별적인 결손을 가져온다.

표 3-5는 급성 현기증을 동반하는 후두와(posterior fossa) 및 내이 증후군들을 개관한 것으로, 특히 안진 양상과 동반 소견을 고려했다.

표 3-3 급성 현기증 환자에서 MRI를 요청하는 임상기준

임상기준	의심되는 진단
노령 또는 혈관 위험인자를 배경으로 한 현기증의 돌발	미로 또는 8번 뇌신경근 진입부의 허혈?
심한 난청의 돌발	전하소뇌동맥(AICA) 폐색으로 인한 미로경색 뇌간/소뇌 경색 병발?
젊은 환자에서 과거 수일 또는 수주 원인불명의 신경학적 증상 발작	미진단 다발성 경화증, 8번 뇌신경근 진입부의 급성 병변?
중추성 동안(oculomotor) 소견: 단속성 추적운동, 순수 회전성 안진, 상박/하박 안진, 주시유발성 안진, 중추성 체위성 안진, 사편시[a]	뇌간 또는 소뇌 중추 전정 구조물 침범?
뇌신경 이상	뇌간 병변 또는 뇌간 근처 종양/염증?
긴 신경로(long tract) 징후: 편/사지부전마비, 신근 족저 반응(extensor plantar response), 편감각 상실, 호너 증후군	뇌간 병변?
소뇌 징후: 체간/사지 운동실조, 구음장애(dysarthria)	소뇌 병변?

a 사편시(skew deviation)는 중추에서 기원하는 안구의 수직 오정렬을 가리킨다. 외안근의 부전마비로 인한 사시(squint)와 달리 사편시는 모든 방향의 주시에서 안정된 사시를 보인다.
* AICA=anterior inferior cerebellar artery(전하소뇌동맥)

표 3-4 병인 단서로서 뇌간/소뇌 증후군들의 진행과 경과

시간 경과	가능한 병인
돌발, 몇 분에서 2시간 지속(더 긴 경우는 드묾)	일과성 허혈 발작
돌발, 수일에서 영구적으로 지속	뇌졸중
수일 간 진행, 수일에서 수주에 걸쳐 해소	염증, 탈수초화
수일에서 수주에 걸쳐 진행	암종 수막염(carcinomatous meningitis), 부종양 질환(paraneoplastic disease), 악성종양, 전이
수주에서 수개월에 걸쳐 진행	악성종양, 전이
수년에 걸쳐 진행	양성종양(예, 수막종[meningioma]), 경증 신경교종(low-grade glioma), 변성 질환

표 3-5 지속성 현기증을 동반하는 질환들에서 안진 특징과 동반 소견

질환/증후군	안진 특징	동반 소견
전정신경염	정상 측으로 수평-회전성	환측으로 선회, 머리급속회전 검사 이상
미로경색	정상 측으로 수평-회전성	환측으로 선회, 머리급속회전 검사 이상, 심한 난청
전정신경근 진입부 뇌간 병변	정상 측으로 수평-회전성	가능성: 감소/왜곡된 청각, 편운동실조, 호너 증후군
일측 전정신경핵 고립성 병변	정상 측으로 순수 회전성(빈번) 또는 기타(드묾)	안구경사 반응(ocular tilt reaction), 단속성 추적운동
AICA 완전 경색	정상 측으로 수평-회전성(전정성 안진) 및 환측으로 주시유발성 안진(소뇌성 안진)	'병변 동측' : 일측성 전정기능 상실, 심한 난청, 호너 증후군, 안면감각 상실, 안면마비, 사지 및 체간 운동실조 '병변 반대 측' : 체감각 상실
PICA 완전 경색	흔히 정상 측으로 수평-회전성 (전정성 안진) 및 환측으로 주시 유발성 안진(소뇌성 안진)	'병변 동측' : 안면마비, 성대마비, 구개 부전마비, 구역반사 감소, 호너 증후군, 안면 온각 및 통각 상실, 사지 및 체간 운동실조 '병변 반대 측' : 안구경사 반응, 신체 온각 및 통각 상실
고립성 일측성 소뇌 병변	일측성 주시유발성 안진	'병변 동측' : 단속성 추적운동, VOR 억제 결손, 사지 운동실조, '그리고' : 체간 운동실조, 구음장애
고립성 중심부 소뇌 병변	양측성 주시유발성 안진	'양측' : 단속성 추적운동, VOR 억제 결손, 체간 운동실조
급성 메니에르 발작	환측으로 수평-회전성(1시간), 다음 몇 시간 역전, 끝으로 또 다른 역전 가능	일측성 이명, 난청, 이충만감/내압
편두통성 현기증 급성 발작	모든 유형의 자발성 또는 체위성 안진	불안정감(흔함), 기타 후두와 증상(드묾)

* AICA/PICA=anterior/posterior inferior cerebellar artery(전/후하소뇌동맥)
VOR=vestibulo-ocular reflex(전정안반사)

전정신경근 진입부의 뇌간 병변

드물게 전정신경근 진입부(root entry zone)에서 작은 부위 경색 또는 탈수초화가 전정신경염과 유사할 수도 있으며, 뇌간 레벨 전정신경핵으로 들어가는 말초 전정 자극의 흐름을 방해한다. 이를 '가성(pseudo)' 전정신경염이라 한다. 전정신경염에 통상적인 증상과 징후 외에 신경근 진입부 병변에 대한 의심을 증대시키는 소견이 더 있다. 여기에는 혈관 위험인자를 배경으로 한 돌발(허혈?), 과거 원인불명 신경학적 기능장애의 발작(다발성 경화증?), 그리고 인근 구조물이 침범을 받아 발생하는 동반 소견으로 왜곡된 청각(와우 신경 및 신경핵), 호너 증후군(Horner's syndrome, 외측 뇌간의 교감신경 경로), 안면마비(안면신경근 진입부), 단속성 추적 안구운동(소뇌)과 동측 사지 운동실조(소뇌각과 소뇌)가 있다. 이럴 경우에 자기공명영상은 대개 병변을 영상화할 것이다.

일측 전정신경핵의 고립성 병변

대부분의 전정신경핵 병변은 전 또는 후하소뇌동맥 지배영역의 경색과 함께 발생한다. 그러나 간혹 혈관 또는 탈수초화 병변은 전정신경핵 혹은 보다 정확하게는 일측의 4개 전정 아핵(subnuclei) 중 하나 또는 몇 개로 제한될 수도 있다. 그에 따른 임상소견은 침범된 아핵들에 따라 다양하지만, 정상 귀 쪽으로 떨리는 순수 회전성 또는 회전-수평성 혼합 안진과 함께 환측에서 온도안진검사 상 중등도 부전마비를 보이는 것이 가장 흔한 양상인 듯하다(비디오 클립 03.03). 원활 추적(smooth pursuit) 안구운동의 최종 경로는 소뇌에서 전정신경핵을 거쳐 동안 신경세포들로 이동하므로 원활 추적운동의 장애가 흔히 동반된다. 안구경사 반응(ocular tilt reaction: 동측성 안구 하향인 사편시, 동측으로[ipsiversive]의 안구 회전, 그리고 머리경사)은 전정신경핵 상반부 침범에 의해 발생할 수 있다.

전하소뇌동맥(AICA) 지배영역의 완전 경색

전하소뇌동맥(anterior inferior cerebellar artery, AICA)은 3가지 지배영역에 혈액을 공급하는데, 이들 영역은 모두 전정계의 일부이다.

- 미로와 8번 뇌신경
- 8번 뇌신경근의 진입부와 전정신경핵의 일부를 포함하는 뇌교 레벨 외측 뇌간
- 전정소뇌(vestibulocerebellum)를 포함하는 전방 및 미측(caudal) 소뇌의 가변적 부위

그러므로 전하소뇌동맥 지배영역의 완전 경색은 말초와 중추 혼합 양상의 전정 기능장애를 포함해 다양한 증상을 일으킨다.

- 정상 측으로 떨리는 수평-회전성 자발성 안진, 머리급속회전 검사 이상 및 난청(미로와 8번 뇌신경)
- 호너 증후군, 안면마비, 통증 및 온도에 대한 삼차신경 감각 상실, 그리고 신체 통증 및 온도에 대한 교차 편감각 상실(crossed hemisensory loss, 외측 뇌교). 전정신경핵 부분들이 다양하게 침범을 받으면 미로성 자발성 안진이 변경될 수도 있다.
- 보행 및 사지 운동실조와 환측으로 볼 때 주시유발성 안진(소뇌)

분지가 폐색되면 전하소뇌동맥 지배영역의 부분 경색이 일어나고 제한된 임상 증상만 동반할 수 있다. 반면 전하소뇌동맥 지배영역에서 유래하는 양측성 증상은 기저동맥 혈전증의 초기 소견일 수 있다. 소뇌의 큰 부분들이 전하소뇌동맥으로부터 혈액을 공급받을 경우에 확장된 경색이 소뇌 부종 및 그에 따른 뇌간 탈출과 함께 발생할 수 있다. 그러므로 신속한 영상검사가 중요하다.

후하소뇌동맥(PICA) 지배영역의 완전 경색(발렌버그 증후군, Wallenberg's syndrome)

후하소뇌동맥(posterior inferior cerebellar artery, PICA)은 전정신경핵을 포함한 외측 연수와 대부분의 미측 소뇌에 혈액을 공급한다. 대개 척추동맥의 박리 또는 폐색에 의해 유발되는 후하소뇌동맥 지배영역의 경색은 다양한 안진 양상을 일으키는데, 정상 측으로 떨리는 수평-회전성 자발성 안진과 환측을 향하는 주시유발성 안진이 가장 흔하다. 병변과 동측에서 방향이 교대하는 자발성 안진도 발생할 수 있다. 동측 안구가 아래로 편향되는 사편시가 환자들의 절반 정도에서 일어난다. 동반되는 병변 동측 소견에는 환측으로 쓰러짐, 단속성 추적운동, 사지 운동실조, 통증 및 온도에 대한 삼차신경 감각 상실, 안면마비, 구역반사 감소,

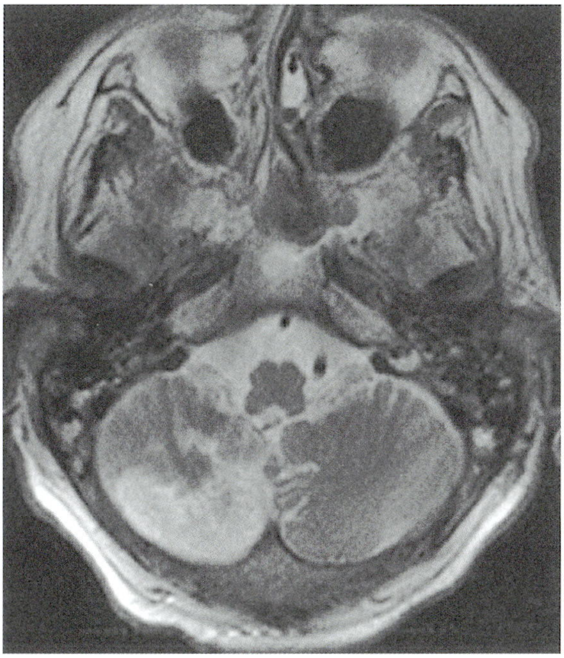

그림 3-5 소뇌 뇌졸중.
외측 연수가 보존된 채 우측 후하소뇌동맥의 소뇌 분지 선택적 경색을 보여주는 자기공명영상 사진이다. (Courtesy of Dr T. Hoffmann, Dept of Neuroradiology, Charite University, Berlin)

성대마비로 인한 쉰 목소리, 연하곤란, 호너 증후군, 발한 감소, 그리고 (병변 반대 측에서) 통증 및 온도에 대한 편감각 상실이 있다. 혈관 지배영역의 개인별 차이와 뇌간 또는 소뇌 분지의 고립된 폐색으로 인해 불완전 발렌버그 증후군이 흔하다(그림 3-5). 전하소뇌동맥 경색과 구별되는 주요 차이점은 청각 보존과 하부 뇌신경들에 대한 침범이다.

고립성 소뇌 병변

고립성 소뇌 병변은 전정신경핵과 상호작용하는 미측 소뇌 구조물들, 즉 소엽(flocculus), 소절(nodulus), 소뇌수(uvula)와 일부 심부 소뇌 신경핵을 침범할 때에만 현기증을 유발한다. 소뇌 충부(vermis) 병변은 체간 운동실조를 초래하지만, 현기증은 일으키지 않는다. 소뇌 질환에 통상적인 안진 유형은 자발성보다는 주시유발성 안진이다. 그러나 부분 후하소뇌동맥 경색으로 인한 미측 소뇌의 일측성 병변은 동측 전정신경핵을 탈억제함으로써 환측으로 자발성 수평성 안진을 유발할 수도 있다. 이는 언뜻 보기에 전정신경염과 유사할 수도 있지만, 머리급속회전 검사와 온도안진 반응이 정상이고, 병변 동측성 쓰러짐 및 안진이 복합되어 있고, 또 중증 운동실조를 동반한다는 점에서 올바른 진단을 내릴 것이다. 소뇌 소절 고립성 병변은 중추성 체위성 안진 또는 주기적 교대성 안진을 나타낼 수도 있다. 주기적 교대성 안진은 1~2분 간격으로 방향이 바뀌는 자발성 안진이다.

아급성 양측성 소뇌 증후군은 대개 약물 독성을 시사하고(161쪽 참조) 보다 드물게는 소뇌염(cerebellitis) 또는 부종양성 소뇌 변성(paraneoplastic cerebellar degeneration)을 암시한다.

편두통성 현기증의 첫 발작

급성 현기증 환자에게 묻는 첫 질문들 중 하나는 이전에도 이를 경험한 적이 있느냐이다. 대답이 '예'이면, 감별진단은 제4장에서 논의되는 질환들 가운데 상위에 열거된 편두통성 현기증, 메니에르병과 일과성 허혈 발작(TIA)으로 좁혀진다. 대답이 '아니요'라고 하더라도, 강도가 덜하지만 비슷한 발작이 있었는지에 대해 문진해보면 올바른 진단을 내릴 수도 있다. 우리가 실제로 첫 발작을 진료하고 있는 경우에도 '그것이 재발성 질환의 첫 발현일 가능성은 여전하다.' 이러한 상황에서 적절한 감별진단은 편두통성 현기증인데, 이 현기증은 흔하기도 한데다 중추성 체위성 안진은 물론 모든 유형의 중추성 및 말초성 자발성 안진을 나타낼 수 있기 때문이다. 동반되는 운동실조 또는 기타 중추성 소견은 추골기저동맥 뇌졸중(vertebrobasilar stroke)과 유사할 수도 있다. 진단은 편두통 병력과 발작 시 편두통 소견, 즉 편두통, 광선공포증(photophobia), 소리공포증(phonophobia) 또는 전조증상에 의해 지지된다. 그러나 비슷한 발작이 여러 차례 재발하였을 때에만 확진할 수 있다. 그러므로 편두통성 현기증의 첫 발작이 의심되고 증상이 지속되는 환자에게는 자기공명영상을 권한다. 편두통성 현기증에 대한 보다 자세한 내용은 113쪽을 참조하라.

메니에르병의 첫 발작

통상적으로 20분에서 4시간까지 지속되는 메니에르병의 발작은 일단 환자들이 응급실에 도착하면 가라앉는 경우가 흔하다. 검사해보면 정상 귀 쪽으로 떨리는 이차성 억제 안진이나 환측 귀 쪽으로 떨리는 삼차성 회복 안진을 관찰할 수도 있다. 메니에르병이 처음으로 발현된 환자에서 난청, 이명과 이충만감(aural fullness)이 모두 나타난다면 진단이 쉽다. 하지만 메니에르병은 흔히 단일 증상, 즉 고립된 와우 증상(보다 흔함)이나 전정 증상(덜 흔함)으로 시작된다. 이러한 경우에 과거의 변동성 난청 및 이명 병력은 소중한 정보가 될 수 있는 반면, 고립성 현기증의 첫 발작은 진단하기 어려울 수도 있다. 메니에르병 환자들은 대부분 1년 이내에 모든 증상들을 경험할 것이기 때문에 청력검사를 포함해 주의 깊은 추적관찰이 필요하다. 현기증이 재발하는데 와우 증상이 1년이 지나도 여전히 나타나지 않을 경우에는 편두통성 현기증일 가능성이 훨씬 더 높다. 메니에르병에 대한 보다 자세한 내용은 123쪽을 참조하라.

급성 지속성 현기증의 기타 원인

'미로경색(labyrinthine infarction)'은 대개 전하소뇌동맥에서 기시하지만 때로 기저동맥에서 직접 나오기도 하는 미로 동맥의 선택적 폐색에 기인할 수 있다. 미로 동맥은 와우와 전정 미로에 모두 혈액을 공급하기 때문에 난청과 현기증이 동시에 발생할 것이다. 전형적인 경우는 혈관 위험인자를 지닌 노인 환자로 증상이 돌발하고 미로 일과성 허혈 발작을 시사하는 짧은 현기증 발작이 선행할 가능성이 있다.

'외림프 누공(perilymph fistula)'은 지속성 현기증을 나타내고 청각 증상을 동반 또는 동반하지 않을 수 있다. 그러나 귀 수술, 직접 외상 또는 갑작스런 압력 변화, 혹은 진주종(cholesteatoma) 병력 같은 유발적 사건이 없다면 진단이 맞는지 의심해보아야 한다. 외림프 누공에 대한 보다 자세한 내용은 135쪽을 참조하라.

'세균성 미로염(bacterial labyrinthitis)'은 항생제 시대에서는 드물다. 이는 중이염 또는 유양돌기염(mastoiditis)의 합병증으로 세균이 직접 침입하거나(화농성 미로염, suppurative labyrinthitis) 세균 독소가 내이로 퍼져(장액성 미로염, serous labyrinthitis) 발생할 수 있다. 일측성 감각신경성 난청과 현기증이 두 종류에서 모두 일어나지만, 화농성 미로염에서 한층 더 뚜렷하다. 치료로는 항생제와 중이 및 유양돌기 감염의 수술적 제거가 있다.

세균이 미로에 침입하는 또 다른 경로는 뇌척수액(CSF)을 통하는 것이다. 그러므로 세균성 수막염을 지닌 환자들은 양측성 미로염을 일으켜 영구적 난청과 전정기능 상실로 이어질 수도 있다. 이 경우에 항생제가 치료의 근간이고 수술은 만성 귀 감염 또는 경막외 농양이 존재할 때에만 필요하다.

'약물 또는 알코올 독성(drug or alcohol toxicity)'은 응급실 의사라면 너무나 익숙할 것이므로 여기서는 몇 가지 점만 강조해야겠다. 어지럼증(현기증보다는)과 불평형감이 주요 증상인 경우에는 소뇌 독성이 가장 가능성 있는 메커니즘이다. 검사를 해보면 주시유발성 안진, 단속성 추적운동, 구음장애, 보행실조와 대개 덜 뚜렷하지만 사지 운동실조가 보인다. 문제를 유발하는 약물들로는 phenytoin, carbamazepine과 lamotrigine 같은 항간질제뿐만 아니라 lithium과 benzodiazepine이 있다. 알코올 중독도 비슷한 소견을 보이나, 양측 측두위(lateral head position) 안진이 추가로 나타난다(소위 체위성 알코올성 안진). 이 안진은 알코올의 미로 침투에 기인하고 중독 초기에 귀 하부로 떨리다가(1~3시간) 말기에는 귀 상부로 떨린다(5~10시간).

단서가 없다면 이렇게 하라

급성 현기증 발작 도중 환자가 내원하면 대개 임상검사에 기초해 진단을 내릴 수 있다(100쪽 표 3-5 참조).

이학적 검사가 완전 정상인가?

만일 그렇다면, 가장 흔한 이유들은 다음과 같다.

- **발작이 방금 끝났다.** 환자는 현기증이 사라졌다고 확인하지만, 한동안 계속 구역을 느낄

수도 있다. 그렇다면 진단은 환자의 병력에 기초해야 하고 전정기능 검사와 청력검사를 통해 내린다. 일시적 발작은 대개 구조적 병변과 관련이 없기 때문에 이러한 상황에서 영상검사가 유용한 경우는 드물다.

- **질환이 발작 중에 뚜렷한 소견을 동반하지 않는다.** 일부 편두통성 현기증 환자들은 뱃멀미형 현기증을 경험하고 몹시 아프다고 하나, 롬버그 검사에서 그저 약간의 경증 불평형감을 보이고 자발성 안진은 없다. 추가로 편두통 소견에 대해 문진하라.
- **그것은 현기증이라기보다는 비전정성 어지럼증이다.** 응급실 상황에서 어지럼증의 흔한 원인들로는 고혈압 위기(hypertensive crisis), 저혈당 및 기타 대사 장애와 과호흡(hyperventilation)을 동반 또는 동반하지 않는 공황발작이 있다.

뇌간 또는 소뇌 질환을 시사하는 징후들이 있지만 영상검사가 정상인가?

현기증 환자가 명백한 중추성 징후들, 즉 상박 또는 하박 안진, 주시유발성 안진, 단속성 추적운동 혹은 운동실조를 보이나 자기공명영상은 정상인 경우에 다음과 같은 질환들을 고려해야 한다.

- 영상검사가 정상인 경우
  - 편두통성 현기증
  - 일과성 허혈 발작(TIA)/초기 뇌졸중(이는 무관한 혈관 병변을 보여줄 수도 있다)
  - 약물 독성, 특히 항간질제 또는 lithium으로 인한 독성
  - 부종양성 아급성 소뇌 변성(첫 몇 개월 동안에는 영상검사에서 음성)
- 때로 영상검사가 정상인 경우
  - 뇌간 뇌염(brainstem encephalitis; 바이러스성, 자가면역성)
  - 소뇌염(cerebellitis; 바이러스성, 자가면역성)

또 한 가지 고려해야 할 점은 다발성 경화증의 경우에 대개 영상검사에서 뇌실주위(periventricular) 병변이 존재하지만 흔히 뇌간 내의 작은 탈수초화 병변은 보이지 않기 때문에 검사 결과가 정상일 수도 있다는 것이다.

제4장 | 재발성 현기증과 어지럼증

Recurrent Vertigo and Dizziness

이 장은 현기증 또는 어지럼증의 재발성 발작에 초점을 둔다. 두 증상은 임상소견으로 구별할 수 있기 때문에 분리해서 논의한다. 임상에서 이러한 구별은 고려해야 하는 감별진단의 수를 줄이는 데 도움이 된다.

- '현기증(vertigo)'은 전정 증상이고 빙빙 도는 느낌 또는 기타 자신 혹은 주위가 움직인다는 착각을 수반한다. 시각적으로 주위가 회전하는 듯한 착각이 특히 특징적이므로 이에 대해 구체적으로 문진해야 한다. 현기증은 흔히 구역, 구토와 불평형감(imbalance)을 동반하고 머리를 움직이고 두위를 변화시키면 악화된다.
- '어지럼증(dizziness)'은 덜 구체적인 증상이다. 이 증상은 어찔함(lightheadedness), 멍함(wooziness), 아찔함(giddiness), 실신감(impending faint)과 때로는 피로, 집중 곤란 및 불안 같은 느낌들을 포함할 수 있다.

경증 전정 기능장애가 현기증보다는 어지럼증으로 나타날 수도 있지만, 이 장의 전반부인 '재발성 현기증'에서 다루는 질환들은 대개 질환의 어느 단계에서 명백한 전정 증상을 유발하고 어지럼증만을 일으키지는 않는다. 재발성 '체위성' 현기증은 제5장에서 별도로 논의한다.

재발성 현기증(Recurrent Vertigo)

표 4-1 재발성 현기증: 주요 특징을 통한 진단

(재발성 어지럼증은 143쪽 참조)

질환	주요 특징
편두통성 현기증(113쪽)	자발성 또는 체위성 현기증 발작이 수초에서 수일 지속, 편두통 병력, 현기증 도중 편두통 증상, 현기증을 유발하는 편두통 특이적 촉진요인들
양성 재발성 현기증(편두통성 현기증 가능성)(122쪽)	편두통성 현기증과 동일한 임상소견이지만 편두통과의 관련성이 덜 분명함, 예를 들어 편두통 병력이 없고 발작 도중 편두통 증상 결여
메니에르병(123쪽)	현기증 발작이 20분에서 수 시간 지속되고 난청, 이명과 이충만감을 동반 수년 간에 걸친 진행성 난청
추골기저동맥 일과성 허혈 발작(129쪽)	현기증 발작이 수분 간 지속; 흔히 운동실조, 구음장애, 복시 또는 시야 결손 동반 혈관 위험인자를 지닌 노인 환자들
발작성 재발성 현기증(133쪽)	와우 증상을 동반 또는 동반하지 않는 현기증이 하루 여러 차례 짧게(수초) 발작, 흔히 carbamazepine에 좋은 반응 혈관의 8번 뇌신경 압박에 의해 유발된다고 추정
외림프 누공(135쪽)	두부외상, 압력손상(barotrauma), 등골절제술(stapedectomy) 후 현기증; 흔히 기침, 재채기, 힘주기 또는 큰 소리에 의해 유발됨 증상 지속기간은 다양함
기타 드문 원인들(136쪽)	자가면역성 내이질환, 내이 매독, 8번 뇌신경 신경초종(schwannoma), 전정성 간질, 일측성 전정기능 상실의 불충분한 보상, 이경화증(otosclerosis), 파제트병, 2형 발작성 운동실조(episodic ataxia type 2), 가족성 편마비성 편두통

편두통성 현기증

표 4-2 편두통성 현기증: 주요 특징

병력	지속기간이 다양한 자발성 현기증, 체위성 현기증 또는 머리 동요 불쾌감(head motion discomfort)의 발작; 두통, 광선공포증, 소리공포증 또는 전조증상 같은 편두통 증상을 하나 또는 여럿 동반 때로 호르몬 변화 또는 수면부족 같이 현기증을 유발하는 편두통 특이적 유발요인들
임상소견	발작 사이기간에는 대개 정상 발작 중: 중추성 또는 말초성 자발성 안진, 중추성 체위성 안진, 운동실조
병태생리	원인불명. 이온통로 기능장애? 신경전달물질 불균형? 대뇌 피질 탈분극의 확산?
검사	첫 급성 발작은 후두와 병변을 배제하기 위해 영상검사를 요할 수도 있다 안진검사와 청력검사가 비정상일 수도 있으나, 특이적이지 못하다
치료	급성 발작에는 전정억제제 또는 트립탄제 빈번하고 중증인 발작에는 편두통 예방요법 대조연구들이 부족한 상태이다

임상소견

편두통성 현기증(migrainous vertigo)은 재발성 자발성 현기증의 가장 흔한 원인이고 양성 돌발성 체위성 현기증에 이어 두 번째로 가장 흔한 전정질환이다. 이는 전체 편두통 환자들 가운데 약 10%가 앓고 어지럼증 전문 클리닉에 의뢰되는 환자들의 5~10%를 차지한다. 편두통성 현기증은 어느 연령에서도 시작될 수 있고 여성이 3:1 정도로 우세이다. 가족성으로 발생하는 경우가 드물지 않아 이 질환의 유전적 기원을 시사한다.

용어는 여전히 혼란스러워 편두통 연관 현기증/어지럼증, 편두통 관련 전정병증, 전정성 편두통, 양성 재발성 현기증과 기저동맥 편두통(basilar migraine)이 모두 같은 질환에 사용되어 왔다. 그러나 '기저동맥 편두통'이란 용어는 기저동맥 편두통에 대한 국제두통학회(IHS)의 진단기준을 충족시키는 환자들로 제한되어야 하는데, 여기에는 전조증상(aura)의 지속기간(5~60분)과 후순환부(posterior circulation)에서 유래하는 전조증상 최소 2가지가 포함된다. 사실 편두통성 현기증 환자들의 10% 이하가 이러한 양상과 일치한다. '소아기 양성 발작성 현기증(benign paroxysmal vertigo of childhood)'은 편두통성 현기증의 한 유형으로 취학 연령 이전에 고립성 현기증의 짧은 발작으로 시작되어 몇 년 후 전형적 편두통으로 변화하는 경향이 있다.

편두통 자체와 같이 편두통성 현기증도 환자의 병력에 기초해 진단한다. 편두통에 대해서는 IHS가 진단기준을 마련했다(표 4-3).

표 4-3 국제두통학회(IHS) 전조 없는 편두통의 진단기준

A. 아래 B~D를 충족시키는 발작이 최소 5회 발생
B. 4~72시간 지속되는 두통 발작(미치료 또는 치료 실패)
C. 다음 특성들 중 적어도 2가지를 지니는 두통: 일측성 위치 박동성 특질 중등도 또는 중증 강도 계단을 걷거나 비슷한 일상 육체활동에 의해 악화
D. 두통 발작 중 다음에서 적어도 1가지를 동반: 구역 및/혹은 구토 광선공포증과 소리공포증
E. 당해 두통을 설명하는 기타 진단이 없음

전조증상 '있는' 편두통은 '없는' 편두통보다 덜 흔하고 5~60분 지속되는 일시적 신경학적 증상을 보이는데, 여기에는 확대되는 섬광암점(scintillating scotoma), 배회하는 일측성 감각이상(paresthesia) 또는 드물게 마비와 실어증(aphasia)이 있다. 이러한 증상들은 대개 두통에 선행한다.

'확실한(definite)' 편두통성 현기증에 대한 진단기준도 제시됐다(표 4-4).

'가능성 많은(probable)' 편두통성 현기증이란 별도의 진단범주는 상기 기준을 전부 충족시키지는 못하지만 여전히 편두통성 현기증이 가능성이 가장 높은 진단이라고 생각되는 환자들에게 유용할 수 있다(표 4-5). 이들 가운데 일부는 IHS 편두통 기준과 완전히 일치하지 않는 두통을 가지거나 두통이 전혀 없을 수도 있으며, 다른 일부는 현기증 발작 중에 편두통 증상을 보이지 않을 수도 있다. 이러한 환자들인 경우에 호르몬 변화에 의한 현기증의 촉진 또는 편두통약에 대한 좋은 반응 같이 기타 소견이 진단을 시사할 수 있다.

표 4-4 확실한 편두통성 현기증의 진단기준

A. 발작성 전정 증상들(회전성 현기증, 기타 자체운동[self-motion] 착각, 체위성 현기증, 머리 동요 불쾌감[머리 움직임에 의해 유발되는 불평형감 또는 현기증])
B. 국제두통학회(IHS) 기준에 따른 편두통
C. 최소 2회의 현기증 발작 중 다음 편두통 증상들 가운데 적어도 하나가 동반 :
편두통성 두통
광선공포증
소리공포증
시각 또는 기타 전조증상들
D. 기타 원인들이 적절한 검사에 의해 배제됨

표 4-5 가능성 많은 편두통성 현기증의 진단기준

A. 중증도가 적어도 중등도인 발작성 전정 증상들
B. 다음 중 최소 하나에 해당 :
국제두통학회(IHS) 기준에 따른 편두통
현기증 발작 중 편두통 증상
현기증을 유발하는 편두통 특이적 촉진요인들(예: 특정 식품, 수면)
생리불순, 호르몬 변화
편두통약에 대한 반응
C. 기타 원인들이 적절한 검사에 의해 배제됨

편두통성 현기증은 임상소견이 아주 다양하다. 증상은 빙빙 도는 느낌의 자발성 현기증, 체위성 현기증 또는 머리 움직임에 의해 유발되는 뱃멀미형 어지럼증인 머리 동요 불쾌감(head motion discomfort)으로 나타날 수 있다. 이러한 증상들은 단독으로, 동시에 또는 순차적으로 발생할 수 있다. 수 시간 또는 심지어 수일까지 지속되는 발작은 먼저 빙빙 도는 현기증으로 시작되어 체위 변화와 머리 움직임에 의해 악화되고, 나중에 순수 체위성 현기증, 머리 동요 불내성 또는 운동실조로 전환되면서 중증도가 감소할 수 있다. 기타 여느 전정질환의 경우와 같이 급성기에 구역과 불평형감이 흔히 동반된다. 동시에 발생하는 편두통 증상은 환자가 자발적으로 보고하지 않을 수도 있어 구체적으로 문진해야 한다. 때로 어지럼증 일지에 증상과 촉진요인들(월경주기 등)을 전향적으로 기록하게 하면 환자가 구체적인 증상

에 주의를 기울이고 관련 정보를 찾아보는 데 유용할 수 있다.

발작 지속기간은 몇 초에서 2주 정도까지 이른다. 환자들 가운데 20~30%만이 전형적 편두통 전조로부터 기대되는 바와 같이 5분에서 1시간 사이로 지속되는 발작을 겪는 반면, 50~70%는 수 시간에서 수일 간 현기증을 경험한다. 일부 환자들은 경도에서 중등도의 어지럼증이 있으면서 수 시간에 걸쳐 일련의 짧은 현기증 발작을 겪는다. 이러한 양상은 경도에서 중등도 두통이 있으면서 때로 찌르는 듯한 중증 두통이 짧게 발작하는 편두통과 유사하다.

현기증과 두통의 시간적 연관성은 개인 내와 개인 간에 다양하다. 소수만이 현기증에 일반적으로 동반하여 편두통성 두통을 경험하는 반면, 일부는 두통을 동반 또는 동반하지 않는 발작을 겪고 다른 일부는 두 증상을 동시에는 경험하지 못한다. 편두통의 종합적 증상은 개별 환자들에서 해가 거듭되면서 변화할 수 있다. 따라서 편두통성 현기증은 편두통성 두통이 멈춘 지 오래 되어 나타날 수도 있다. 이 때문에 과거 두통 병력과 두통 이외로 현기증에 동반할 수 있는 편두통 증상에 대해 문진하는 것이 중요하다.

난청, 이명 또는 이충만감 같은 와우 증상은 편두통성 현기증 환자들의 10~40%에서 보고되었지만, 선택되지 않은 환자들을 대상으로 한 체계적 연구는 여전히 결여되어 있다. 전정와우 증상을 보이는 편두통 환자들 가운데 약 5%가 메니에르병으로 진단될 수 있으며, 상기 진단기준에 따르면 이러한 환자군을 편두통성 현기증으로 진단하면 안 된다. 그러나 편두통성 현기증과 와우 증상을 지닌 환자들은 대부분 이명과 난청이 경증이고 비진행성이기 때문에 메니에르병의 진단기준을 충족시키지 못한다.

발작 사이기간에 신경학적 검사와 전정기능 검사는 대개 정상이다. 일측성 온도안진 반응저하와 미묘한 소뇌성 동안(oculomotor) 징후가 보고되었는데, 이는 전정계의 말초 및 중추 부분이 모두 침범되었을 수도 있음을 시사한다. 급성 발작 시 비디오안구운동검사 기록은 다양한 방향으로 떨리고 이들이 다양하게 복합된 자발성 및 체위성 안진을 보여줬다. 소수의 환자들은 자발성 수평-회전성 안진과 반대 측 전정안반사(VOR) 기능저하를 보이며, 이는 그 쪽의 말초 전정기능 상실 소견이다. 보다 흔한 경우는 하박, 상박 또는 회전성 안진 같은 중추성 자발성 안진이다. 추가로 또는 유일한 소견으로 환자들은 중추성 체위성 안진을 보일 수도 있는데, 이는 유발 체위와 안진 면이 단일 말초 반고리관의 흥분을 시사하지 않는 경우에 추정할 수 있다(187쪽 '중추성 체위성 안진' 참조).

병태생리

편두통성 현기증의 병태생리는 알려져 있지 않다. 편두통 전조의 기준을 충족시키는 단기성 현기증은 일시적 미로 관류저하와 연관이 있다는 가설이 제기되어 왔다. 그러나 전조관련 혈관수축(vasoconstriction)은 대개 허혈 증상을 일으킬 정도로 중증이 아니고 오히려 이차 현상으로 여겨진다. 반면 혈관연축(vasospasm)은 실제로 망막성 편두통(retinal migraine)에서 허혈을 유발할 수도 있다. 현재로서는 비슷한 메커니즘이 미로 혈관에도 작용하는지는 모른다.

또한 대뇌 피질 세포 탈분극의 확산(spreading depression)은 피질성 전조증상을 유발할 가능성이 있으며 전정 피질 영역에 도달할 경우에 현기증을 일으킬 수도 있다. 하지만 급성 편두통성 현기증이 발작할 때 관찰되는 복잡한 안진 양상은 순전히 피질적인 메커니즘에 기인하는 소견이 아니다. 또 다른 설명은 편두통 발작 시 방출되는 신경전달물질에 대한 것인데, 전정기능을 조절한다고 알려진 이들 물질에는 노르아드레날린, 5-히드록시트립타민, 도파민과 뉴로펩티드 CGRP가 있다. 이러한 전달물질들은 작용부위가 다르고 개별 발작에 대한 기여도 다양하다. 이는 편두통성 현기증의 임상적 다양성을 설명할 수도 있다.

가장 최근의 가설은 편두통성 현기증을 이온통로의 유전적 결손과 연관시키며, 이 같은 결손은 주기적 마비, 발작성 운동실조, 가족성 편마비성 편두통 등 여러 발작성 질환들의 원인으로 확인됐다. 흥미롭게도 발작성 운동실조와 가족성 편마비성 편두통은 모두 흔히 편두통성 두통과 발작성 현기증을 수반한다. 더욱이 여러 통로병증(channelopathy)은 탄산탈수효소 억제제(carbonic anhydrase inhibitor)인 acetazolamide에 반응하며, 이 약물은 편두통성 현기증 환자들에서도 효과적일 수 있다. 따라서 편두통성 현기증인 경우에 뇌와 내이에서 주로 발현되는 이온통로의 결손이 국소 이온 불균형을 초래해 미로 감각기관과 중추 전정 구조물의 일시적 기능장애를 유발할 수 있다고 추정할 수도 있다(그림 4-1).

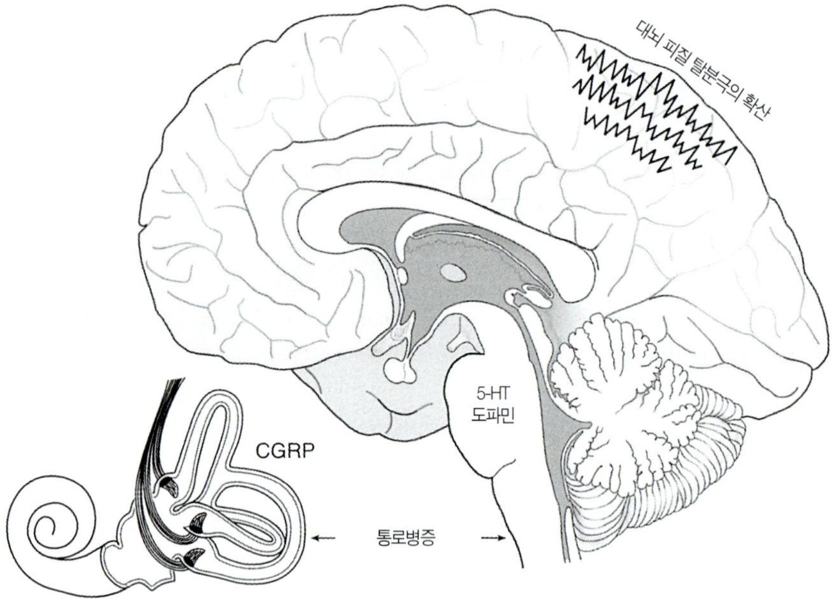

그림 4-1 편두통성 현기증의 가설적 메커니즘들.
이러한 메커니즘들에는 대뇌 피질 세포 탈분극의 확산(spreading depression)의 전정 피질 영역 도달, 전정신경핵에서 도파민(또는 기타 신경전달물질들)의 방출, 전정 종말기관 또는 뇌간에서 뉴로펩티드 CGRP의 방출, 그리고 미로, 뇌간 또는 소뇌 기능에 영향을 미치는 이온통로 기능장애가 있다.

검사

편두통이나 편두통성 현기증 어느 것도 생화학, 신경생리학 또는 영상 검사 결과로 진단하거나 확진할 수 없다. 그러므로 이러한 검사의 역할은 제한된다. 온도안진검사를 이용한 안진검사와 청력검사는 반복 발작에 의한 기능장애의 수준을 알아보는 데 도움이 될 수도 있다(예, 일측성 온도안진 부전마비). 영상검사는 급성 중추 전정 증후군 소견을 보이는 환자에서 후두와(posterior fossa) 병변을 배제하는 데 유용할 수 있다. 앞서 설명한 기준에 따라 편두통성 현기증의 병력이 오래되었고 발작 사이기간에는 증상이 완전히 완화되는 환자는 대개 영상검사를 요하지 않는다.

감별진단

편두통성 현기증은 전정질환이므로 비특이적 편두통성 어지럼증과 감별되어야 한다. 비특이적 편두통성 어지럼증은 편두통 발작 시 기립성 저혈압에 의해 유발될 수도 있는데, 이는 중추 도파민작용성 과민(dopaminergic hypersensitivity) 때문이다.

편두통과 현기증은 모두 일반 인구에서 흔한 증상이고 우연히 한 환자에서 동시에 발생할 수 있다. 사실 편두통 환자들은 아무 전정질환이라도 앓을 수 있고 메니에르병과 양성 돌발성 체위성 현기증이 더 많이 발병하는 것으로 나타났다. 문제를 더 복잡하게 하는 것은 고전적 메니에르병을 지닌 일부 환자들도 발작 시 두통과 기타 편두통 증상을 보인다는 점이다. 이러한 환자들은 메니에르병으로 진단되어야 하고 이에 따라 치료 결정이 내려져야 한다. 일반적으로 편두통성 현기증을 메니에르병과 감별하려면 발작 지속기간(메니에르병은 20분에서 수 시간, 편두통성 현기증은 최장 2주까지), 편두통 증상(편두통성 현기증에서 보다 흔하고 더 심함), 와우 증상(메니에르병에서 더 흔하고 보다 심함)과 난청의 진행(메니에르병에 전형적임)을 기준으로 해야 한다.

편두통성 현기증을 추골기저동맥(vertebrobasilar) 일과성 허혈 발작(TIA)과 감별하는 데에는 여러 소견이 도움이 될 수 있다. 여기에는 일반적으로 동반되는 편두통 증상, 혈관 위험인자 결여, 이른 나이 발생, 수 시간 지속되는 긴 발작과 완전한 완화, 그리고 빈번한 발작 또는 허혈성 경색을 남긴 적이 없는 수년/수십 년에 걸친 병력이 있다.

간혹, 대개 수초 정도로 지속되는 단기성 발작은 전정 패록시즈미아(vestibular paroxysmia)와 감별하기가 어려울 수 있다. 발작이 매일 일어나고 빈도가 높으면 후자의 진단에 유리하다. 의심되는 증례들에서는 전정 패록시즈미아에 쓰이는 carbamazepine과 편두통 예방요법을 순차적으로 시험해보면 문제가 해결될 수도 있다.

마지막으로, 발작성 경부통과 현기증이 복합된 경우는 흔히 경추부 척추증(cervical spondylosis)에 기인하는 관계로 경추성 현기증(cervical vertigo)이라 진단하기 쉽다. 그러나 경추성 현기증은 의심스러운 진단이고 현재 설득력 있게 진단기준이 정립되지 않은 상태이다(192쪽 참조). 급성 발작 시 편두통, 구역, 광선공포증과 소리공포증이 있고 경부 운동력에 이상이 없다면 편두통성 현기증이 올바른 진단임을 시사한다.

치료

편두통성 현기증의 치료는 충분한 규모의 대조 임상시험이 여전히 결여되어 있기 때문에 현재 확고한 과학적 근거가 없다. 그러므로 치료 전략들은 편두통의 일반적 치료에 준한다. 두 가지 접근법으로 급성 발작의 증상 치료와 예방이 있다. 급성 발작의 치료는 약물 복용에서 약효 발생까지의 지연을 고려한다면 발작이 1시간 이상 지속되어야 가치가 있다. 현기증과 구역 증상을 완화시키는 데는 어느 전정억제제를 써도 좋으나(제8장 참조), 환자에게 진정 부작용을 경고해야 한다. 대안으로 트립탄제를 시도할 수 있는데, 일부 예비 증거에 따르면 트립탄제는 편두통성 두통뿐만 아니라 편두통성 현기증도 완화시킬 수 있다. 구역이 문제라면 전정억제제와 트립탄제 모두 경구 이외의 투여 경로를 선택하는 것이 좋다(표 4-6). 비스테로이드성 항염제, 아편제제와 에르고(ergot) 유도체를 사용한 경험은 제한적이고 결론이 나 있지 않다.

대부분의 전문가들이 동의하는 바는 빈번하고 중증인 발작을 일으키는 환자들이 베타차단제 또는 amitriptyline 같은 약물로 편두통을 예방하면 유익할 수 있다는 점이다(표 4-6 참조). 편두통성 현기증에는 통상적인 편두통 예방약들에 acetazolamide를 병용하면 유용하지만, 때로 감각이상(paresthesia)과 무력증(asthenia) 때문에 내약성이 떨어진다. 치료를 결정할 때에는 효능, 부작용과 개개인의 병발질환을 고려해야 할 것이다. 따라서 고혈압이 있는 남성은 먼저 베타차단제를 시도할 수 있고 우울증이 있는 여성은 amitriptyline이 유익할 수 있다. 약물의 선택은 종종 이미 비만(valproate, pizotifen, amitriptyline과 flunarizine 배제) 또는 저혈압(베타차단제와 amitriptyline 배제)이 있는 경우에 제한된다. 이러한 상황에서 topiramate가 현명한 대안이 될 수 있는데, 이 약물은 혈압에 영향을 주지 않고 체중을 감소시킬 수도 있기 때문이다. 현실적인 치료 목표를 환자와 논의해야 한다(증상의 50~70% 감소).

부작용은 최저 유효용량으로 시작해 서서히 용량을 조절하면 최소화할 수 있다. 예를 들어, propranolol은 20mg 1일 3회로 시작해 1회 용량을 3일 간격으로 30 또는 40mg 및 필요하고 내약성이 좋다면 60 또는 80mg으로 증량할 수 있다. 남성은 propranolol을 보다 빠른 속도로 대사하므로 대개 60 또는 80mg 1일 3회 투약이 필요하다. Amitriptyline은 진정 효과 때문에 저녁에 투여해야 한다. 이 약물은 반감기가 길어 1일 1회 투약하면 되며, 특히 지속형

표 4-6 편두통성 현기증의 약물 치료

약물과 용량	흔한 부작용	금기/주의
급성 발작		
dimenhydrinate 50~100mg PO 또는 150mg supp 8~12시간 간격	진정, 구강건조	녹내장, 천식, 요폐
diazepam 2~10mg PO, supp 또는 IV 6시간 간격	진정, 기면	폐부전에서 주의
sumatriptan 50~100mg PO, 5mg IN, 25mg supp, 6mg SC, 20mg IN	흉통, 목구멍 조임(throat tightness), 심계항진, 감각이상	관상동맥질환, 저혈압, ergotamine 사용
zolmitriptan 2.5mg PO	위와 동일	위와 동일
rizatriptan 10mg PO	위와 동일	위와 동일
예방		
propranolol 40~240mg/d PO	서맥, 기관지연축, 심장블록, 저혈압, 우울증, 피로, 수족냉증(cold extremities)	만성 폐쇄성 폐질환(COPD), 서맥, 심장블록, 당뇨병, 말초동맥질환
metoprolol 100~200mg/d PO	위와 동일	위와 동일
valproic acid 500~2,000mg/d PO	구역, 체중증가, 진전	간질환
amitriptyline 25~200mg/d PO	진정, 저혈압, 혼돈, 구강건조, 드물게 심부정맥	부정맥, 녹내장, 요폐, 조증(mania)
pizotifen 1.5mg/d PO	진정, 구강건조, 체중증가	녹내장, 요폐, 비만
flunarizine 5~10mg/d PO	진정, 체중증가, 우울증 악화, 파킨슨 증상	
topiramate 50~200mg/d PO	섬망(delirium), 정신병, 체중감소, 감각이상	정신질환
acetazolamide 500~750mg/d PO	감각이상, 고혈당, 저칼륨혈증	중증 신장 또는 간질환, 저칼륨혈증

* 투여 경로: PO=oral(경구), IV=intravenous(정주), supp=suppository(좌약), SC=subcutaneous(피하), IN=intranasal(비강).

제제를 사용할 경우에 그렇다. 초회용량은 25mg이어야 하지만, 체중이 가볍거나 과민성인 환자들에게는 10mg만 투여해도 된다. 이 용량은 3일 간격으로 50 또는 75mg으로 증량할 수 있으며, 이 정도면 흔히 예방 효과를 보는 데 충분하다. 간혹 최고 200mg까지 고용량이 필요할 수도 있다.

치료에 대한 긍정적 반응은 2~3개월이 지나야 뚜렷해질 수 있고 환자들이 자신의 발작을 현기증과 두통 일지로 모니터링 하면 가장 잘 확인된다. 치료 6개월 후면 약물을 시험적으로 점차 줄여볼 수 있다. 질환의 자연 경과는 상당히 예측하기 힘들며, 완화가 오래 지속되어 더 이상 치료를 요하지 않는 환자들이 많다.

약물 이외의 예방요법으로는 개인적 편두통 유발요인의 제거, 스트레스 관리 훈련, 규칙적인 조깅, 사이클링 또는 수영 같은 유산소 운동, 바이오피드백(biofeedback) 및 이완 훈련이 있다.

양성 재발성 현기증

'양성 재발성 현기증(benign recurrent vertigo)'이란 용어는 편두통과 인과관계를 시사한다. 일부 저자들은 이 용어를 편두통성 현기증의 모든 변형을 포함하는 넓은 의미로 사용하는 반면, 다른 일부는(저자들을 포함해) 이를 편두통에서 기원하는 것으로 의심되나 확실하지 않은 재발성 현기증을 지닌 환자들로 국한한다. 후자의 개념은 양성 재발성 현기증을 앞서 논의한(115쪽 참조) '가능성 많은 편두통성 현기증(probable migrainous vertigo)'과 연관시킨다. 그러나 고립성 재발성 현기증을 보이지만 편두통 병력, 발작 중 편두통 증상 또는 전형적 유발요인이 없고, 가능성 많은 편두통성 현기증의 진단기준조차 충족시키지 못하는 하위군 환자들이 있다. 이러한 경우 역시 편두통 메커니즘에 의해 유발될 수 있는데, 고립성 편두통 전조증상이 전형적 편두통을 경험한 적이 없는 환자들에서 일어날 수도 있듯이 말이다. 하지만 병태생리에 대한 이런 가정들은 아직 가설 수준이므로 중립적 용어인 '양성 재발성 현기증'이 편두통이란 단어를 포함하는 기타 어느 용어보다도 나은 것으로 보인다. 이 개념이 시사하는 임상적 메시지는 재발성 현기증의 기타 잠재적 원인들을 배제한 후(112쪽 표 4-1 참조) 환자들에게 편두통 예방요법(표 4-6)을 시험해볼 만하다는 점이다.

메니에르병

표 4-7 메니에르병: 주요 특징

병력	빙빙 도는 현기증 발작이 20분에서 수 시간 지속되고 일측성 이명, 난청과 이충만감을 동반 변동성 난청이 초기에 회복되고 나중에 진행
임상소견	초기에 발작 사이기간에는 정상, 나중에 환측에서 난청
병태생리	내림프강 내에서 압력이 증가해(수종, hydrop) 미로 감각기관에 기계적 및 화학적 자극을 가함
검사	청력검사를 반복해 초기에 변동성 저음역(low-tone) 난청과 나중에 진행성 난청을 확인함 의심스러운 경우에 전기와우도검사를 실시하며, 온도안진검사는 일측성 반고리관 부전마비를 나타낼 수도 있다
치료	급성 발작에는 전정억제제; 예방요법으로는 betahistine 또는 저염 식이 ± 이뇨제를 시험해 봄; 발작이 빈번하고 중증인 난치성 환자들에게는 고실내 gentamicin 주입, 미로절제술 또는 전정 신경절제술

메니에르병(Meniere's disease)은 재발성 현기증과 함께 와우 증상을 특징으로 한다. 연관된 병리소견은 내림프 수종(endolymphatic hydrop)이며, 이는 미로 내에서 내림프강의 확장을 가리킨다. 내림프 수종은 특발성이거나 내이 외상, 감염 및 대사 장애에 이차적으로 발생할 수 있다. 보다 흔한 특발성 유형만을 메니에르병이라 하고 인지된 원인에 의한 동일한 증상들은 메니에르 증후군(Meniere's syndrome)이라 한다.

메니에르병은 드물지만 우리의 경험으로 볼 때 과다 진단된다. 보고된 유병률은 10만 명당 20~200명으로 10만 명 당 약 1,000명인 편두통성 현기증과 비교된다. 남녀 유병률은 거의 동일하다. 진단 시 연령은 대체로 30에서 50세 사이이다. 70세 이후나 20세 이전 발병은 아주 드물다. 가족성 발병은 환자들의 10% 정도로 알려져 있다.

임상소견

메니에르병의 전형적 특징은 현기증 발작, 난청, 이명과 이충만감이다. 대개 발작은 와우 증상, 즉 으르렁거리는 소리(roaring) 또는 세찬 물소리(rushing) 이명, 귀 내압 및 충만감과 난청으로 시작된다. 수초나 수분 후 현기증이 시작되어 강도가 급속히 최고조에 이른 다음,

20분에서 수 시간에 걸쳐 쇠퇴한다. 흔히 동반되는 소견에는 구역, 구토, 발한과 불평형감이 있는 반면, 설사는 중증 발작 시에만 일으킨다. 종종 환자들은 어쩔 수 없이 누워 꼼짝 않고 발작이 가라앉기를 기다려야 하는데, 머리를 움직이기라도 하면 증상이 악화되기 때문이다. 그 후로 환자들은 하루나 이틀 동안 불안정감을 느낄 수도 있다. 발작이 시작될 때 수분 동안 환측 귀 쪽으로 떨리는 흥분성 자발성 안진이 있고, 이어 수 시간에서 하루까지 정상 측으로 떨리는 억제성 안진이 뒤따른다. 그 후 다시 안진의 방향이 역전되어 수 시간 지속되는 소위 '회복 안진(recovery nystagmus)'이 있을 수 있다.

질환 초기에 전정 또는 와우 증상들은 고립되어 발생할 수도 있다. 그러나 1년이나 2년 후면 대개 완전한 세트의 증상들이 확립된다. 그러므로 재발성 고립성 현기증을 오래 앓아온 환자들은 메니에르병일 가능성이 없다. 일부 환자들은 발작 시 온통 주의가 고통스러운 현기증에 쏠리기 때문에 난청을 눈치 채지 못할 수도 있다. 이러한 상황에서 어지럼증 일지로 증상을 전향적으로 모니터링 하면 전체적인 임상 양상을 파악할 수 있다.

발작 빈도는 주 2회에서 연 1회 이하까지 다양하고 질환 경과 중 예측 불가능한 변화를 보인다. 초기에 난청과 이명은 발작 후 완전히 사라진다. 이 시기에 변동성 감각신경성 난청을 청력검사로, 특히 저주파 범위에서 측정해보면 진단에 필수적인 정보를 얻을 수도 있다. 나중에는 진행성 청력 악화가 이러한 변동과 중첩되고 주파수 전 범위로 확산된다. 비슷하게, 이명이 영구화되나 그 강도는 여전히 변동할 수도 있다. 메니에르병의 말기(burnt-out phase)는 5~15년 후 오는데 발작성 현기증은 멈추지만, 경증 이상평형감(disequilibrium), 중증 영구적 난청(그러나 완전 청력상실은 아님)과 완화되지 않는 이명은 지속된다. 메니에르병은 환자들의 약 40%에서 양측성이 된다. 반대쪽 귀의 이환은 첫해 급성기 동안 또는 여러 해가 지난 후 시작될 수도 있다.

현기증이나 의식상실을 동반하지 않고 갑자기 쓰러지는 현상은 투마르킨(Tumarkin)이 '이석기관 파국(otolithic catastrophe)'이라 불렀는데, 메니에르병의 모든 시기에 걸쳐 나타날 수 있는 현상이다. 이러한 발작이 일어날 때 환자들은 어떤 격렬한 외부의 힘이 바닥으로 주저앉힌다는 느낌이 드나, 대개는 즉시 일어서서 활동을 재개할 수 있다. 양성 돌발성 체위성 현기증은 메니에르병의 또 다른 합병증이고 최고 40%의 환자들에서 보고된다.

메니에르 증후군의 변형인 '지연성(delayed) 내림프 수종'은 원인이 무엇이든 수년 또는 수십 년 동안 난청인 환자들에서 발생할 수 있다. 흥미롭게도 이런 환자들에서 메니에르 증상들은 동측이나 반대 측 귀에 나타날 수 있어 이 질환의 면역학적 기전을 시사한다. 동측 이환인 경우에 메니에르 증후군의 와우 증상은 기존 난청에 의해 감춰질 수도 있다. 하지만 이내압(aural pressure)은 수종 기전이 있음을 입증한다.

병태생리

내림프 수종은 메니에르병 환자들에 대한 검시연구들에서 나오는 거의 보편적인 소견이다. 이렇게 내림프강이 팽창하는 원인은 그것이 발작성 및 진행성 내이 감각기관 기능장애를 유발하는 기전만큼이나 모호하다. 수종은 내림프액의 생성 증가나 재흡수 감소에 기인할 수 있다. 내림프 관 및 낭은 내림프강의 부속물로 내림프액의 재흡수에 관여하는 것으로 생각된다. 따라서 수종의 발생기전에 대한 한 가지 추론은 내림프 관 또는 낭 내에 일종의 폐색이 존재한다는 것이다. 이러한 개념은 내림프관을 결찰시킨 후 수종이 발생한 기니피그 실험 결과에 의해 지지를 받는다. 그러나 동일한 실험은 원숭이에서 내림프 수종을 일으키지 않았다. 보다 최근에 내림프액 양과 조성의 항상성이 주로 활동적인 이온 운반에 의해 조절된다는 점이 밝혀져 근원적인 문제가 이온통로 질환일 가능성을 제기한다.

메니에르병의 증상이 재발하고 영구적인 이유를 설명하기 위해 여러 가지 가설이 제기됐다. 전통적 견해는 내림프를 주위 외림프와 분리하는 막이 파열되어 칼륨 중독으로 인해 일시적으로 유모세포(hair cell)의 기능장애가 일어난다는 것이다. 이 경우에 칼륨 중독은 내림프에는 칼륨이 풍부하지만 외림프는 그렇지 않기 때문에 발생한다. 파열이 급속 치유되면 통상적인 이온 농도가 회복된다. 다른 설명으로는 병리검체로 쉽게 볼 수 있는 내이 감각상피에 대한 수종의 기계적 간섭(그림 4-2), 압력에 의한 유모세포의 혈액공급 저하, 그리고 미로 유모세포에서 이온통로의 발작성 기능장애가 있다.

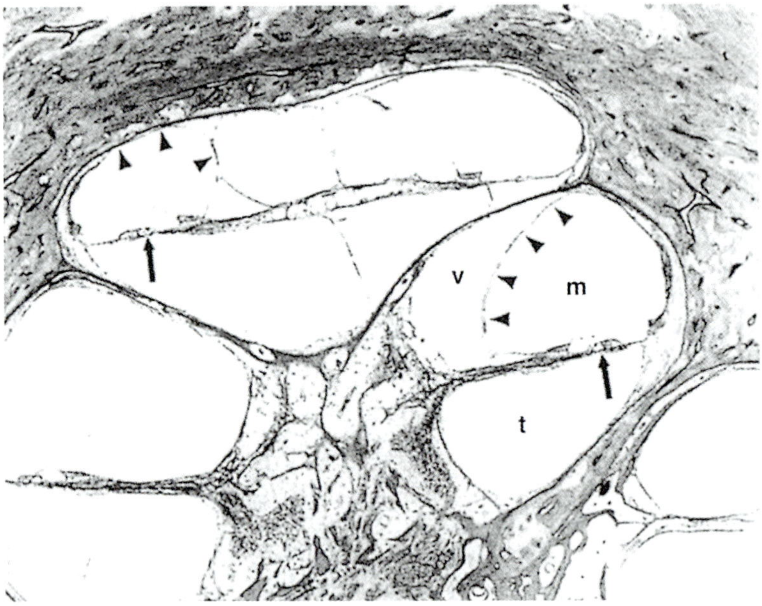

그림 4-2 내이의 내림프 수종 (endolymphatic hydrop).
와우에서 내림프강의 팽창(화살표 머리들)은 코르티 기관의 변위(화살표들)를 유발한다. m=scala media(중간계, 내림프강), v=scala vestibuli(전정계), t=scala tympani(고실계). (From: Baloh RW, Halmagyi GM (eds) *Disorders of the Vestibular System*. Copyright 1996 Oxford University Press Inc., used by permission)

검사

메니에르병은 전정 및 와우 증상이 전형적으로 복합되어 나타나는 세세한 병력을 청취하고 이러한 증상들의 특징적인 시간적 양상을 파악해 진단한다. 청력검사는 초기에 전형적인 저주파 감각신경성 난청과 변동을 확인하는 데 유용하다. 전문 청각학과에 구비된 전기와우도검사(electro-cochleography)는 병력이 모호한 환자들에게 유용할 수 있고 수종이 존재할 경우에 특징적인 양상을 보여준다. 즉 가중전위(summating potential)와 신경활동전위(nerve action potential)의 비율이 상승되어 있다. 그러나 전기와우도검사의 민감도는 최적 수준에 못 미치므로 일부 메니에르병 환자들을 간과할 것이다. 뇌간청각유발반응(BAER) 검사는 대개 정상으로 나타난다.

전기 또는 비디오 안구운동검사에서는 환자들이 대부분 환측 또는 정상 측으로 떨리는 자발성 수평성 안진을 보여, 이환된 미로의 자극기(irritative phase) 또는 결손기(defective phase)를 반영한다. 온도안진 관류에 대한 일측성 기능저하는 임상적으로 이환된 측에서 50%, 반대 측에서 20% 정도로 발생한다. 완전한 일측성 기능상실은 10% 정도에서 일어난다. 이러한 소견들은 비특이적이고 기타 대부분의 전정질환들에서도 발생할 수 있다. 반복검사에서 온도안진 반응의 변동은 환자들의 40%에서 관찰되는 보다 특이적인 소견이다. 영상검사는 대개 도움이 되지 않지만, 비정형적 병력(예, 변동성보다는 진행성 증상), BAER 검사 이상 또는 추가로 신경학적 징후가 있는 환자들에게는 유용할 수 있으며 이것들은 모두 소뇌교각(cerebellopontine angle)에 병변이 있음을 시사할 수 있다. 임상소견이 양측성 메니에르 증후군인 환자들에게는 매독(FTA-ABS)과 자가면역 내이질환에 대한 선별검사를 실시해야 한다(136쪽 참조).

감별진단

메니에르병의 전형적 증상을 보이는 내림프 수종의 증상적 형태들이 두부외상 후, 그리고 바이러스성, 세균성 및 매독성 미로염과 이경화증에서 보고됐다. 보다 넓게 수종과는 관련 없이 와우 증상을 동반하는 발작성 현기증의 감별진단에는 추골기저동맥 일과성 허혈 발작(129쪽 참조), 외림프 누공(135쪽), 내이 매독(137쪽), 자가면역 내이질환(136쪽), 전정 패록시즈미아(133쪽), 청신경종(138쪽)과 이경화증(140쪽)이 포함된다. 메니에르병과의 구별은 대개 임상소견에 기초해 가능하다(표 4-8).

치료

메니에르병에서 내이의 진행성 파괴를 멈출 방법은 없다. 다행히도 심리, 약물 및 수술 치료를 통해 증상을 완화시킬 수 있다. 무엇보다도 질환의 본질을 환자에게 털어놓고 설명해야 하며, 이는 치료적 중재에 대해 환자가 순응하는 데 필수적인 신뢰관계의 기초를 형성한

표 4-8 메니에르병의 감별진단: 현기증과 와우 증상을 보일 수 있는 질환들

진단	특징적 소견
추골기저동맥 일과성 허혈 발작	발작이 수분 간 지속, 노인 환자, 혈관 위험인자, 발작이 수주 또는 수개월에 걸쳐 간혹 발생(드물게 수년)
외림프 누공	흔히 외상, 힘주기, 압력손상(barotrauma), 진주종(cholesteatoma) 후 발생; 압력 변화 또는 큰 소리에 의한 증상 유발
내이 매독	조기 양측성 이환; 선천성 또는 만기 후천성(late acquired) 매독 징후, 특히 간질성 각막염(interstitial keratitis); FTA-ABS 검사 양성
자가면역 내이질환	급속 진행과 조기 양측성 이환, 기타 자가면역질환 소견; 자가항체가 양성일 수도 있다
전정 패록시즈미아	짧은 발작(수초)이 하루 여러 차례 발생, 난청이 있다면 경증
청신경종	변동성보다는 진행성 난청과 이명, 대개 환자들의 50% 이하에서 경증 현기증, BAER과 MRI 검사 이상
이경화증	대부분 30세 이전에 발생, 청각 증상이 우세, 전도성 ± 감각신경성 난청, 대개 양측성

* BAER=brainstem auditory-evoked response(뇌간청각유발반응)

다. 한번 발작이 왔더라도 그 후 오랫동안 재발이 없을 수도 있고 결국에는 증상이 점차 약해질 것이라고 질환 경과를 언급하면 불필요한 두려움이 완화될 수도 있다. 일부 환자들은 완전히 청력을 상실할지도 몰라 두려워하는데, 이는 2가지 이유로 괜한 두려움이다. 즉 대부분의 환자들에서 반대 측 귀는 보존되고 환측의 잔류 청력은 보청기의 도움을 받으면 유용할 수 있기 때문이다. 또한 이차성 불안 또는 우울증(때로 심인성 어지럼증에 동반)이 주요 문제라면 정신과 진료를 받으면 된다.

급성 발작은 전정억제제로 완화시킬 수 있으며, 이 약물은 구역이 심할 경우에 직장으로 투여해야 한다(제8장 참조). 환자들은 멀리 외출한 후 발작에 대비해 좌약을 지참해야 한다. 이러한 상황에서 멀미봉투와 휴대폰도 도움이 된다. 수많은 치료제들이 예방요법용으로 제시되었으나, 잘 수행된 무작위 연구는 여전히 결여되어 있다. 많은 나라들에서 좋다고 하는 betahistine(6~24mg 1일 3회)은 발작 빈도와 중증도를 감소시킨다는 증거가 빈약하다. 반면 기타 신경이과 전문의들은 저염 식이(low-salt diet) 단독요법 또는 bendrofluazide(아침 2.5~5mg) 같은 이뇨제와 병합요법으로 시작한다. 기본 가정은 이러한 치료법이 내이액의 양을 감소시킬 수도 있다는 것이다. 저염 식이가 효과적이려면 짭짤한 간식, 통조림 식품, 치즈와 심지어 일반 빵 같은 가공식품들을 대부분 삼가는 생활습관의 주요 변화가 필요하다. 식이 상담을 지속하고 50mmol/d 미만이어야 하는 요 염분 배설치를 반복 측정하면 환자의 순응도를 제고할 수 있다. Betahistine과 저염/이뇨제는 모두 최소 2개월 간 시도하면서 일지로 증상을 모니터링 한 다음에 그 유효성을 평가해야 한다. 환자들은 예방적 치료가 난청의 진행을 예방하지도 지연시키지도 못한다는 점을 알아야 한다.

발작이 높은 빈도와 강도로 수개월 동안 일어나면 침습적 시술을 고려할 수도 있다. 후미로 접근법(retrolabyrinthine approach)을 통한 전정 신경절제술은 환자들의 90% 이상에서 현기증을 없애고 청각을 보존한다. 덜 침습적이고 따라서 선호되는 대안은 아미노글리코사이드계 이독성 약물인 gentamicin의 고실내 주입(intratympanic instillation)을 통해 중이에 넣는 시술이며, 이는 외래방문으로 시행할 수 있다. Gentamicin은 대부분 정원창막을 투과해 미로에 도달하고 주로 전정 유모세포에게 효과를 발휘하므로 대부분의 환자들에서 청각은 보존된다. 한편 내림프낭 수술은 한 대조 임상시험에서 가짜 수술에 대한 우월성을 보여주지 못해 현재 회의적으로 받아들여지고 있다.

추골기저동맥 일과성 허혈 발작으로 인한 현기증

표 4-9 현기증을 유발하는 일과성 허혈 발작: 주요 특징

병력	자발성 현기증 발작이 돌발해 수분 간 지속; 흔히 안면 감각저하, 복시 등 후순환부 증상 동반 혈관 위험인자를 지닌 노인 환자
임상소견	검사에서 죽상경화증과 과거 대뇌 또는 내이 허혈의 징후들, 예로 경동맥 잡음(carotid bruit), 편부전마비 혹은 난청이 나타날 수도 있다
병태생리	미로, 덜 흔하게는 전정신경핵 또는 소뇌의 일시적 관류저하
검사	미로 손상을 탐색하기 위한 청력검사와 온도안진검사; 혈관 검사; 경부 혈관 초음파, MR-혈관조영술; 선택된 환자들만을 대상으로 한 뇌혈관조영술
치료	위험인자 조절, 항혈소판제, 드물게 항응고요법

임상소견

추골기저동맥 일과성 허혈 발작(vertebrobasilar TIA)으로 인한 현기증을 지닌 전형적 환자는 55세 이상이고 흡연, 고혈압, 당뇨병 또는 고지혈증 같은 혈관 위험인자를 가지고 있다. 심장질환은 통상적인 위험인자가 아닌데, 미로 또는 전정신경핵에 대한 반복적 색전이 발생할 가능성은 아주 낮기 때문이다.

발작은 고립성 현기증 또는 후순환부에서 유래하는 동반 증상들로 나타날 수도 있다(표 4-10). 그러나 고립성 현기증을 보이는 환자들은 대부분 기타 경우에 추골기저동맥 부위에서 유래하는 기타 돌발성 증상들을 나타낸다. 그러므로 기간이 확장되어(6개월 이상) 재발성 고립성 현기증을 보이는 환자에게 추골기저동맥 TIA란 진단은 설득력이 없다. 추골기저동맥 TIA로 인한 현기증은 자발적으로 일어나고 돌발적으로 시작된다. TIA의 지속기간은 정의상으로는 24시간 이내이지만, 대다수는 대개 수분 또는 한두 시간 정도 지속된다. 허혈성 현기증이 목을 회전시키거나 신전시켜서 유발되는 경우는 드물다. 반면 대부분의 목 움직임 관련 현기증은 사실 '머리' 움직임과 관련되므로, 양성 체위성 현기증 또는 보상 불량 일측성 전정기능 상실 같은 전정질환을 반영한다. (경추성 및 두부신전 현기증의 자세한 내용에 대해서는 제5장 192쪽을 참조하라.)

임상검사를 해보면 맥박이 감소되어 있거나 큰 동맥들에서 잡음이 들리는 등 혈관질환의 징후를 보일 수도 있다. 과거에 인지되지 못한 뇌경색들이 정신 둔감(mental slowing), 비대칭 반사, 바빈스키 징후(Babinski's sign), 시야 결손, 동안 이상 또는 일측성 난청 같은 신경학적 징후에 의해 드러날 수도 있다. 추골기저동맥 TIA는 과거 뇌간 뇌졸중 또는 대뇌 소혈관 질환처럼 현기증 또는 불평형감을 유발하는 기타 혈관 증후군과 동시에 발생할 수도 있다(223쪽 참조).

표 4-10 추골기저동맥 질환으로 인한 현기증 환자들(42명)에서 동반 증상

증상	환자
시각(복시, 시야결손)	29
적하발작(drop attack)	14
불안정감, 협동장애	9
사지 근력약화(weakness)	9
혼돈(confusion)	7
두통	6
난청	6
의식상실	4
사지 감각저하(numbness)	4
구음장애(dysarthria)	4
이명	4
입주위 감각저하	2

Source: Grad A, Baloh RW. Vertigo of vascular origin: clinical and electronystagmographic features in 84 cases. *Arch Neurol* 1989; 46: 281~4.

병태생리

후순환부(posterior circulation)는 전정계의 중추 및 말초 부분에 모두 혈액을 공급한다. 후하소뇌동맥(PICA)은 척추동맥에서 기시하고 미측(caudal) 소뇌와 전정신경핵의 미측 부분을 포함한 외측 연수에 혈액을 공급한다. 전하소뇌동맥(AICA)은 기저동맥(basilar artery)에서 분지해 소뇌 중간 부분, 전정신경핵의 문측(rostral) 부분을 포함한 외측 뇌교, 전정신경과 미로에 혈액을 공급한다. 그러므로 추골기저동맥 허혈로 인한 현기증은 미로나 뇌간 어디서에서든 기원할 수 있다. 미로가 통상적으로 허혈성 현기증의 근원이라고 주장하는 이유들로는 미로 동맥의 직경이 작다는 점과 혈관성 현기증이 일측성 반고리관 부전마비 및 와우형 난청과 흔히 연관되어 있다는 점이 있다.

다양한 기전이 전정 구조물의 일과성 허혈을 일으킬 수 있는데, 여기에는 소혈관 폐색, 동동맥 색전(arterio-arterial emboli), 중첩된 혈전증을 동반 또는 동반하지 않는 대혈관 협착과 동맥 박리가 있다. 반면 심장 색전은 대개 다양한 부위에 영향을 미쳐도 재발성 현기증 환자들에서 가능성은 오히려 없다. 척추증성(spondylotic) 척추동맥 압박으로 인해 극단적으로 머리를 회전시킬 때 추골기저동맥 관류저하가 초래된다는 증례가 보고되었지만, 아주 드물다(회전성 척추동맥 폐색 증후군).

검사

청력검사와 전정기능 검사는 미로 또는 간혹 중추 경로의 영구 손상을 확인하는 데 유용하다. 초음파검사는 큰 두개외 및 두개내 혈관들의 협착 또는 폐색을 확인할 수 있는 반면, 자기공명혈관조영술(MRA)은 중간 크기 혈관들도 영상화할 수 있다. 그러나 의심되는 동맥 박리는 MRA로 충분히 영상화되지 않기 때문에 혈관조영술을 해야 한다. 경식도 심초음파검사는 후순환부 색전의 빈번한 근원이 되는 대동맥궁(aortic arch) 죽상반 및 혈전을 확인하는 데 도움을 줄 수 있다.

감별진단

혈관 위험인자를 지닌 노인 환자가 수분 간 지속되는 비유발성(unprovoked) 현기증 발작과 이에 동반하여 후순환부에서 유래하는 일시적 증상을 호소할 경우에(표 4-10 참조) 진단은 분명하다. 유일한 대체 진단은 기저동맥 편두통(basilar migraine)으로, 이 질환은 마찬가지로 추골기저동맥 증상을 수반하고 간혹 나이 든 사람에서 발병한다. 그러므로 병력 상 편두통 및 현기증에 동반하는 편두통 증상에 대해 문진해야 한다. 현기증이 청각 증상과 함께 발생하지만 기타 증상들은 없다면, 다양한 미로질환을 고려해보아야 한다(표 4-1과 4-8 참조). 6개월 이상 지속되는 고립성 및 비유발성 재발성 현기증은 기저 혈관질환과 양립하기가 거의 어렵고 편두통과 관련되는 경우가 가장 흔하다(113쪽 참조).

치료

의사와 환자는 모두 혈관 위험인자의 교정에 노력을 기울여야 한다. 추골기저동맥 TIA 환자에서 연간 뇌경색 발생률은 약 4%이고 이러한 위험은 아스피린 또는 clopidogrel 같은 항혈소판제로 감소시킬 수 있다. 경구 항응고제는 대개 죽상경화증으로 인한 TIA 환자를 적응증으로 하지 않는다. 그러나 추골기저동맥 협착증이 중증이고 현기증성 TIA가 빈번한 환자들은 뇌간 뇌졸중을 일으킬 위험이 높으며 항응고제에 반응해 발작이 중단될 수도 있다. 최근에 척추 및 기저 동맥 혈관성형술을 활용하는 경우가 증가하고 있지만, 장기적 유효성이 제대로 평가되지 않은 상태이다.

발작성 재발성 현기증: 혈관의 8번 뇌신경 압박?

재발성 현기증 환자들 가운데 일부는 몇 초만 지속될 정도로 아주 짧고 흔히 매일 여러 차례 재발하는 발작을 경험한다. 이러한 발작은 진단 상 의문인데, 발작 중 임상적 평가가 가능한 경우가 드물고 발작 사이기간에는 환자들이 정상이기 때문이다. 신경외과의들은 삼차신경통과 편안면연축(hemifacial spasm)처럼 확실히 정의된 뇌신경 증후군과 유사하게 '신경혈관의 8번 뇌신경 압박(neurovascular compression of the eighth nerve)'이란 개념을 도입하였고 수술적 신경 감압술에 잘 반응한다고 보고했다. 그들은 이러한 환자들 중 다수가 현기증에서도 체위성 성분이 강하다는 인상 아래 '무력화하는 체위성 현기증(disabling positional vertigo)'이란 용어를 만들었다.

그러나 이 증후군에 대한 증례 시리즈는 신뢰할 만한 진단기준이 결여되어 있고 양성 체위성 현기증 등 현기증을 유발하는 기타 질환들의 배제가 불충분하다 하여 비판을 받았다. 더욱이 MRI와 검시 연구들에서 혈관과 8번 뇌신경 간 무증상 접촉이 건강한 사람들의 20% 이상에서 발견되는 것으로 나타났다. 그러므로 방사선 또는 수술 상 신경혈관 접촉 소견도 진단을 확진하지 못하며 여러 저자들은 증상성 신경혈관 8번 뇌신경 압박이 존재하는지조차 의심한다. 게다가 증거가 충분한 여러 증례 보고서들이 발작성 안진이 뇌실질내(intra-axial)

뇌간 병변에 의해 유발될 수도 있다는 점을 증명했다.

반면 증상성 혈관 8번 뇌신경 압박이란 개념은 편안면연축과 같이 확립된 신경혈관 압박 증후군을 가진 환자들에서 발작성 전정와우 증상이 병발한다는 점에서 지지를 받는다. 이 환자들 가운데 여러 명에서 신경혈관의 인근 7번 및 8번 뇌신경 압박이 수술 중 발견됐다. 브란트(Brandt)와 디터리히(Dieterich)는 이 질환을 '말초 전정 패록시즈미아(peripheral vestibular paroxysmia)'라 명명하였으며 짧은 현기증 발작이 흔히 두위 변화에 의해 촉진되는 일련의 환자들을 보고했다(표 4-11). 환자들은 모두 carbamazepine 치료에 반응한다. 두위 변화에 대한 민감도는 안진 기록으로 충분히 입증되지 않았기 때문에 논란이 있는 측면이다. 아울러 발작의 촉진은 삼차신경통과 편안면연축 같은 신경혈관 압박 증후군에서 통상적인 소견이 아니다.

표 4-11 말초 전정 패록시즈미아(신경혈관 8번 뇌신경 압박)의 진단기준

수초에서 수분 간 지속되는 짧은 현기증 발작
특정 두위에서 빈번히 유발되는 발작
난청 또는 이명, 영구적이거나 발작 시
신경생리학적 방법으로 측정 가능한 청각 또는 전정 결손
carbamazepine의 유효성
중추성 원인의 배제

Source: Brandt T, Dieterich M. Vestibular paroxysmia. *Neuro-ophthalmology* 1994; 14: 359~69.

짧은 현기증 발작의 감별진단에는 양성 돌발성 체위성 현기증(169쪽 참조), 편두통성 현기증(113쪽), 편두통성 현기증의 소아기 유형인 소아기 양성 발작성 현기증(113쪽), 2형 발작성 운동실조(141쪽), 그리고 다발성 경화증과 기타 뇌간 질환들에서 발작성 발작이 있다. 중이 내압 변화 또는 큰 소리에 의해 유발되는 짧은 발작은 외림프 누공을 시사하는 반면(135쪽 참조), 머리 움직임에 의해 유도되는 짧은 발작은 보상 불량 일측성 전정기능 상실을 시사할 수 있다(140쪽 참조). 메니에르병에서는 아주 짧은 발작이 20분에서 수 시간까지 지속되는 보다 긴 발작에 추가로 나타날 수 있어 감별진단이 가능하다.

짧은 현기증 발작을 호소하는 환자들을 대상으로 이상의 감별진단들을 고려하였지만 원인이 발견되지 않았다면 carbamazepine을 시도해야 한다. 이도 실패한 경우에는 편두통 예방제를 시도할 수 있다. 수술적 감압은 드물게 약물 치료에 저항하고 MRI에서 신경을 변위시키는 큰 혈관이 보이는 중증 이환자들에게 타당할 수도 있다.

외림프 누공

외림프 누공(perilymph fistula)은 골성 미로각(bony labyrinthine capsule), 정원창 또는 난원창의 결손에 기인한다. 누공은 선천적이거나 외상, 과도한 힘주기, 수술 또는 골미로를 침식하는 미란성 질환에 의해 유발될 수 있다(표 4-12). 누공을 초래하는 사건은 대개 병력을 통해 확인된다. 소위 '자발성 누공(spontaneous fistula)'은 아주 드물고 미로각이 국소적으로 얇아지는 현상과 같은 기존 무증상 이상(예, 상반고리관 개열[dehiscence])을 지닌 환자들에서 힘주기 또는 경증 외상에 기인할 가능성이 있다.

표 4-12 외림프 누공의 원인

유형	예
선천성	내이 형성이상(dysplasia), 상반고리관 개열(dehiscence)
외상	귀 따귀, 폭발, 스쿠버 다이빙, 천공성 귀 손상
힘주기	출산, 근력운동, 심한 재채기
수술	등골 수술(stapes surgery), 기타 귀 수술
미란성 질환	진주종(cholesteatoma), 매독, 종양

외상 또는 힘주기와 관련된 외림프 누공은 흔히 환측 귀에서 펑(pop)하는 음으로 시작되어 다양한 중증도의 현기증과 난청이 뒤따른다. 이명과 이충만감이 발생할 수도 있다. 환자들은 대부분 청각 및 전정 증상을 둘 다 경험하지만, 단일증상적 경과도 가능하다. 현기증은 수초에서 수일 간 지속되는 발작성이거나, 혹은 변동을 보이는 만성일 수도 있다. 일단 확립된 누공은 기침, 재채기 또는 손가락 귀 후빔에 의해 유발된 압력 변화에 민감할 수도 있다. 일부 환자들은 체위 변화에 따른 악화를 경험한다. 드물게 큰 소리에 의해 현기증, 동요시와 안진이 유발되는 툴리오(Tullio) 현상이 발생하며 이는 상반고리관의 골개열(bony dehiscence)로 인

한 누공과 관련될 수 있다. 누공 증상은 메니에르병과 유사할 수도 있으나, 힘주기, 압력손상(barotrauma) 또는 두부외상 직후 발생하면 외림프 누공의 가능성이 더 크다.

임상검사를 해보면 청력 감소, 자발성 안진과 일측성 전정 기능저하가 나타날 수도 있으며, 이러한 증상들은 추가로 청력검사와 전기안진검사(ENG)로 확인할 수 있다. 난청은 전도성이거나 감각신경성이다. 귀 검사는 진주종(cholesteatoma) 또는 기타 국소 병리소견을 알아내기 위하여 꼭 해야 한다. 누공검사 양성은 손가락이나 가압형 이경(pneumatic otoscope)을 외이도에 넣었을 때 압력 변화에 따라 안진이 유발되는 것을 가리킨다. 전반고리관 벽이 얇아져 파열되어 누공이 생기는 소위 '상반고리관 개열 증후군'인 경우에 전형적 소견은 환측 귀에 큰 소리 또는 압력을 가할 때 현기증과 반대 측을 향한 안구 회전이 짧게 발생하는 것이다.

누공검사를 하려면 환자가 발살바 수기(Valsalva maneuver, 뇌압을 증가시킨다)를 시행하는 동안 의사는 근접 검사, 프렌젤 안경(Frenzel's glasses) 또는 비디오안구운동검사로 환자의 눈을 관찰해야 한다. 기원불명의 누공이 의심되는 환자들에게는 매독 혈청검사가 유용하다. 촘촘한 간격으로 찍은 CT(0.5~1mm)는 상반고리관 상벽 개열을 포함해 골미로 이상을 확인하는 데 도움을 줄 수 있다. 원인불명의 오래된 압력유발 현기증인 경우에 중이 검사를 권고할 수도 있으나, 결과가 모호하고 위양성으로 나타날 우려가 있다

힘준 후와 같이 급성 누공을 일으킨 환자에게는 보존적 치료가 흔히 효과적이며, 여기에는 최고 1주일까지 머리를 높인 채 침상안정을 취하고 다음 6주 동안 힘주기를 일체 피하는 방법이 있다. 보존적 치료에 반응하지 않는 환자들과 진주종, 급성 압력손상, 관통상 및 상반고리관 개열 증후군을 지닌 환자들에게는 수술적 치유를 시도할 수 있다.

재발성 현기증의 드문 원인들

자가면역 내이질환

자가면역 내이질환(autoimmune inner-ear disease)은 양측성으로 급속히 진행하는 난청과 병행해 환자들의 약 50%에서 나타나는 재발성 현기증이 특징이다. 이 질환은 전신성 결합조

직 질환(홍반성 루푸스, 쇼그렌 증후군, 류마티스 관절염) 또는 혈관염(결절성 다발동맥염 [polyarteritis nodosa], 베체트병, 베게너 육아종증[Wegener's granulomatosis])과 연관이 있을 수 있다. 코간 증후군(Cogan's syndrome)은 보다 국소화된 혈관염으로 주로 간질성 각막염(interstitial keratitis, 눈 충혈)과 내이 침범을 보인다. 전신성 소견이 없을 경우에는 '특발성 양측성 진행성 감각신경성 난청'이란 용어가 적절하다. 진단을 위해서는 몇 주 또는 몇 개월 간격으로 연속적인 청력도(audiogram)를 얻어 난청의 진행을 확인해야 한다. 전신성 질환에 대한 혈청검사로는 완전 감별혈구계산(full differential blood count)뿐만 아니라 적혈구침강속도(ESR), 항핵 항체, 순환 면역 복합체(circulating immune complexes)와 C3/C4 보체 수치가 있다. 열충격 단백 70(heat-shock protein 70) 항체와 같은 특정적 내이 항체는 환자들의 절반 정도에서 발견할 수 있으나, 검사가 대개 기본 진단용으로 제공되지 않는다. 고용량 코르티코스테로이드제(예, prednisolone 매일 1mg/kg 4주 간 투약 후 점차 감량)에 좋은 반응을 보이면 자가면역 내이질환의 진단을 확진하지만, 환자들의 50% 이하에서 기대할 수 있다. 대체 치료제로 methotrexate와 cyclophosphamide를 사용해도 된다.

내이 매독

내이 매독은 조기 후천성(early acquired), 만기 후천성(late acquired) 및 만기 선천성(late congenital) 매독의 발증으로 발생할 수 있다. 조기 후천성 매독에서 전정 증상과 양측성 난청은 8번 뇌신경 침범을 동반한 수막염에 의해 유발된다. 보다 흔한 경우는 측두골의 매독성 골염(syphilitic osteitis)으로 미로염과 이차성 내림프 수종을 동반하는데, 선천성 또는 후천성 매독의 만기 발증이며 대개 30대에서 50대 사이에 시작된다. 자가면역 내이질환과 비슷하게, 만기 선천성 및 후천성 내이 매독은 모두 발작성 현기증과 수개월 이내에 양측성이 되는 변동성 난청을 나타낸다. 선천성 매독의 징표(간질성 각막염, 안장코, 이마 돌출, 허친슨 치아)와 3기 매독의 징후는 진단에 단서를 제공할 수도 있다. 혈청검사 확진은 형광 트레포네마 항체 흡수(fluorescent treponema antibody absorption, FTA-ABS) 검사 양성에 기초한다. 뇌척수액은 매독성 미로염인 경우에 대개 정상이며, 신경매독(neurosyphilis)이 병발한 환자들은 예외이다. 양측성 난청으로의 진행은 흔히 페니실린(benzathine penicillin 매주 240만 U 근육주사 3개월 간)과 스테로이드제(경구 prednisone 격일로 60mg 3~6개월 간 투여 후 서서히 감량)를 병합 처방하면 예방 가능하다.

8번 뇌신경 신경초종(전정/청신경종)

8번 뇌신경의 신경초종(schwannoma)이 고립성 재발성 현기증을 유발하는 경우는 아주 드물며, 전형적인 특징은 진행성 일측성 난청과 지속적 이명이다. 그러므로 신경초종은 현기증 환자가 추가로 난청 또는 이명을 호소할 때, 특히 난청이 메니에르병에서와 같이 변동성이기보다는 진행성이고 고주파 범위가 가장 영향을 받을 때 주로 고려해야 한다. 현기증은 8번 뇌신경 신경초종 환자들의 약 50%에서 일어나며, 흔히 질환 경과 중 단 한번 또는 긴 간격을 두고 발생한다. 그 강도는 대개 경도에서 중등도이고 구역을 동반하는 경우는 드물다. 지속기간은 수초에서 수 시간으로 다양하다. 완전한 신경 파괴인데도 경미한 전정 증상만을 나타내는 역설적 현상은 이 종양들이 서서히 증식하는 관계로 증가하는 말초 결손을 중추가 계속 보상하게 한다는 점으로 설명할 수 있다. 큰 종양들은 대개 미측 소뇌 압박으로 인한 이상평형감과 인근 5번 및 7번 뇌신경의 기능장애를 일으킨다.

안진이 과호흡(hyperventilation)에 의해 유발되는 경우가 아주 흔한데, 종양이 작을 때는 환측 귀 쪽으로 떨리고(흥분성 안진) 종양이 클 때는 반대 측으로 떨린다(병변성 안진). 뇌간 청각유발반응(BAER) 검사는 현기증과 청각 증상을 모두 지닌 환자들에 대한 전정 신경초종 선별검사에 유용하다. 작은 종양(2mm 미만)은 BAER로 간과할 수도 있으나, 이러한 종양은 흔히 '지켜보자'는 전략으로 관리되는 종양이지 않은가. 신경초종은 서서히 자라기 때문에 처음 검사에서 진단을 놓쳤다고 하더라도 큰 문제는 없다. 따라서 MRI에 대한 접근이 쉽지 않을 경우에는 주의 깊은 관찰이 대안일 수 있다. MRI는 대체로 내이도에서 소뇌교각까지 뻗어 있는 종양을 영상화한다(그림 4-3). 드물게는 소뇌교각의 기타 병변들이 전정 신경초종과 유사할 수도 있는데, 그 예가 거대 동맥류(giant aneurysm), 수막종(meningioma), 척색종(chordoma), 지방종(lipoma)과 유표피낭종(epidermoid cyst)이다.

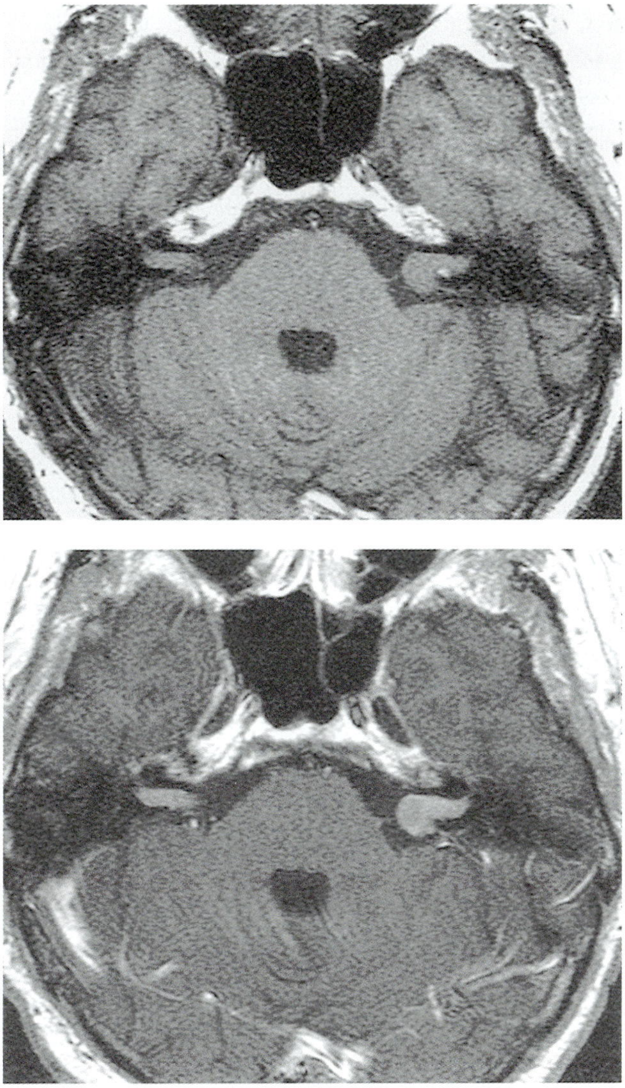

그림 4-3 8번 뇌신경 신경초종.
가돌리늄 조영제 투여 전(A)과 후(B)로 좌측에 8번 뇌신경의 신경초종(schwannoma of the eighth nerve, 청신경종[acoustic neuroma])이 보인다. (Courtesy of Dr T. Hoffmann, Dept of Neuroradiology, Charite University Hospital, Berlin)

전정성 간질

전정 정보를 처리하는 피질 영역들은 대뇌반구들에 널리 분포되어 있지만, 전정 피질의 핵심 부위는 측두두정 경계부(temporoparietal junction)와 인근 후뇌도(posterior insula)에 위치한다. 이 영역들에서 초점성 간질성 방전은 회전성 현기증, 기타 움직인다는 착각, 주시 편위, 안진과 구역을 유발할 수도 있다. 통상적으로 초점성 발작의 지속시간은 30초에서 3분이다. 진단은 기타 단순 부분발작 소견(예, 감각 발작[sensory march] 또는 청각 전조) 또는 간질 활동이 주변 영역들로 확산되어 나타나는 복합 부분발작 소견(의식장애, 자동증[automatism])이 있을 때, 혹은 이차성 전신발작이 일어날 때 쉬워진다. EEG(뇌전도검사)와 MRI는 이 영역들에서 기능적 및 형태적 이상을 확인하는 데 도움이 된다. 치료제로는 carbamazepine 또는 lamotrigine 같이 통상적으로 부분발작에 효과적인 항경련제들이 있다.

일측성 전정기능 상실의 불충분한 보상

만성 일측성 전정기능 상실을 가진 환자들은 대부분 현기증을 경험하지 않으며, 이는 중추 보상과정에서 기능이 살아 있는 한쪽 전정기관만으로 평형과 안구운동을 조절하는 법을 배웠기 때문이다. 그러나 환측으로 머리를 급속 회전시킬 경우에 여전히 동요시(주위가 움직이는 듯한 느낌)와 짧은 현기증 감각이 나타날 수도 있다. 반면 머리를 움직이면 짧은 현기증 발작이 일어난다고 환자가 호소할 때는 이전에 전정신경염(89쪽 참조) 또는 기타 내이질환을 앓았는지에 대해 문진하면 유용하다. 두 번째 단계는 전정안반사에 대한 임상검사(머리 급속회전 검사, 64쪽 참조)와 프렌젤 안경을 사용한 자발성 또는 두진(head shaking) 후 안진에 대한 검사이고, 이어 온도안진검사를 시행한다. 전정신경염에 이차적으로 발생할 수도 있는 양성 돌발성 체위성 현기증은 홀파이크(Hallpike) 체위 검사로 배제해야 한다(173쪽 참조). 전정재활은 만성기라도 중추 보상을 촉진시키는 데 도움이 될 수 있다(253쪽 참조).

이경화증

이경화증(otosclerosis)은 중이와 내이에서 부분적 골 흡수와 과다한 골 형성을 초래하는 유전질환으로 10대와 30대 사이에 시작된다. 전형적 특징은 전도성 및 감각신경성 유형이 혼합된 양측성 진행성 난청이다. 환자들의 약 40%는 미로 감각기관과 신경의 변형 및 파괴로 인해 현기증 또는 불평형감을 경험한다.

파제트병

파제트병(Paget's disease)은 새로운 뼈가 연속해서 형성되는 또 다른 골 흡수 대사 장애이다. 대개 50대에 발병하고 남녀 비는 4:1로 남성이 우세이다. 파제트병은 하나 또는 여러 뼈에 침범할 수 있으며, 가장 흔히 침범되는 부위는 두개골, 척추, 골반, 대퇴골과 경골이다. 전도성 및 감각신경성 난청이 흔한 내이 증상인 반면, 진행성 불안정감과 재발성 현기증은 드물다. 치료제로는 증상을 보이는 환자들에게 사용되는 비스포스포네이트계 제제와 칼시토닌이 있다.

2형 발작성 운동실조

2형 발작성 운동실조(episodic ataxia type 2)는 상염색체 우성으로 유전되는 희귀 칼슘통로 질환으로 소아기나 청소년기에 시작된다. 운동실조 발작은 흔히 현기증, 구역과 두통을 동반하며, 감정적 또는 육체적 스트레스에 의해 유발되고 대개 수 시간 정도 지속된다. 편두통을 겪는 환자들도 많다. 발작 사이기간에 환자들은 서서히 진행하는 소뇌 증후군을 일으켜 주시유발성 또는 하박 안진과 지속적인 불안정감을 동반할 수도 있다. 발작은 대개 acetazolamide 또는 4-amino-pyridine에 잘 반응한다. 밀접히 관련된 유전질환이 가족성 편마비성 편두통(familial hemiplegic migraine)인데, 이 질환은 동일한 칼슘통로 유전자의 돌연변이로 유발된다. 발작은 두통, 편마비와 종종 현기증을 특징으로 한다.

단서가 없다면 이렇게 하라

어지럼증 전문의는 누구나 앞서 제시한 진단들을 고려한 후에도 진단을 쉽게 내릴 수 없는 재발성 현기증 환자들을 접한다. 현기증을 촉진시키는 요인들과 동반하는 증상들이 없고 검사실 소견이 모두 음성일 경우에는 진단이 특히 어려울 수도 있다. 다음과 같은 고려사항과 조치들이 이러한 상황을 처리하는 데 도움이 될 수 있다.

정말로 현기증일까?

어지러운 환자들은 자신의 비정상적 감각들을 표현하는 데 애를 먹어 의사가 제시하는 용어를 성급히 받아들이는 경우가 많다. (빙빙 돌아요? - 예, 그렇게 생각해요.) 기억할 점은 진정한 전정성 현기증은 대개 머리가 빙빙 도는 느낌 이상으로 흔히 주위가 도는 느낌, 불평형감, 구역과 머리 동요 불쾌감을 동반한다는 것이다. 그러나 심인성 어지럼증을 지닌 환자는 방이 빙빙 돈다는 착각을 보고할 수도 있어 판단을 오도할 가능성이 있다는 점을 알아야 한다. 출발점이 재발성 현기증이 아니라 재발성 어지럼증인 경우에는 또 다른 감별진단 목록을 작성해야 한다(표 4-13 참조).

어지럼증 일지

현기증 증후군들의 진단은 주로 증상들의 유형, 복합, 촉진요인 및 지속기간에 따라 내린다. 이러한 세부사항들을 환자의 기억에서 불러내는 것은 때로 불가능한데, 환자가 온통 두려운 현기증 경험과 파국적 공포(catastrophic fear)에 사로잡혀 있을지도 모르기 때문이다. 어지럼증 일지를 통해 증상을 전향적으로 모니터링 하면 대개 발작 빈도와 발작 시 정말로 무슨 일이 일어나는지를 확인하는 데 도움이 된다.

편두통성 현기증이 맞는가?

고립성 재발성 현기증 환자들에서 가장 흔한 진단은 편두통성 현기증이며, 편두통 병력이나 발작 중 편두통 증상이 없는 경우에도 그렇다(소위 양성 재발성 현기증). 편두통 증상은 질환이 경과되면서 나중에 나타날 수도 있으므로 확진이 가능하다. 또 다른 확진 방법은 급성 또는 예방성 편두통약들에 대한 반응이며, 이 약물들은 증상이 약물 치료를 요할 정도로 중증인 경우에 언제나 시도할 수 있다.

초기 메니에르병인가?

메니에르병은 때로 최장 1년까지 지속될 수 있는 고립성 재발성 현기증으로 시작되지만(1년 이상 지속되는 경우는 드묾), 초기에는 고립성 변동성 난청이 훨씬 더 흔하다. 기억할 점은 메니에르 발작은 20분에서 수 시간 지속되고 청력검사가 무증상 난청을 감지하는 데 유용하다는 것이다.

발작성 재발성 현기증이 아닐까?

수초 간 지속되는 아주 짧은 현기증 발작은 때로 혈관의 8번 뇌신경 압박에 기인하는 것으로 생각되나, 이 진단을 확진하기는 어렵다. 이러한 상황에서 carbamazepine은 흔히 이 유형의 현기증을 완화하므로 시도해보아야 한다(133쪽 참조).

확실한 진단이 없는 상태에서 환자를 치료해야 하는가?

그렇다. 원인을 밝히려고 진지한 노력을 하였고 발작이 치료를 요할 정도로 빈번하고 중증이라면, propranolol(혹은 또 다른 편두통 예방약), carbamazepine 또는 acetazolamide로 예방요법을 시도해도 좋다. 그 순서는 기저 메커니즘에 대한 당신의 임상적 판단에 따라 다양할 것이다.

재발성 어지럼증(Recurrent Dizziness)

표 4-13 재발성 어지럼증: 주요 특징을 통한 진단

(재발성 현기증은 81쪽 참조)

질환	주요 특징
기립성 저혈압(144쪽)	기립 후 짧은 어지럼증 발작이 수초 간(수분까지) 지속, 앉거나/누우면 완화, 기립 후 수축기 혈압 20mmHg 이상 하락
심부정맥(149쪽)	어지럼증이 수초 간 지속, 심계항진을 동반할 수도 있음, 서맥(<40/m) 또는 빈맥(>170/m)에 의해 유발될 수 있음
심인성 어지럼증(152쪽)	지속기간이 수분에서 영구적인 경우까지 다양, 대개 불안 또는 우울증과 관련됨 흔히 외출, 버스 승차나 운전, 고소, 군중, 승강기와 같은 특정 상황에 의해 유발됨 숨 막히는 느낌(choking), 심계항진, 진전, 온감(warmth), 불안을 동반
약물유발 어지럼증(161쪽)	약리기전에 따라 임상소견이 진정, 전정 억제, 이독성, 소뇌독성, 기립성 저혈압, 저혈당 등 다양
기타 드문 원인들	저혈압, 대사 장애, 고소 현기증

기립성 저혈압

표 4-14 기립성 저혈압: 주요 특징

병력	똑바로 선 자세를 취한 후 짧은 어지럼증 발작이 수초 간(수분까지) 지속, 앉거나/누우면 완화, 실신을 동반할 수도 있음 위험인자: 노령, 탈수, 더위, 탄수화물 음식, 장기 침상안정, 다양한 약물
임상소견	기립 후 수축기 혈압 20mmHg 이상 하락
병태생리	흔히 다인성: 자율신경 부전, 혈관내 용적 감소 (volume depletion), 혈관확장, 빈혈 신경매개 실신에서 반사기전
검사	기립 시 혈압; 심박 수 가변성; 때로 경사대 (tilt table) 등 기타 자율신경 기능 검사
치료	문제를 유발하는 약물 중단; 염분 및 수분 섭취 늘림; 적게 자주 식사; 수면 중 머리와 몸통 높이기; fludrocortisone, midodrine, erythropoetin 환자 교육(천천히 일어서기), 신경매개 실신인 경우에 기립 훈련

임상소견

기립성 저혈압(orthostatic hypotension)은 자율신경 부전(autonomic failure)과 신경매개 실신(neurally mediated syncope)이라는 2가지 서로 다른 임상적 맥락에서 발생한다. 자율신경 부전인 경우에 기립 불내성(orthostatic intolerance)은 영구적이고 기립 직후 나타나는 반면, 신경매개(혈관미주신경성, vasovagal) 실신인 경우에는 발작적이고 기립 후 지연되어 나타나며 흔히 추가 유발요인을 요한다. 증상은 두 경우 모두 비슷해 온감(warmth), 복부 불쾌감(abdominal discomfort), 어찔함, 집중 불능, 일시적 시각상실(blackening out), 시야 흐림, 이명 또는 난청과 결국 실신을 보인다. 창백함과 발한이 동반될 수도 있다. 이러한 증상들은 몇 초 이내 또는 1~2분에 걸쳐 이어질 수 있고 앉거나 누우면 역전 가능하다. 실신을 일으키면 선행하는 어지럼증의 기원이 순환계임이 분명해지나, 기립성 저혈압의 실신 전 단계(presyncopal stage)만을 경험하는 환자들이 많다.

기립 불내성은 나이가 들면서 증가하여 노인 유병률은 5~30%이다. 자율신경계의 노화성 퇴행 외에, 노인에서 자율신경 기능을 저하시키는 특정 신경학적 질환들이 있다. 여기에는 순수 자율신경 부전, 다발성 뇌신경계 위축증(multiple system atrophy), 진행된 파킨슨병과 당뇨병성 신경병증이 있다. 기립성 저혈압은 자율신경 부전이 없는 상태에서도 기립성 증상을 유발할 수 있는 여러 요인들에 의해 악화되며, 특히 침상안정, 발열과 혈관내 용적 감소(volume depletion) 같은 요인들이 복합적으로 발생할 경우에 그렇다(표 4-15). 일부 환자들에서 기립성 증상은 식후에 가장 뚜렷하다. 한편 신경매개형 기립성 저혈압은 전 연령층에서 일어나고 흔히 오랜 기립 또는 정맥천자(venipuncture) 같이 혈압을 갑자기 떨어뜨리는 특정 상황들에 의해 알 수 있다(표 4-16).

'자세성 빈맥 증후군(postural tachycardia syndrome)'은 기립성 저혈압의 변형으로 기립 자세에서 심박 수가 분당 최고 120~170회로 증가한다. 환자들은 집중 곤란과 어찔함 같은 기립성 증상을 호소하지만, 대개 기립 시 혈압은 정상이거나 약간만 감소되어 있다. 빈맥과 동시에 유발된 과호흡이 뇌 혈관수축을 초래해 어지럼증이 유발되는 것으로 생각된다.

표 4-15 기립성 저혈압을 유발하거나 악화시키는 요인

염분/혈관내 용적 감소(volume depletion)
장기 침상안정
발열
더위
과호흡(hyperventilation)
약물(이뇨제, 혈관확장제, 항고혈압제, 도파민 작용제, 항콜린제)
빈혈
양측성 경동맥 협착증

표 4-16 신경매개 실신을 유발하는 전형적 요인

오랜 기립
더운 환경
두려움/무기력감(helplessness)
피 또는 주사바늘이 보이는 장면
정맥천자 또는 기타 침습적 의료시술
돌발성 통증
배뇨

병태생리

똑바로 선 자세에서 뇌 관류의 유지는 교감신경 섬유에 의해 매개되는 말초 혈관수축과 뇌 혈류 자가조절(cerebral autoregulation)에 크게 의존한다. 이 두 메커니즘의 유효성은 나이가 들면서 감소하고 젊은 사람들이라도 특정 상황들에서 저하될 수 있다(표 4-15 참조). 신경매개 실신에서 혈압 하락은 대개 오래 기립해 있는 동안 혈액이 하지에 모여 일어난다. 이에 따라 심장으로 정맥혈 환류가 감소하거나 특정 유발요인들이 존재하면, 교감신경성 긴장(sympathetic tone)이 반사적으로 중단되어 말초 혈관확장을 동반한다. 왜 이런 현상이 발생하는지는 확실하지 않다.

기립성 저혈압으로 인한 어지럼증은 미로 허혈과 관련이 없고 오히려 광범한 피질 관류저하와 관련된다. 이는 공간 방향감(spatial orientation)에 대한 감각 신호의 처리에 장애를 초래하고 주의력과 인지를 감소시켜 결국 의식상실을 야기한다.

검사

노인 어지럼증 환자들과 기립성 어지럼증을 호소하는 사람은 누구나 기본검사로 기립 직후 혈압을 측정 받고 이후 3분 동안 반복 측정을 받아야 한다. 수축기 혈압이 20mmHg 이상 또는 확장기 혈압이 10mmHg 이상 하락하면 기립성 저혈압으로 판정된다. 기립성 저혈압은 환자가 통상적으로 증상을 보이는 시간, 흔히 아침 또는 식사 후에 혈압을 측정하지 않으면 모른 채 넘어갈 수 있다.

안정 시 고혈압이 기립성 저혈압 진단을 반박하지는 못한다. 반대로, 기립성 저혈압 유병률은 고혈압을 치료받는 노인 환자들에서 가장 높다. 더욱이 자율신경 부전 환자들은 흔히 앙와위 고혈압(supine hypertension)이 있다. 기립 검사 시 심박 수를 관찰해보면 추가로 단서를 얻게 되는데, 빈도가 변하지 않는다면 자율신경계의 기저 이상을 시사한다. 하지만 자율신경 검사가 요구되는 경우는 드물다. 신경심장성 실신(neurocardiogenic syncope)을 일으키는 환자들을 대상으로 경사대(tilt table) 검사를 해보면 순환계 허탈(circulatory collapse)

의 소지를 확인할 수 있다. 상황 특이적 실신 또는 실신감(near fainting)의 전형적 병력이 있을 경우에는 경사대 검사를 요하지 않는다.

감별진단

기립성 어지럼증은 환자의 병력에서 쉽게 확인할 수 있다. 이러한 어지럼증은 중력에 대한 두위에 의존하면서 신체 자세에 의존하지 않는 체위성 현기증(positional vertigo)과 쉽게 구별된다. 따라서 체위성 현기증은 누워 있다 앉으면 나타날 수 있으나, 앉아 있다가 머리를 똑바로 세운 채 일어설 경우에는 나타나지 않는다(그림 2-1 참조). 아울러 체위성 현기증은 대개 앙와위에서 일어나는 반면, 기립성 저혈압은 누우면 증상이 완화된다. 기립 시 혈압이 정상인데도 기립성 증상을 보이는 경우는 과호흡(157쪽 참조)과 자세성 빈맥 증후군(145쪽)에서 관찰됐다.

치료

치료의 첫 단계는 기립 내성을 저해하는 약물들을 줄이거나 대체하는 것이다. 동등하게 중요한 조치는 염분(추가로 3~6g) 및 수분(하루 3~4L) 섭취를 늘리는 것이다. 머리와 몸통을 30~40도 높인 채 잠을 자면 앙와위 고혈압과 함께 야간 압의존성 나트륨 요배설 항진(nocturnal pressure-natriuresis)을 예방해 혈장 용적을 보존한다. 등척성(isometric) 하지 운동은 근 긴장을 개선해 정맥혈의 심장 환류를 도와준다. 허리 높이의 맞춤 스타킹도 효과적이지만, 흔히 꽉 조여 견뎌내지 못한다. 뜨거운 물로 목욕하는 것은 피해야 한다. 기립성 저혈압이 병발한 고혈압 환자들인 경우에 심부전이 없다면 이상과 동일하게 치료해야 한다. 그러나 앙와위 고혈압을 예방하기 위해 낮 동안 눕지 말아야 하고 밤에는 항고혈압제를 복용해야 한다. 식후 저혈압이 문제인 경우에 저탄수화물 식사를 적게 자주 하고 커피를 곁들이면 도움이 된다. 신경매개 실신은 흔히 안심을 시키고 발생기전과 기여요인들을 설명하면

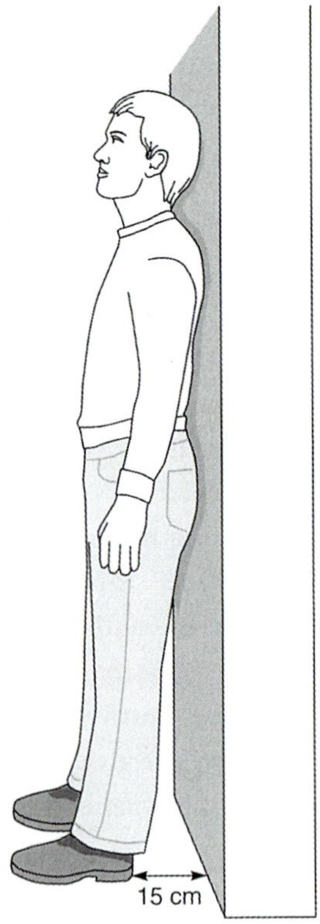

그림 4-4 기립 훈련.
신경매개(혈관미주신경성) 실신을 예방하기 위한 기립 훈련(orthostatic training)을 하려면 환자들은 벽에 기대어 서서 두 발을 모으고 벽에서 15cm 거리에 두어야 한다. 이 훈련은 매일 20~30분 1개월 동안 실시한다.

피할 수 있다. 아마도 가장 효과적인 조치는 기립 훈련(orthostatic training)일 것이다. 이는 두 발을 모으고 벽에서 15cm 거리에 둔 채 벽에 기대어 서는 것을 반복하는 훈련으로, 하루 1회 20~30분 한 달에 걸쳐 실시한다(그림 4-4). 환자 교육은 침대에서 일어나는 방법에 대한 간단한 조언, 즉 침대에서 일어나 잠시 기다렸다가 일어서서 간다는 것을 포함한다.

약물 치료는 행동 조치들이 실패할 경우에만 필요하다. 알파-1 아드레날린 작용제 midodrine(10mg 1일 2회 또는 3회, 초회용량 2.5mg, 취침 시 투약을 피해야 함)과 fludrocortisone(초회용량 0.1mg/d, 이어 서서히 증량)이 모두 효과적이다. 재조합 에리스로포이에틴(recombinant erythropoietin)은 자율신경 부전과 빈혈을 지닌 환자들에게 유용하다(4,000U 피하주사, 주 2회 6주 동안). 베타차단제는 신경심장성 실신 예방제로 지지를 받아왔으나, 잘 수행된 여러 임상시험에서 부정적인 것으로 나타나 그 유용성이 의문시된다.

심부정맥

표 4-17 심부정맥: 주요 특징

병력	어찔한 발작이 수초 간(수분까지) 지속, 때로 심계항진을 동반; 실신으로 이어질 수도 있음 흔히 심장질환 병력
임상소견	발작 사이기간에 정상이거나 심장질환 임상 징후
병태생리	서맥(<40/m)과 빈맥(>170/m)이 모두 적절한 뇌 관류를 저해할 수 있다
검사	심전도검사, 홀터(Holter) 모니터링, 드물게 침습적 전기생리검사 또는 삽입형 기록기(implantable loop recorder)
치료	대사 또는 전해질 교란의 교정, 항부정맥제, 심박조율기, 삽입형 제세동기(ICD), 고주파 절제

임상소견

발작성 심부정맥(paroxysmal cardiac arrhythmia)과 관련된 어지럼증은 수분이라기보다는 수초 간 지속되는 짧은 발작을 특징으로 한다. 지속성 부정맥으로 인한 지속성 어지럼증은 덜 흔하다. 어지럼증 유형은 실신 전 어지럼증으로 어찔함, 실신감(faintness), 시야 흐림, 일시적 시각상실, 양측성 이명 또는 난청과 결국 실신을 동반한다. 부정맥 관련 어지럼증을 시사하는 소견으로는 심계항진, 협심증과 호흡곤란이 있다. 기립성 저혈압과 달리 심부정맥은 어느 체위에서도 일어날 수 있다. 환자의 과거 병력을 살펴보면 기저 심장질환, 부정맥을 촉진하는 일반 질환(예: 갑상선중독증[thyrotoxicosis], 전해질 불균형) 또는 부정맥 유발성 약물(예: 디지털리스[digitalis], 삼환계 항우울제, 항부정맥제)이 나타날 수도 있다. 임상검사는 맥박 속도 및 리듬, 중추-말초 맥박 결손, 심 잡음과 심부전 징후에 초점을 둔다. 어지럼증을 유발할 수 있는 부정맥의 범위는 다양한 서맥과 빈맥을 포괄한다(표 4-18).

표 4-18 어지럼증을 유발할 수 있는 부정맥 증후군들

빈맥(tachycardias)
동성 빈맥(sinus tachycardia)
심방 빈맥(atrial tachycardia)
심방 조동/세동(atrial flutter/fibrillation)
방실 빈맥(atrioventricular tachycardia)
조기흥분 증후군(pre-excitation syndrome)
심실 빈맥(ventricular tachycardia)
서맥(bradycardias)
동기능부전 증후군(sick sinus syndrome)
방실 차단(atrioventricular block)
서맥성 부정맥이 있는 심방세동(atrial fibrillation with bradyarrhythmia)

병태생리

뇌 관류는 심박 수가 약 40/m 밑으로 떨어지거나 약 170/m을 초과하면 타격을 받는다. 그러나 개개인의 부정맥 내성은 심실 충만(filling) 및 수축력, 말초혈관 긴장과 뇌혈류 자가조절 같은 병발요인들에 따라 상당히 다양하다. 심장 무수축(asystole)에 의해 뇌 혈류가 완전히 정지된다면, 어지럼증과 기타 실신 전 증상들이 3~4초 후에 시작되고 약 10초가 경과하면 의식을 상실한다.

검사

여러 부정맥 질환들, 예를 들어 방실 차단, 울프-파킨슨-화이트 증후군(심실 조기흥분 증후군), 심방 조동 및 세동은 기본 심전도(ECG)로 쉽게 확인할 수 있다. 반면 발작성 부정맥은 대개 24시간 홀터(Holter) 모니터링을 요한다. 증상성 부정맥을 확인하기 위해서는 환자들이 기록기가 작동하는 동안 임상적 사건들을 기록해야 한다. 하지만 홀터 모니터링은 흔히 발작성 부정맥이 의심되는 환자들에서 진단율이 10% 이하로 실망스럽다. 반복해서 모니터링하면 민감도를 증진시킬 수 있다. 일부 선정된 희귀 발작성 부정맥 환자들은 수개월 동안 계속해서 심율동을 기록하는 삽입형 기록기(implantable loop recorder)가 진단에 도움이 될 수도 있다. 트레드밀 운동부하검사는 스트레스 유발 부정맥의 진단에 유용하다. 잠재적으로 위험한 유형의 부정맥을 비침습적 기법으로는 믿을 만하게 확인할 수 없는 경우에는 심장내 전기생리학적 검사를 요할 수도 있다.

감별진단

부정맥 이외의 심장질환들이 뇌 관류저하를 유발해 전실신(presyncope) 또는 실신을 일으킬 수도 있다. 구체적인 예가 심장 박출량을 감소시키는 울혈성 심부전과 판막 질환으로, 중증 대동맥 협착증 등이 있다. 이 질환들의 특징적 소견은 운동에 의한 증상 유발인데, 이는 심장 박출량이 뇌 순환계로부터 근육들로 재분포되기 때문이다. 기립성 저혈압은 비슷한 유형의 어지럼증을 일으키나, 병력(예, 기립 후 어지럼증)을 청취하고 기립 시 혈압을 측정해보면 쉽게 감별할 수 있다. 증상성 부정맥은 신경매개 실신 또는 전실신과 감별하기가 어려울 수 있는데, 혈관 반사기전을 시사하는 전형적 유발요인이 없는 경우에 그렇다. 이러한 상황에서 다음과 같은 소견이 심부정맥을 의심하게 한다. 즉 앙와위에서 실신 또는 전실신, 노령, 알려진 심장질환과 안정 시 ECG 이상이다. 의심이 되는 증례들을 해결하기 위해서는 광범한 심장과 검사와 경사대 검사가 모두 필요할 수도 있다.

치료

전해질 또는 대사 교란 같은 기저 질환을 교정하고 부정맥 유발성 약물을 제거하는 것이 일차 치료법이다. 부정맥의 증상 치료법으로는 항부정맥제, 심박조율기, 삽입형 심율동전환제세동기(ICD)와 심장 내 부정맥 유발성 구조물에 대한 고주파 카테터 절제가 있다. 항부정맥제의 역할은 근년에 상당히 축소되었는데, 한 대규모 위약대조 연구에서 항부정맥제가 실은 부정맥으로 인한 사망률을 증가시킬 수도 있는 것으로 나타났기 때문이다.

심인성 어지럼증

표 4-19 심인성 어지럼증: 주요 특징

병력	발작적(간혹 영구적) 어지럼증, 흔히 자율신경 증상과 파국적 공포를 동반; 전정질환이 병발할 수도 있음(정신질환 중첩)
임상소견	순수 심인성 어지럼증인 경우에 정상이나, 무증상 전정 기능장애 또는 전정질환으로 인한 이상이 드물지 않음
병태생리	흔히 생리적 신호의 오해와 조건화 반응을 동반하는 불안장애와 관련됨, 때로 전정 기능장애의 경험에 의해 유발됨 과호흡이 동반된다면 뇌 관류저하로 인한 어지럼증이 유발된다
검사	전정기능 검사, 청력검사, 정신과 소견
치료	행동요법, 불안완화제, 전정재활

임상소견

이전 세기들에서 현기증과 정신질환 증상들은 흔히 뇌에서 기원하는 단일 질환의 두 얼굴로 여겨졌다. 반면 과학적 패러다임이 지배하는 현대 의학은 현기증과 어지럼증의 심리적 차원을 무시하는 경향이 있다. 그러나 감정은 방향감 및 평형과 다양한 방식으로 상호 작용한다. 예를 들어, 건강한 사람들은 고소에 노출되었을 때 상당한 불편감, 불안감과 현기증을 느낄 수도 있다. 인지된 불안정감은 이들의 확고한 발 디딤에 비추어 착각처럼 보일 수도 있지만, 그럼에도 불안정의 주관적 경험은 매우 현실적인 것이다. 이들과는 아주 다르게 느끼고 행동하는 기타 사람들로 자유 등반가, 낙하산 강하자 또는 번지 점퍼는 흥미로운 고소 경험을 위해 목숨을 바칠 각오가 되어 있다. 비슷하게, 전정 질환자들이 자신의 증상에 대해 나타내는 감정적 반응은 침착한 자기관찰에서부터 '두려워 죽을 것 같은 상태'에 이르기까지 상당히 다양하다. 몸과 마음의 상호작용은 이와 반대 방향을 취할 수도 있다. 즉 순수한 정신질환을 지닌 환자들은 흔히 자신의 고통을 흉통, 호흡곤란, 두통과 아주 빈번히 어지럼증 또는 현기증 같은 신체 증상들로 경험하고 표현한다.

일부 저자들은 '심인성 어지럼증(psychogenic dizziness)'이란 용어의 사용에 반대한다. 왜냐하면 이 용어가 너무 막연하게 원인이 무엇이든 정서적으로 불안정해 보이는 어지럼증 환자들에게 적용되었고, 심리적 문제는 전정 이상과 병발하는 경우가 빈번하며, 또 환자들은 증상이 심리적 원인에 기인한다고 하면 분노와 좌절감을 표출할 수도 있기 때문이다. 첫 2가지 이유는 신경이과 전문의들 간의 합의를 반영하고 용어를 전면 폐기하자는 것보다는 모든 환자를 철저히 검사해 근거 없는 진단을 피하자는 것이다. 우리의 경험에 따르면, 환자의 반응은 주로 의사의 의사소통 및 신뢰관계 구축 능력에 달려 있다. 환자가 나타낼지도 모를 부정적 반응이 우리의 진단 결정에 영향을 미쳐서는 안 되고 오히려 환자에게 진단 결과를 설명할 때 그 환자에 맞는 표현을 하는 계기가 되어야 한다. 환자에게 '정신질환(psycho)'이란 단어를 사용하는 것보다 이러한 메시지를 전달하는 것이 더 중요하다. 의사들 사이의 대화를 위해서는 '심인성 어지럼증'을 구체적으로 표현해야 한다(예, '공황장애 증상으로서의 어지럼증').

어지럼증 환자들에서 신체적 및 심리적 메커니즘의 상대적 기여도를 규명하려면 다차원적 접근법을 적용하는 것이 좋다. 여기에는 신체 질환을 시사하는 임상 및 검사실 소견뿐만 아니라, 전기적(傳記的) 측면, 성격 구성과 질환관련 행동도 포함시켜야 하며 이 모두는 질환이 환자의 삶에 미치는 영향과 가용한 대처 전략을 밝혀준다. 순수 심인성 현기증('정신성 어지럼증[psychiatric dizziness]' 및 '공포성 자세성 현기증[phobic postural vertigo]' 이라고도 함)을 정신질환 중첩(psychiatric overlay), 즉 전정질환 또는 무증상 전정 기능장애를 배경으로 일어나는 심리적 문제로부터 식별하는 것이 유용하다(그림 4-5). 신체 및 정신 이상이 모두 있는 경우에 환자 질환에 대한 각각의 기여도를 가늠해 그에 따라 치료 방향을 결정하는 것은 임상적 판단의 문제이다.

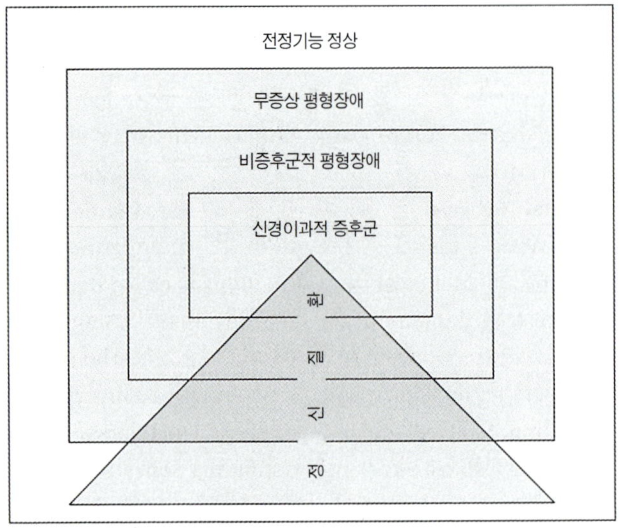

그림 4-5 어지럼증에서 신경이과적 및 정신과적 병인의 상호작용.
신경이과적 진단들의 수준이 서로 다르다는 점에 주목하라. 여기서 신경이과적 증후군(neurotologic syndrome)은 양성 돌발성 체위성 현기증(BPPV)과 같이 충분히 정의된 전정질환을 말한다. 비증후군적 평형장애(non-syndromal balance disorder)는 원인불명의 일측성 전정 기능저하처럼 임상 및 검사실 소견은 비정상이나 진단이 확실하지 않은 전정질환을 가리킨다. 무증상 평형장애(subclinical balance disorder)는 임상검사가 정상이고 전정기능 검사만이 이상을 보이지만 흔히 그 타당성을 확인하기 어려운 경우에 적합한 용어이다. (Modified from Furman JM, Jacob RG. A clinical taxonomy of dizziness and anxiety in the otoneurological setting. *J Anxiety Dis* 2001; 15: 9~26)

심인성 어지럼증은 불안장애, 즉 광장공포증(agoraphobia)을 동반 또는 동반하지 않는 공황장애와 관련이 있는 경우가 아주 흔하다. 공황발작은 재발하는 심한 불안이 표 4-20에 열거한 증상들 가운데 최소 4가지를 동반할 때 진단된다. 어지럼증은 공황발작을 일으키는 환자들 중 절반 이상에서 발생한다. 합한 증상들이 4가지 미만일 때에는 '제한적 증상 발작(limited symptom attack)'이란 용어를 사용하는데, 이러한 발작은 어지럼증을 주소로 내원하는 환자들에서 드물지 않다. 발작은 예고 없이 시작되는 경우가 많으나, 커피 한잔을 마신 후 가속화된 심박처럼 신체 감각에 의해 유발될 수도 있다. 발작의 시작은 급속하고 지속시간은 대개 수분 정도인데, 이는 신체가 그보다 더 길게 '투쟁 또는 도피(fight or flight)' 반응을 유지할 수 없기 때문이다. 공황발작은 흔히 새 직장 또는 가족의 사망 같이 일상생활에서 스트레스를 주는 사건이 발생할 때 나타난다. '공황장애'는 재발성 공황발작과 향후 공황발작이 닥칠 것을 계속 두려워하는 것이 특징이다. 이렇게 되면 이전에 발작이 일어난 상황이나 발작이 재발할 경우에 다루기 힘든 상황을 회피할 수도 있다. 전형적인 상황들로는 영화 또는 연극 관람, 공공 교통수단, 에스컬레이터, 슈퍼마켓, 군중 또는 넓은 장소가 있다. 이러한 상황들에 대한 공포적 회피를 '광장공포증'이라 하며, 이 공포증은 궁극적으로 환자들이 안전하다고 느끼는 유일한 장소인 집으로 거처를 제한할 수도 있다.

표 4-20 공황발작의 증상들

심계항진(palpitation)
발한(sweating)
전율 또는 떨림(trembling or shaking)
숨 가쁨 또는 질식감(shortness of breath or smothering)
숨 막히는 느낌, 흉부 통증 또는 불편감(choking, chest pain or discomfort)
구역 또는 복통(nausea or abdominal distress)
어지러움 또는 어찔함(dizziness or lightheadedness)
비현실감 또는 이인증(derealization or depersonalization)
자제력을 잃거나 미칠 것 같은 두려움(fear of losing control or going crazy)
죽음에 대한 두려움(fear of dying)
감각이상(paresthesia)
오한 또는 얼굴 화끈거림(chill or hot flush)

환자들은 불안장애와 관련된 어지럼증을 어찔함(lightheadedness), '멍해진(spaced out)' 느낌, 비틀거림(wobbliness), 휘청거림(shakiness), 낙상에 대한 두려움, 임박한 실신이라고 표현할 뿐만 아니라 흔들리는(rocking) 또는 빙빙 도는(spinning) 느낌, 때로는 주위가 빙빙 도는 느낌이라고도 묘사한다. 전정형 현기증과 식별하기 위해서는 구역과 구토가 있었느냐, 환자가 실제로 쓰러졌느냐, 근처 사람들이 불균형 또는 한쪽으로 선회를 목격하였느냐, 그리고 환자가 자발성 전정성 안진에서와 같이 한쪽 방향으로 주위가 끊임없이 움직이는 진성 동요시를 경험하였느냐고 물어보는 것이 유용하다. 그러나 이례적인 어지럼증의 발현 자체만으로는 불안장애 관련 심인성 어지럼증을 지닌 환자들을 식별하는 데 충분하지 않다. 대신

에 공황발작의 맥락에서 어지럼증, 실제 사건들에 대한 과장된 파국적 인지(catastrophic cognition), 그리고 회피행동 같은 양성 증거를 이끌어내야 한다. 아울러 임상 및 검사실 소견은 음성이거나 기존 장애를 설명할 수 없어야 한다. 한 예가 어지럼증과 공황의 발작 때문에 외출할 수 없는 환자에서 오랜 전정신경염으로 인한 일측성 온도안진 반응저하이다.

심인성 어지럼증은 불안장애뿐만 아니라 우울증과 신체화장애(somatization disorder)에서도 발견된다. 우울증으로 인한 어지럼증은 대개 그 발현 면에서 덜 극적이고 흔히 '수영하는 느낌(swimming sensation)' 또는 집중 불능이라고 표현된다. 이 어지럼증은 발작적이기보다는 지속적인 경향이 있다. 동반 증상들로는 우울한 기분, 동기 결여, 피로, 수면장애와 식욕상실이 있다. 신체화장애(이전에 히스테리 또는 전환장애[conversion disorder]라 불림)는 확인 가능한 원인이 없는 상태에서 다발적이고 반복적인 신체 증상과 호소를 특징으로 한다. 이러한 환자들은 어지럼증을 주관적으로 호소하거나 아무런 신경학적 이상 소견이 없는 상태에서 비기질성(non-organic) 운동실조, 기괴한 보행장애 또는 심지어 기립 불능을 보일 수도 있다(그림 4-6).

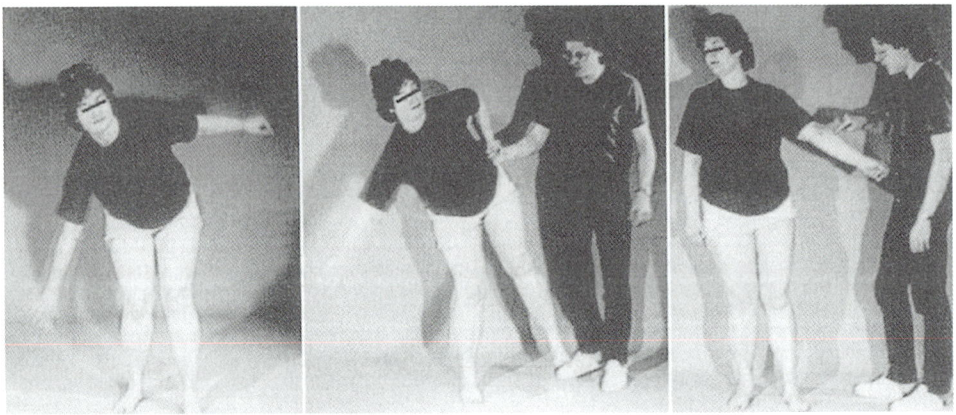

그림 4-6 심인성 가성 운동실조(psychogenic pseudo-ataxia)를 보이는 신체화장애(somatization disorder).
안정된 발 디딤에도 불구하고 몸통이 동요하는 모순과 환자에게 자신의 팔에 적힌 숫자들을 읽어보라고 하면서 주의를 분산시킨 경우에 개선된 자세에 주목하라. (From: Lempert T, Brandt T, Dieterich M, Huppert D. How to identify psychogenic disorders of stance and gait: a video study in 37 patients. *J Neurol* 1991; 238: 140~6, with permission of Springer Publishing)

어지럼증 환자들에서 심인성 및 체성 요소들이 모두 존재하는 경우가 드물지 않다. 여러 연구들에서 공황장애 환자들은 전정기능 검사 상 이상이 빈번한 것으로 나타났다. 흔한 임상적 양상은 양성 체위성 현기증 또는 전정신경염 같이 충분히 정의된 전정 증후군으로부터 불안관련 어지럼증으로 진행하는 것이다. 이는 초기 현기증이 해소된 지 수년 후 종종 지속성 장애로 이어질 수도 있다.

'시각성 현기증(visual vertigo)' 및 관련 용어인 '공간과 동요 불쾌감(space and motion discomfort)'은 시각적으로 유발된 어지럼증, 불평형감과 주위가 불안정해 보이는 착각을 표현하기 위해 사용된다. 이러한 감각들은 시각 장면의 움직임(예: 영화, 교통 흐름 또는 물 흐름을 보는 경우) 혹은 자체운동(self-motion) 중 시지각, 소위 영상 흐름(optic flow)(예, 슈퍼마켓 통로나 기타 다양하게 짜여 진 환경을 통과하는 경우)에 의해 유발된다. 시각성 현기증은 전정 질환자들과 불안장애 환자들에서 모두 흔하다. 임상의는 병력과 검사 결과에 기초해 환자별로 어떤 요인들이 작용하는지 판단해야 한다.

심인성 어지럼증 환자가 불안장애의 흔한 소견인 과호흡을 시작할 때 체성 어지럼증이 같이 나타날 수도 있다. 과호흡에 대해 직접 문진하는 대신(그러면 흔히 '아니요'라고 답한다), '숨 가쁨을 느낀 적이 있어요?' 또는 '구강건조를 경험한 적이 있어요?'라고 물을 수 있다. 입 주위와 손가락의 감각저하가 빈번히 동반되는 반면, 입술, 손 및 발 근육의 긴장성 수축은 과호흡이 지속적인 경우에만 발생한다.

병태생리

공황발작은 흔히 파국적 사고와 불쾌한 신체 감각의 상호작용에 의해 유발되고 유지되며, 둘 중 어느 것이라도 선행할 수 있다. 이에 따라 불안한 인지의 악순환이 확립되어 발한, 전율과 심계항진 같은 신체 반응을 일으키고, 이는 다시 임박한 위험을 신호하는 것으로 잘못 해석되어 한층 더 큰 불안을 초래한다. 조건화 기전은 추가 발작에 대한 역치를 낮추고 결국 완전히 무해한 자극에 대해 심박의 자발적 변화처럼 극적인 반응을 유발한다.

전정질환을 앓은 후 불안관련 어지럼증을 지닌 환자들에서 초기 신체 증상은 불안을 유발하는 무조건 혐오자극(unconditioned aversive stimulus)을 반영한다. 그런 다음 소위 '내부 감각 수용성 조건화(interoceptive conditioning)'로 인해 경미한 전정 증상 또는 생리적 전정 감각에 반응하여 공황발작을 일으킬 수 있다. 전정 증상은 특정 상황들에 의해 악화되는 경향이 있기 때문에 학습된 회피행동으로 광장공포증이 생길 수 있다. 전정 증상이 파국적으로 해석될 경우에 인지 메커니즘이 이러한 과정에 기여해 공황발작을 유발할 수 있다.

시각성 현기증의 기저 메커니즘은 '시각 의존성(visual dependency)'이며, 이 전략은 주로 시각 정보에 의존해 공간 방향감과 균형을 잡고 상대적으로 전정 및 고유수용감각 신호는 무시하는 것이다. 시각 의존성은 개인적 특성을 반영하거나, 혹은 전정질환의 경과 중에 잘못된 전정 신호를 무시하는 것이 뇌의 적절한 반응일 수 있는 상황에서 습득될 수도 있다. 그러나 시각 의존성의 결과는 해로운데, 믿을 만한 준거가 없는 상태에서 시각 환경이 움직이면 자체불안정(self-instability)과 불평형감을 초래할 수 있기 때문이다. 실제로 시각성 현기증 환자들은 움직이는 시각 장면에 직면할 경우에 정상 대조군보다 더 동요한다.

과호흡 유발 어지럼증은 뇌 혈관수축과 연속적인 전신 관류저하가 주로 산소를 많이 요구하는 대뇌 피질에 영향을 미쳐 유발된다.

검사

공황발작 환자들을 대상으로 갑상선기능항진증(hyperthyroidism)을 배제하기 위해 갑상선호르몬과 갑상선자극호르몬(TSH)의 수치를 측정해야 한다. 온도안진 반응을 포함한 전정기능 검사가 전정 기능장애의 진단에 유용하며, 비록 환자의 병력과 임상소견에 반영되지 않는 무증상 이상이 대개 무력화하는 어지럼증을 지닌 환자들에서 원인적 역할보다는 기여적 역할을 함에도 그렇다. 순수 심인성 어지럼증을 가진 환자들 및 관련 정신질환이 중첩된 환자들은 정신과적 문제의 올바른 진단과 치료를 위해 전문의의 평가를 받아야 한다.

최대 3분까지 자발적 강제 과호흡을 실시해 증상을 유발시키는 방법이 때로 과호흡 유발 어지럼증 검사로 사용된다. 과호흡 검사의 약점은 정상인이라도 충분히 오래 과호흡을 하면 어지럽고 자세가 불안정해지기 때문에 특이도가 낮다는 점이다. 검사 중에 환자들이 자신에게 전형적인 어지럼증과 동반 증상들을 인지하도록 하면 특이도가 올라간다. 동시에 프렌젤 안경을 착용시켜 눈을 관찰하면 기저 전정질환, 특히 청신경종을 시사하는 과호흡 유발 안진을 식별하는 데 도움이 될 수도 있다(138쪽 참조).

감별진단

기저 원인에 따른 이차성 공황발작은 갑상선기능항진증, 저혈당, 카페인, 마리화나, 코카인과 암페타민에 의해 일어날 수 있고 벤조디아제핀 금단 중에 발생할 수도 있다. 환자가 발작 사이기간에 일어나는 또 다른 유형의 어지럼증 또는 현기증을 호소하면, 추가로 문진과 검사를 통해 기타 시각성 현기증 또는 병발 체성 장애 같이 치료 가능한 질환이 있는지 확인해야 한다. 때로 공황발작으로 인한 어지럼증은 피가 보이는 장면처럼 감정적 자극에 의해 유발되는 신경매개 전실신과 구별되어야 하나, 동반 증상이 공황발작에서는 무엇이고(표 4-20 참조) 전실신에서는 무엇인지(시야 흐림, 귀 울림, 결과적인 실신)를 알면 대개 올바른 진단을 내리게 된다. 아주 드물게, 심한 불안과 어지럼증이 측두엽 초점성 간질 발작의 주요 증상으로 나타난다(139쪽 참조).

치료

심인성 어지럼증의 진단은 기타 어느 질환의 경우와 마찬가지로 환자와 솔직히 논의해야 한다. 환자들은 정신신체적 증상이 신체적 증상만큼 실제적이면서 심각하다고 여겨지고, 심리적 사안들이 감정이입을 통해 해소되고, 또 사고와 감정이 신체 증상을 유발하는 기전을 잘 설명하면 대부분 마음을 연다. 불안관련 어지럼증은 거의 행동요법으로 치료하는데, 수많은 연구들이 불안장애의 치료에 인지행동요법(CBT)의 유효성을 입증했기 때문이다. 요즈음 행동요법은 불안유발 자극에 점증적으로 노출시켜 탈감작(desensitization)을 유도하는 요법과 환자가 불안유발 상황, 증상 및 자기 능력에 대해 생각하는 바를 다시 정의하도록 하는

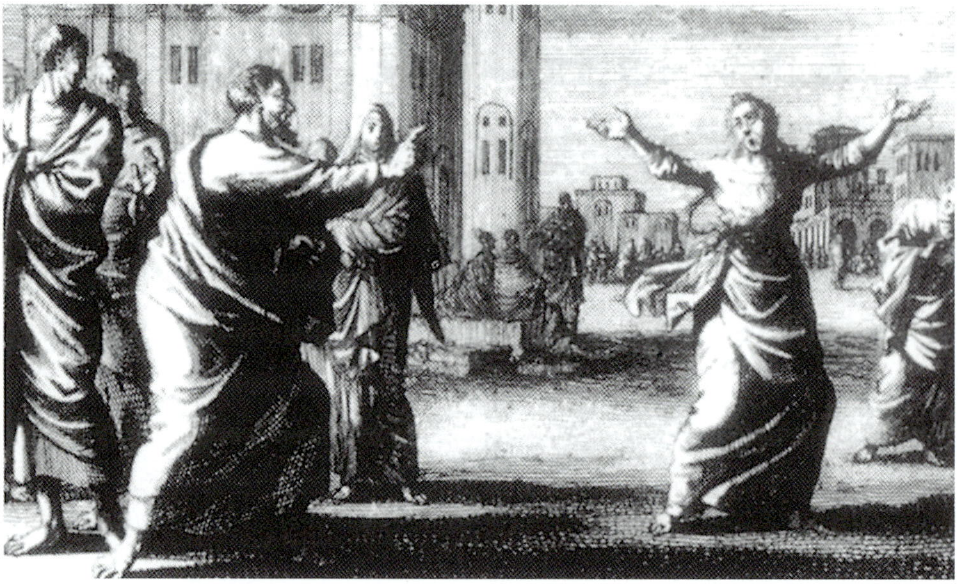

그림 4-7 강박관념 또는 광장공포증?
중세시대에 정신질환은 귀신 들린 강박관념(demonic obsession)이라 하여 귀신을 쫓아내는 의식으로 치료했다. 오늘날, 이 그림은 생체내 탈감작(in-vivo desensitization)에 의한 광장공포증(agoraphobia)의 치유를 보여주는 데 도움이 될 수도 있다: 한 광장공포증 환자가 자신의 행동요법 치료사에 의해 시장으로 끌려나와 있다. (From: Charcot JM, Richer P. *Die Besessenen in der Kunst* (German reissue). Göttingen: Steidl 1988, with permission)

인지요법을 병합한다(그림 4-7). 전정재활과 인지행동요법은 여러 가지 공통적인 특징을 보이는데, 증상유발 상황에 대한 고의적 노출, 증상을 해소해 나가는 동안 해주는 전문적 조언 등이 그것이다(제8장 참조). 그러므로 전정재활은 전정 이상이 병발한 환자들과 심리치료를 달가워하지 않는 환자들에게 적절한 대안이 될 수 있다. 시각성 현기증이 주소인 경우에 전정재활은 규모와 지속시간을 증가시키는 동적 시자극에 환자를 노출시켜 시각 탈감작을 유도하는 데 초점을 두어야 한다. 과도한 불안은 전통적인 신경안정제보다는 세로토닌 재흡수 억제제(예, paroxetine 20~40mg/d) 또는 삼환계 항우울제(예, amitriptyline 100~150mg/d)로 치료될 수 있다. 우울증으로 인한 어지럼증은 원인 질환을 항우울제 또는 심리치료로 적절히 치료하면 사라진다.

약물유발 어지럼증

약물 부작용은 어지럼증의 가장 흔한 원인들 가운데 하나이나, 신경과 또는 이비인후과 전문의를 찾게 하는 경우는 드물다. 대개 새 약물을 처방한 후 또는 증량에 따라 문제가 발생하면 환자와 주치의에게 어지럼증의 원인은 분명하다. 이 규칙의 예외는 이독성(ototoxicity)으로 인한 양측성 전정기능 상실인데, 이 질환은 환자가 평형장애를 일으킨 지 수년 후에야 진단될 수도 있다. 약물유발 어지럼증은 투약 간격과 약물의 약동학에 따라 혈장 농도가 다양하면 발작성 또는 변동성일 수 있다. 반면 혈장 농도가 높게 유지되면 어지럼증은 지속성일 수 있고 뇌 또는 내이 구조물이 손상되었을 경우에는 영구적일 수도 있다. 이 장은 원칙적으로 '재발성' 어지럼증에 할애되었지만, 모든 유형의 약물유발 어지럼증을 다룬다. 우리의 약물 분류는 진정, 전정 억제, 이독성, 소뇌독성, 기립성 저혈압과 저혈당을 유발하는 병태생리 기전을 토대로 한다(표 4-21).

진정

벤조디아제핀계 제제와 기타 진정제들은 노인에서 낙상과 고관절 골절의 주요 위험인자이다. 이 약물들은 다양한 이유로 어지럼증과 불안정감을 유발한다. 졸음과 집중 곤란은 피질 레벨에서 공간 방향감을 저해하고, 전정 억제는 미로와 전정신경핵 내에서 신호의 처리를 감소시키며, 또 느려진 반응시간은 예기치 않게 균형을 잡아야 할 때 자세 조절을 어렵게 해 낙상을 촉진한다. 고용량에서 이는 소뇌독성까지 유발할 수도 있다.

전정 억제

역설적으로 들리겠지만, 항현기증 약물은 어지럼증을 유발할 수 있다. 이 약물들은 전정계를 전부 억제하므로 전정질환으로 인한 잘못된 신호뿐만 아니라 공간 방향감, 전정안반사와 평형에 필요한 유용한 정보도 차단한다. 일측성 전정기능 상실 후 중추 보상은 정상 측에서 오는 정상적인 자극과 환측에서 신경핵 활동의 회복에 의존하기 때문에, 이러한 계열의 약물을 하루나 이틀 이상 투약하면 회복을 저해할 수도 있다. 아울러 전정 억제는 진정 없이

표 4-21 어지럼증과 불평형감을 유발하는 약물들

기전	약물 계열	약물 예
진정	신경안정제	diazepam, alprazolam
	바르비투르산염(barbiturates)	phenobarbitone
	aliphatic phenothiazines	chlorpromazine
전정 억제	항히스타민제	dimenhydrinate, promethazine
	벤조디아제핀	diazepam, lorazepam
	항콜린제	scopolamine
이독성	아미노글리코사이드	gentamicin, streptomycin
	글리코펩티드 항생제	vancomycin
	알킬화제(alkylating agents)	cisplatin
	루프이뇨제(loop diuretics, 가역성)	furosemide, ethacrynic acid
	NSAIDs(가역성)	aspirin, ibuprofen
	항말라리아약(가역성)	quinine, quinidine
소뇌독성	항간질제	carbamazepine, phenytoin
		phenobarbitone
	벤조디아제핀	diazepam, clonazepam
	무기염(inorganic salt)	lithium salt
기립성 저혈압	이뇨제	thiazide diuretics, furosemide
	혈관확장제	nitroglycerine, isosorbide
	베타차단제	propranolol, metoprolol
	알파차단제	phenoxybenzamine, prazosin
	칼슘통로차단제	nifedipine
	ACE 억제제	captopril, enalapril
	삼환계 항우울제	amitriptyline
	aliphatic phenothiazines	clorpromazine
	도파민 작용제	L-dopa, pergolide
	MAO 억제제	tranylcypromine
저혈당	항당뇨제	insulin, sulfonylurea
	베타차단제	propranolol
	MAO 억제제	tranylcypromine
기전불명	항말라리아약	mefloquin
	퀴놀론계 항생제	ofloxazin, trovafloxacin
	기타	

* NSAIDs=non-steroidal anti-inflammatory drugs(비스테로이드성 항염제)
ACE=angiotensin-converting enzyme(안지오텐신 전환 효소)
MAO=monoamine oxidase(모노아민 산화효소)

는 성취되기 어려운데, 진정 자체가 어지럼증을 초래할 수 있다. 그러므로 전정억제제는 본질적으로 급성 전정질환 또는 동요병을 지닌 환자들의 단기 치료에 사용하도록 추천된다(258쪽 참조).

이독성

아미노글리코사이드계 항생제인 gentamicin과 기타 약물들은 전정 감각상피에 비가역적 손상을 유발할 수도 있는데, 특히 신부전 환자에게 투여하였을 경우에 그렇다. 그에 따른 양측성 전정기능 상실은 머리를 움직일 때 나타나는 동요시와 어둠속에서 악화되는 불평형감을 초래한다(206쪽 참조). 전형적인 아미노글리코사이드 이독성 환자는 자신이 심장수술 또는 패혈증으로 집중치료실에 입원한 후 증상이 시작되었다고 보고한다. 가장 흔한 이독성 약물인 gentamicin은 청각에 미치는 영향이 경미하므로 환자들은 중증 난청을 보고하지 않음에 주목하라. 요즈음 많은 그람음성 감염들은 아미노글리코사이드계 항생제 없이도 치료가 가능해 향후 의인성(醫因性, iatrogenic)의 비가역적 전정기능 상실을 일으키는 환자들의 수는 감소할 것으로 전망된다.

소뇌독성

어지럼증과 불평형감이 운동실조와 관련되고 롬버그 검사가 음성이라면(즉 불안정감이 눈뜬 상태에서 존재하고 눈을 감아도 현저히 증가하지 않는다), 소뇌 기능장애일 가능성이 아주 높다. 약물유발 소뇌독성은 초기 소견으로 아급성 발생과 양측성 이환에 주시유발성 안진을 동반하는 것이 특징이며, 나중에 사지 운동실조와 구음장애가 뒤따른다. 가장 흔히 문제를 유발하는 약물들은 lithium, 신경안정제, phenytoin, carbamazepine, lamotrigine 같은 항간질제, 그리고 항종양제 cytarabine이다. 드물게 소뇌 기능장애는 약물을 중단한 후에도 지속될 수 있는데, 특히 lithium, phenytoin 및 cytarabine 중독 후에 그렇다.

기립성 저혈압

기립 직후 혈압이 떨어지는 현상을 '기립성 저혈압'이라 한다(144쪽 참조). 약물은 흔한 원인적 또는 기여적 요인이며, 특히 노인 환자들에서 항고혈압제가 그렇다. 그러므로 안정 시

앙와위 또는 좌위 혈압만을 측정해서는 이러한 환자들에서 치료의 모니터링에 충분하지 않을 수도 있다.

저혈당

자발성 저혈당은 드물지만, 많은 당뇨병 환자들은 인슐린 또는 경구 항당뇨제로 인한 저혈당을 경험한다. 어지럼증은 좀처럼 고립성으로 일어나지 않고 저혈당 증상군의 일부로 나타나는데, 이러한 증상들에는 허기, 발한, 떨림, 집중 곤란, 과민, 기분 변화, 불안하거나 약해지는 느낌, 혼돈, 비정상적 행동, 졸림과 결국 혼수가 있다. 진단은 혈당치가 증상성 발작 시 70mg/dL 미만이고 포도당을 투여하면 증상이 급속 해소될 경우에 확진된다.

기전불명

승인된 약물들 가운데 약 1/4은 부작용으로 어지럼증을 유발하는 것으로 보고되었으나, 흔히 그 기전은 밝혀지지 않고 있다.

재발성 어지럼증의 기타 원인들

고혈압

고혈압은 종종 어지럼증의 흔한 원인으로 여겨지지만, 아주 틀린 생각이다. 그러나 어지럼증은 '고혈압 위기(hypertensive crisis)'의 한 증상일 수 있다. 고혈압 위기는 고혈압 환자들의 1% 정도에서 발생하는 질환으로 '확장기' 혈압이 120mmHg 이상으로 유지될 때 일어난다. 동반 증상과 징후로는 두통, 시야 흐림, 혼돈, 기면, 망막 출혈 및 삼출물, 유두부종(papilloedema), 초점성 신경학적 징후와 경련이 있을 수 있다. 어지럼증과 기타 신경학적 증상들은 세동맥 연축(arteriolar spasm)으로 인한 뇌 관류저하에 의해 유발된다.

대사 장애와 일반 질환

요독증(uremia), 간부전, 저혈당, 전해질 불균형 또는 갑상선중독증(thyrotoxicosis) 같은 질환들이 어지럼증을 나타낼 수도 있으나, 대개 대사성 뇌병증(metabolic encephalopathy)을 시사하는 좀 더 전형적인 다른 증상들이 있다. 여기에는 혼돈, 초조(agitation), 졸림, 전율과 음성 간대성 근경련(negative myoclonus, 자세고정불능증[asterixis])이 있다. 아울러 만성 어지럼증과 피로를 호소하는 환자인 경우에 빈혈을 고려하라.

고소 현기증

고소 현기증(height vertigo)은 엄밀히 말해 잘못된 표현인데, 환자들이 고소에 노출되었을 때 현기증보다는 어지럼증과 불안정감을 느끼기 때문이다. 전형적인 유발 상황은 지붕 또는 절벽에서 내려다보는 것이다. 고소 현기증에는 생리적 및 심리적 차원이 있다. 생리적 측면은 개방된 장소에서 신체 동요를 시각적으로 감지하기 위해 보통 필요로 하는 시각 환경이 근거리에 없다는 점이다. 따라서 평형 조절이 체성감각 및 전정 자극으로 제한된다. 이는 눈을 감은 상황에 해당하고 이러한 상황은 보통 자세 안정성을 어느 정도 감소시키지만 어지럼증 또는 불평형감을 유발하지는 않는다. 그러나 안전 철책이 없는 절벽 바로 앞에 눈을 감은 채 서 있다고 상상해보면 문제의 심리적 측면을 이해할 것이다. 사람을 불편하게 하고 일부는 심지어 '두려워 죽을 지경'이 되게 하는 것은 바로 '잠재적' 위험이고 추락한다는 환상이다. 우리들 대부분이 어느 정도 경험해본 고소 현기증이 고소 공포증(height phobia)이 되면, 행동요법을 통한 치료가 요구될 수도 있다. 덜 심한 환자들에서는 시각 정보의 결여를 체성감각으로 대체하기 위해 뒤로 물러나거나 지지대를 잡는 것만으로 충분할 수도 있다.

단서가 없다면 이렇게 하라

재발성 현기증의 경우와 같이 재발성 어지럼증의 원인은 철저한 검사 후에도 여전히 모호할 수도 있다. 다음은 진단율을 높일 수 있는 일부 방법들이다.

정말로 어지럼증일까?

기억할 것은 증상의 언어적 표현이 증상 자체는 아니란 점과 환자들은 대부분 자신이 경험한 바를 표현하는 데 곤란을 겪는다는 점이다. 아울러 가벼운 현기증은 흔히 전형적 특징인 빙빙 도는 느낌이 없는데다 시선 고정이 말초 전정성 안진을 억제할 수 있기 때문에 주의를 요한다. 과거에 빙빙 도는 느낌이 있었는지에 대한 질문, 체위성 유발, 동요시, 구역과 한쪽으로 선회는 비전정성 어지럼증보다는 전정성 현기증을 시사할 수 있다. 전정기능 검사를 해보면 미로질환이 드러날 수도 있다. 그럼에도 불구하고 고립성 경증 이상과 전정기능 검사에서 경계선상 병리소견을 확대해석해서는 안 되는데, 이는 건강한 사람들에서도 흔하기 때문이다. 불안정감과 이상평형감을 지닌 환자들이 마찬가지로 재발성 어지럼증을 호소할 수도 있다. 이러한 환자들에서 어지럼증은 오로지 서 있고 걸을 때 발생하며, 비정상적 자세 또는 보행이 시진 또는 신경학적 검사에서 나타난다(211쪽 표 6-2 참조).

병력에서 관련 세부사항을 놓치지는 않았는가?

과거 신체 및 정신 질환, 촉진요인, 동반 증상 또는 문제를 유발하는 약물을 확인하려면 자세한 병력이 필요할 수도 있다. 어지럼증 일지는 흔히 증상을 정확하게 기록하고 발작적 호소의 시간적 양상을 확인하는 데 유용하다.

원인불명의 어지럼증을 '심인성 어지럼증'으로 진단하지 마라

요즈음 정신과 진단은 DSM-IV 또는 ICD-10에 규정된 진단기준에 따른다. 심인성이든 체성이든 잘못된 진단은 적절한 치료와 대응이란 면에서 환자에게 해롭다. 심리적 요인이 관련된 것으로 보이면, 정신과에 진료를 의뢰하고 '아울러' 적합한 신체검사를 실시한 연후에 문제에 대한 각각의 기여도를 비교 평가하는 것이 유용하다.

내과 진료를 요청하라

신경과 또는 이비인후과 전문의들은 대개 전정 또는 신경학적 질환 검사가 음성으로 나오면 어지럼증 환자들을 내과에 의뢰할 것이다. 다시금, 여기서 이상 소견이 나올 경우에 그 임상적 타당성을 냉철하게 평가해 환자가 혈관운동형 신경매개 실신이 원인임에도 심박조율기를 처방받는 것처럼 불필요한 시술을 받지 않도록 해야 한다.

제5장 | 체위성 현기증

Positional Vertigo

체위성 현기증(positional vertigo)은 오로지 또는 주로 특정 두위에서 일어난다(표 5-1). 이 현기증은 대개 병력에서 명백히 확인된다. 즉 환자들은 눕거나 일어나 앉은 후, 침대에서 돌아누운 후, 머리를 뒤로 젖히거나 앞으로 굽힐 때와 같이 특정 두위에서 나타나는 현기증을 호소한다. 그러나 간혹 환자는 문진을 해도 현기증의 체위성을 인지하지 못하는 경우가 있다. 그러므로 모든 재발성 현기증 환자들을 대상으로 체위 검사를 실시해야 한다.

일부 저자들은 '체위성(positional)' 및 '체위변환성(positioning)' 현기증을 구분한다. 전자는 머리를 유발성 두위에 두는 한 현기증이 지속된다는 점을 의미하는 반면, 후자는 머리가 임계 위치(critical position)에 머무는 동안 가라앉는 현기증에 대해 사용된다. 이러한 명명법은 널리 수용되지 않았는데, 아마도 이것이 말초 및 중추 전정질환을 믿을 만하게 구분하지 못하기 때문일 것이다.

표 5-1 체위성 현기증: 흔한 진단과 주요 특징

질환	주요 특징
후반고리관형 양성 돌발성 체위성 현기증(PC-BPPV), 전체 체위성 현기증의 80% 이상(170쪽)	짧은 발작(30초 이내); 침대서 돌아눕거나, 눕거나, 누웠다 일어나 앉거나, 머리를 뒤로 젖히거나 앞으로 굽히면 유발됨 증상성 발작이 수주에서 수개월 지속, 수년 간 완화 측방 현수두위(lateral head hanging position)에서 주로 지면을 향해 떨리는 회전성 안진
수평반고리관형 양성 돌발성 체위성 현기증, 전체 체위성 현기증의 20% 이하(180쪽)	발작은 주로 침대에서 돌아누우면 유발됨 대개 PC-BPPV와 교대로 발작 각 측두위(lateral head position)에서 지면을 향한 일시적 수평성 안진 (변형들은 지면 반대 방향의 안진을 보일 수도 있다)
편두통성 현기증(187쪽)	주로 체위성 현기증을 나타낼 수 있음 편두통 병력 현기증 발작 시 편두통 증상 증상성 발작이 수분에서 수일까지 지속 거의 모든 유형의 안진이 가능
중추성 체위성 현기증(187쪽)	단일 발작의 지속기간이 다양함, 다양한 유발 체위 및 안진 소견 추가로 뇌간 또는 소뇌 징후 가능 BPPV의 전체 증후군이 아니라 단일 증상들과 유사할 수도 있음
기타 원인들(191쪽)	체위성 알코올성 현기증과 안진, 외림프 누공, 전정 패록시즈미아(vestibular paroxysmia), 고분자글로불린혈증(macroglobulinemia), amiodarone 독성, 두부신전 현기증(head extension vertigo)

* BPPV=benign paroxysmal positional vertigo(양성 돌발성 체위성 현기증)

후반고리관형 양성 돌발성 체위성 현기증

표 5-2 후반고리관형 양성 돌발성 체위성 현기증: 주요 특징

병력	짧은 현기증 발작(30초 이내); 침대서 돌아눕거나, 눕거나, 누웠다 일어나 앉거나, 머리를 뒤로 젖히거나 앞으로 굽히면 유발됨 증상성 발작이 수주에서 수개월 지속, 무증상 사이기간이 수개월에서 수년 지속
임상소견	딕스-홀파이크 체위 검사: 증상 측 두위에서 주로 지면을 향해 떨리는 회전성, 빠른 국면 안진(+보다 작은 상향 성분 안진) 흔히 일어나 앉은 후 안진이 역전됨
병태생리	난형낭에서 이탈된 이석이 두위 변화에 따라 후반고리관 내에서 돌아다님
검사	전형적 증례들에서는 요구되지 않음
치료	에플리 또는 세몬트 수기, 재택 자가치료를 위한 변형 에플리 수기

임상소견

양성 돌발성 체위성 현기증(benign paroxysmal positional vertigo, BPPV)은 현재 체위성 현기증의 가장 흔한 원인으로, 환자들의 약 90%를 차지한다. 더욱이 BPPV는 제1위 전정질환이며, 전문 어지럼증 클리닉에 대한 의뢰건들 가운데 25% 정도를 차지한다. BPPV 유병률은 나이가 들면서 증가하고 여성 환자들이 남성보다 거의 2배 많다. BPPV는 각 반고리관과 관련될 수 있는데, 후반고리관형 BPPV가 가장 흔한 유형이다. BPPV의 모든 아형들은 임상 관찰에 기초해 진단할 수 있다. BPPV는 그 병태생리가 밝혀져 현기증의 원인들 중 가장 성공적으로 치료할 수 있는 질환이 됐다.

후반고리관형 양성 돌발성 체위성 현기증(PC-BPPV)은 짧은 현기증 발작을 유발하고 이는 두위 변화에 의해 촉진된다. 환자들은 대체로 침대에서 돌아눕거나, 앉아 있다 눕거나, 누워 있다 일어나 앉거나, 위를 쳐다보기 위해 목을 젖히거나 구부릴 때 현기증을 경험한다. 움직인다는 착각은 대개 회전성이지만, 몸이 기운다는 느낌도 일어날 수 있다. 발작 중 기타 호소들로는 불평형감(imbalance), 동요시(oscillopsia), 구역과 때로 구토가 있다. 환자들은 대개 특정한 머리 움직임이 현기증의 발작을 촉진한다는 점을 안다. 이들은 흔히 현기증 발작을 피하기 위해 뭔가를 괴고 자거나 목을 꼿꼿이 세우는 등 전략을 개발하는데, 이는 부동상태(immobility)를 초래하고 질환의 자연 경과를 연장시킬 수도 있다. BPPV가 해소된 후에도 어지럼증을 동반 또는 동반하지 않는 이차성 불안장애가 지속될 수 있다.

PC-BPPV의 단일 발작은 대개 5~20초 간 지속되고 30초 이상 지속되는 경우는 거의 없다. 그러나 발작들이 몰아친 후에는 환자들이 수 시간에서 수일까지 계속되는 지속성 어지럼증 및 불평형감을 호소할 수도 있다. 대체로 PC-BPPV는 증상성 발작들이 며칠에서 수개월까지 지속되고, 이러한 발작들 사이기간에 수개월에서 수년에 이르는 무증상 기간이 자리한다. BPPV 증례들은 대부분 특발성이지만, 약 25%는 두부외상 후에 또는 전정신경염이나 메니에르병 같은 기존 미로질환을 배경으로 발생한다. 특발성 BPPV에서는 드문 양측성 이환은 외상후 환자들에서 보다 흔한 것으로 보인다.

진단은 체위 검사에 의한 현기증의 유발과 전형적 안진의 관찰로 확진한다. PC-BPPV의 유발과 확진을 위한 고전적 검사는 딕스-홀파이크 수기(Dix-Hallpike maneuver)이다(그림 5-1). 이 검사는 환측 후반고리관을 중력과 평행인 면으로 회전시켜서 이 반고리관을 최대한 자극하게 된다. 혹은 앉은 자세에서 머리를 '반대 측'으로 45도 회전시킨 채 몸통과 머리를 측방으로 기울이는데, 그러면 후두의 측면이 검사대에 닿는다. 어느 수기로 하든 후반고리관의 실제 위치는 동일하다(비디오 클립 02.16~02.19).

믿을 만하게 후반고리관형 양성 돌발성 체위성 현기증이란 진단을 내릴 수 있으려면 체위성 안진이 다음과 같은 기준들을 충족시켜야 한다.

- **회전-수직성 안진**(torsional-vertical nystagmus). 이 안진은 환자가 증상 측으로 위치하였을 때 나타난다. 가장 뚜렷한 안진 방향은 회전성 성분(torsional component)으로, 눈의 상극(upper pole)이 귀의 하단(undermost ear)을 향해 떨린다(비디오 클립 05.01). 아울러 보다 작은 수직-상박(vertical-upbeating) 안진 성분이 있으며, 눈의 상단(uppermost eye)에서 가장 뚜렷하다. 안진 방향은 주시 방향에 의해 영향을 받으므로, 환자는 의사의 코에 시선을 고정시켜 눈을 일차주시(primary gaze) 위치에 가까운 상태로 유지해야 한다.
- **잠복기**(latency). 대체로 안진과 현기증은 촉진 두위에 이른 지 몇 초 후에 시작된다. 안진 강도는 급속히 증가한 다음에 쇠퇴한다(점점 세게-점점 약하게).

- **지속기간(duration).** 안진은 대개 5~20초 지속되고 30초를 초과하는 경우는 드물다.
- **역전(reversal).** 환자가 앉은 자세로 돌아온 지 몇 초 후 반대 방향으로 떨리는 강도가 덜한 일시적 안진이 관찰될 수 있다.
- **피로현상(fatigability).** 현기증과 안진은 대부분 체위변환을 반복하면 감소한다. 그러나 반복 검사는 괴롭고 대개 요구되지 않는다.

일측성 PC-BPPV는 양측성 BPPV와 유사할 수도 있는데, 이환되지 않은 귀에 대해 체위 검사를 할 때 머리를 반대 측(증상 측) 귀의 후반고리관을 자극하는 쪽으로 45도 이상 회전시킬 경우에 그렇다.

병태생리

양성 돌발성 체위성 현기증은 난형낭(utricle)에서 이탈된 이석에 의해 유발되며, 이것들은 응집하여 덩어리를 형성할 수도 있다. 이 덩어리가 반고리관에 유입되면 두위 변환 후 내림프의 흐름이 충분하지 않다. 이러한 개념을 '반고리관결석(canalolithiasis)'이라 한다(그림 5-1). 이 개념은 PC-BPPV의 모든 임상소견을 설명할 수 있다. 잠복기는 아마도 (좁은 관에 도달하기 전) 팽대부(ampulla) 내에서 입자들의 움직임에 의해 유발될 것이며, 여기서 입자들의 유체역학적 효과(hydrodynamic effect)는 미미하다. 안진의 지속기간이 제한적인 점은 입자들이 관의 최하부에 자리 잡기 전 관을 따라 이동하는 것을 반영한다. 일어나 앉은 후 안진의 역전은 입자 이동의 방향이 거꾸로 되어 팽대부정(cupula)이 반대 방향으로 편향되는 것에 의해 설명된다.

BPPV를 일으키기 쉽게 하는 요인들로 고령, 두부외상, 선행 내이질환, 편두통, 골다공증과 일반 수술이 있으며, 이들 모두는 BPPV의 반고리관결석 개념으로 설명된다.

- **연령.** 난형낭과 구형낭(sacculus)에 붙어 있는 이석의 수는 나이가 들면서 감소하는데, 이는 자연 이탈 때문일 것이다.
- **외상.** 두부외상이 경증이라도 난형낭반(utricular macula)의 젤라틴 막에 붙어 있는 이석

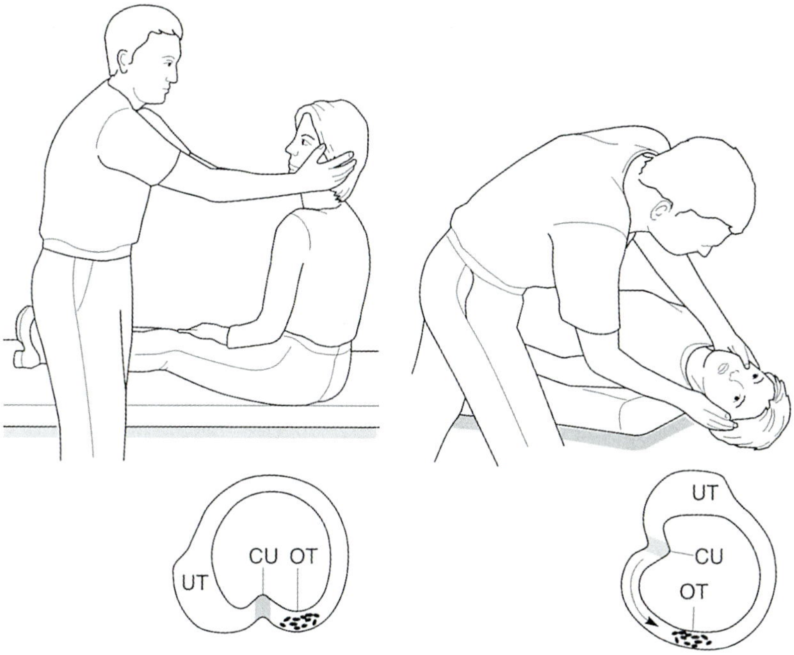

그림 5-1 좌측 후반고리관의 반고리관결석을 확인하기 위한 딕스-홀파이크 체위변환.
딕스-홀파이크 수기(Dix-Hallpike maneuver)는 환자를 검사대에 똑바로 앉히고 검사자를 향해 머리를 45도 돌리게 한 상태에서 시작한다. 환자에게 눈을 계속 뜨고 검사자의 이마를 쳐다보라고 지시한다. 그런 다음 환자를 측방으로 신속히 움직여 머리를 검사대 끝에 떨어뜨리는 자세인 측방 현수두위(lateral head hanging position)를 취하게 한다. 일시적 회전-상향 안진(torsional-upward nystagmus)이 나타나면 귀 하단형(lowermost ear) PC-BPPV를 시사한다. 반고리관결석(canalolithiasis)의 발생기전은 그림 아래 부분에 도시되어 있다. 환자가 똑바로 앉아 있을 때 이석은 팽대부정(cupula)의 바닥에 위치하고 아무런 영향을 미치지 않는다. 하지만 딕스-홀파이크 검사를 실시하면 머리는 뒤로 후반고리관 면으로 회전되어, 이 반고리관 내에서 입자들의 이동을 유도하고 이는 같은 방향으로 내림프 및 팽대부정의 변위를 야기한다. 이에 따라 반고리관 유모세포(hair cell)가 활성화되면 회전-상향 혼합 안진이 일어나며, 이는 후반고리관의 흥분성 연결이 상사근(superior oblique muscle)과 하직근(inferior rectus muscle)으로 이어진 것을 나타낸다. 안진은 입자들이 반고리관의 가장 아래쪽 지점에 도달하고 팽대부정이 안정 시 위치로 되돌아온 후 가라앉는다. 환자가 다시 일어나면 입자들은 반대 방향으로 전환되어 팽대부정과 유모세포의 억제성 편향(inhibitory deflection)을 유발해 역전 안진(reversed nystagmus)을 일으킨다. CU=cupula(팽대부정), OT=otoconia(이석), UT=utricle(난형낭). (From: von Brevern M, Lempert T. Benigner paroxsymaler Lagerungsschwindel. *Nervenarzt* 2004; 75: 1027~36, with permission)

을 느슨하게 할 수 있으며, 이 입자들이 반고리관에 유입되면 BPPV를 일으킨다.

- 내이질환. 전정신경염 또는 기타 말초 전정질환은 난형낭을 손상시켜 BPPV를 유발할 수 있으며, 이 경우 온도안진 반응저하와 BPPV가 동시에 존재한다. 역설적으로 보이는 이 소견은 전정신경염에서 흔하고 기타 내이질환들에서도 발생할 수 있는 후반고리관의 보존으로 설명된다.

- **편두통.** 이는 BPPV의 또 다른 소인인 것으로 보이는데, 아마도 발작 때마다 내이에 반복해서 손상을 유발하기 때문일 것이다.
- **골다공증.** 칼슘 대사 장애로 비정상적 이석이 형성되어 이석이 난형낭반에서 쉽게 이탈될 수도 있다.
- **수술.** BPPV는 수술의 종류에 관계없이 수술 후에 나타나는 경우가 빈번하며, 이는 전신마취 시 삽관을 위해 머리를 젖히고 이에 따라 이동하는 이석이 후반고리관에 들어가게 된다는 것으로 설명될 수 있다.

반고리관결석 개념은 여러 조직학적 소견과 수술 중 소견에 의해 증명된다. 슈크네히트(Schuknecht)는 PC-BPPV를 앓은 후 이와 무관한 질환으로 사망한 환자들에서 팽대부정과 반고리관 내에서 모두 과립 침착 소견이 있었다고 보고했다. BPPV 환자들에서는 수술 중 후반고리관 내에서 이동하는 내림프 입자들이 관찰됐다(그림 5-2). 회수한 입자들을 전자현미경으로 검사하였을 때 형태학적 소견은 퇴행성 이석이었다. 그러나 반고리관결석을 입증하는 가장 설득력 있는 증거는 체위 조작의 유효성에서 나오며, 이러한 조작은 이환된 반고리관에서 이동하는 이석을 유리시킨다.

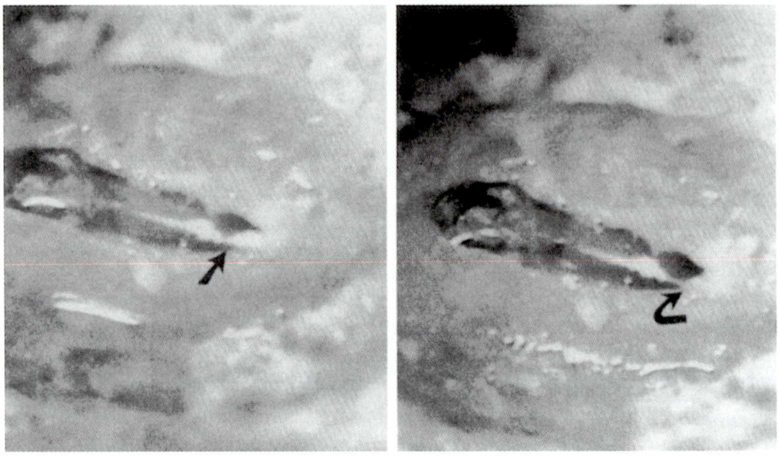

그림 5-2 반고리관결석.
BPPV를 앓는 환자의 후반고리관을 수술로 열었으며(가운데 어두운 부분) 내림프 내의 흰 물질이 환자의 머리를 올릴 때 이동하는 것이 보인다(화살표들). (From: Parnes LS, McClure JA. Free floating endolymph particles: a new operative finding during posterior semicircular canal occlusion. *Laryngoscope* 1992; 102: 988~92, with permission)

검사

전형적 소견을 보이는 환자는 추가 검사를 요하지 않는다. 체위와 무관한 현기증 병력은 기저 미로질환을 시사할 수도 있으므로 전정기능 검사와 청력검사로 평가해야 한다.

감별진단

후반고리관형 양성 돌발성 체위성 현기증은 기타 유형의 BPPV 및 전정신경핵 또는 미측(caudal) 소뇌 병변으로 인한 중추성 체위성 현기증과 감별진단 해야 한다. 구분은 주로 안진 소견에 기초한다(표 5-3). 병력 상 수년에 걸친 재발과 완화는 BPPV에 유리하고 중추 병변에는 불리한 강력한 증거이다. 편두통성 현기증(187쪽 참조) 및 중추성 체위성 현기증(187쪽)과의 감별은 뒤에 논의한다.

표 5-3 체위성 안진의 감별진단

질환	잠복기	지속기간	방향
후반고리관형 BPPV	있음	5~30초	귀 하부를 향하는 회전성 + 수직성 상향 성분; 일어나 앉은 후 역전 흔함
수평반고리관형 BPPV, 반고리관결석	없음	10~60초	각 측두위에서 지면을 향하는 수평성
수평반고리관형 BPPV, 팽대부정결석	없음	2분 이상	각 측두위에서 지면 반대 방향을 향하는 수평성
전반고리관형 BPPV, 반고리관결석	가능함	1분 이하	하박 + 회전; 환측을 향하는 빠른 국면의 회전
중추성 체위성 현기증	대개 없음	대개 지속적	흔히 순수 상박/하박; 유발 체위와 안진 방향의 어떤 조합도 가능
편두통성 체위성 현기증	대개 없음	대개 지속적	유발 체위와 안진 방향의 어떤 조합도 가능

* BPPV=benign paroxysmal positional vertigo(양성 돌발성 체위성 현기증)

전반고리관형 양성 돌발성 체위성 현기증(AC-BPPV)은 드문 질환이라 간략히 논의한다. 이 현기증은 딕스-홀파이크 체위변환에 의해 유발되며, 이 체위변환은 머리를 어느 쪽으로 돌리든지 간에 환측 전반고리관 내에서 입자 이동을 자극한다. 증상 측은 머리를 뒤로 젖힌 위치에서 안진의 방향으로 알 수 있다. 즉 안진은 항상 하박(downbeat)이나, 회전성 성분은 동측 이환이면 귀 하부를 향하고 반대 측 이환이면 귀 상부를 향한다. 따라서 회전성 성분이 환측 귀를 나타낸다. 하지만 회전성 성분은 너무 작아 임상적 관찰로, 심지어 프렌젤 안경(Frenzel's glasses)을 사용해도 알아보기가 힘들 수도 있다. AC-BPPV의 치료는 철저히 평가된 바 없다. 이론적으로, 전반고리관은 체위 조작을 통해 입자들로부터 벗어날 수 있다. 이 수기는 앉은 자세에서 머리를 환측 반대 방향으로 30도 돌린 채 시작한다. 그런 다음 반대편으로 30도 돌린 머리 상태를 유지하면서 환자를 뒤로 눕혀 깊은 현수두위(head hanging position)를 취하게 한다. 마지막으로, 환자를 다시 일으킨다.

치료

치료의 첫 단계는 환자에게 BPPV의 발생기전과 양호한 경과에 대해 설명하는 것이며, 이렇게 하면 불필요한 두려움이 완화되고 환자가 치료할 준비를 하게 된다. PC-BPPV의 치료에는 에플리(Epley) 및 세몬트(Semont) 수기라는 2가지 보존적 접근법이 있다. 이들은 이석 파편이 후반고리관으로부터 더 이상 체위성 현기증을 유발하지 않는 난형낭으로 되돌아가도록 유도한다. 이 치료법들은 PC-BPPV의 급성 발작을 멈추는 데 고도로 효과적이나, 대부분의 환자들에서 수개월 또는 보다 흔하게 수년 후에 예상되는 재발을 예방하지는 못한다.

- 에플리는 반고리관결석 정복술(canalith repositioning)을 도입하였는데, 이 시술은 후반고리관을 그 면 방향에 가깝게 뒤로 회전시킨다(그림 5-3, 비디오 클립 05.04와 05.05). 이 수기는 각각 90도 정도로 변위시키는 일련의 연속적 두위 변환으로 이루어진다. 안진을 관찰하기 위해서는 환자에게 눈을 뜨고 있으라고 해야 한다. 두 번째와 세 번째 두위에서 나타나고 머리와 동일한 방향으로 떨리는 체위성 안진은 입자들이 난형낭을 향

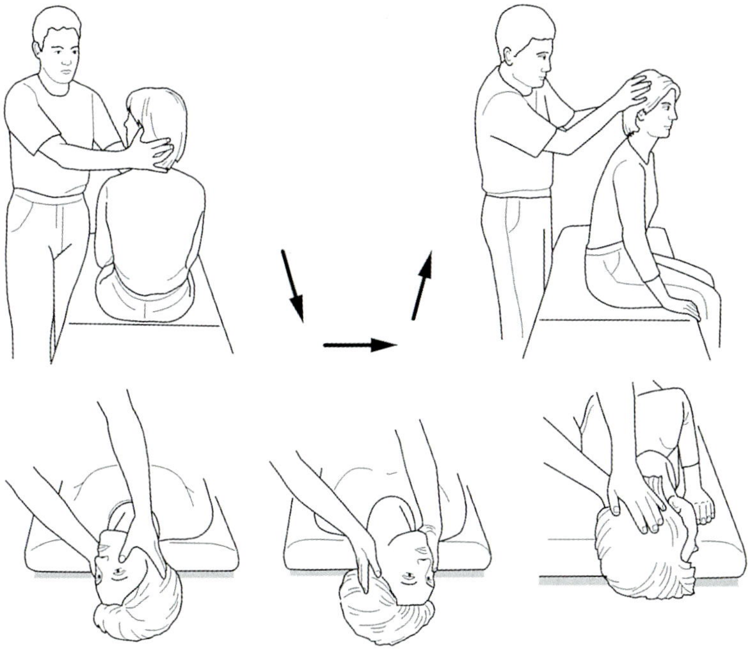

그림 5-3 좌측 PC-BPPV 치료를 위한 에플리 반고리관결석 정복술.
이 시술은 치료사의 수기로 유도되는 5가지 연속적 두위 변환으로 이루어진다. 각 두위 변환은 신속히 시행되고 30초 동안 유지된다. 그림을 왼쪽에서 오른쪽으로 가면서 살펴보자. 환자를 똑바로 앉히고 머리를 환측으로 45도 회전시킨다. 환자를 눕혀 마치 딕스-홀파이크 수기를 실시하듯이 머리를 검사대 끝에 떨어뜨린다(현수두위). 현수두위를 유지하고 얼굴은 상방을 향한 상태에서 머리를 반대쪽으로 90도 회전시킨다. 머리와 몸을 더 회전시켜 환자가 비스듬히 아래쪽을 향하도록 하고 코를 수평면에서 45도 밑으로 둔다. 환자를 일으켜 앉은 자세를 취하게 한다. (From: von Brevern M, Lempert T. Benigner paroxsymaler Lagerungsschwindel. *Nervenarzt* 2004; 75: 1027~36, with permission)

해 연속적으로 이동하는 것을 시사하고 좋은 결과를 예고한다. 실패한다면 흔한 원인은 하나의 현수두위에서 다른 현수두위로 이행할 때 머리를 충분히 젖히지 않아 입자들이 다시 반고리관의 팽대부정 끝을 향해 돌아가기 때문이다. 시술 중 유양돌기(mastoid)를 진동시키는 것이 추천되어 왔지만, 치료 결과를 개선하지는 못한다. 또한 성공적 치료 후 48시간 동안 똑바로 서 있는 것도 불필요한 것으로 증명됐다.

- 세몬트 수기는 후반고리관 면으로 머리를 180도 스윙시킨다(그림 5-4, 비디오 클립 05.02와 05.03). 검사자는 환자의 정면에 서서 수기를 유도하고 환자는 검사대에 앉아 머리를 환측 귀 반대 방향으로 45도 돌린다. 그런 다음 환자를 환측 귀 쪽으로 신속히

끌어내려 누운 자세를 취하게 한다. 이 위치에서 유발되는 현기증은 환측 귀(하단)를 향해 떨리는 회전성 안진을 동반한다. 1분 동안 이 자세를 유지시킨 후 환자를 반대쪽 검사대로 신속히 스윙시키되, 환측 귀 반대 방향으로 45도 회전시킨 머리 상태는 유지한다. 보다 간단한 용어로 표현하자면, 환측 귀 하향 자세(ear-down position)를 반대 측 눈 하향 자세(eye-down position)로 가져간다는 것이다. 이 위치에서 또 다른 현기증의 발작이 나타나고 환측 귀(상단)를 향해 떨리는 안진이 동반될 경우에 이 수기는 효과적이다. 측면으로 머리 회전이 불충분하거나 180도 스윙을 느리게 실시하면 치료가 실패할 수도 있다.

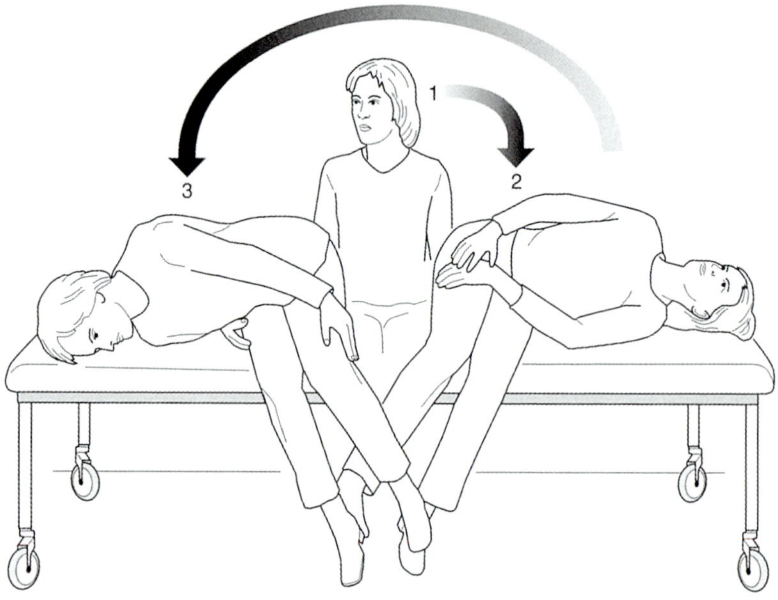

그림 5-4 좌측 PC-BPPV 치료를 위한 세몬트 수기.
이 시술은 치료사의 수기로 유도된다(이 그림에서 치료사는 환자의 자세를 명확히 보여주기 위해 뺐다). 모든 동작은 신속히 시행한다. 머리는 수기 내내 환측 귀 반대 방향으로 45도 회전시킨 상태를 유지한다. 비디오 클립 05.02와 05.03을 참조하라. 먼저 환자를 똑바로 앉히고 머리를 환측 반대 방향으로 45도 회전시킨다. 45도 머리 회전을 유지한 채 환자를 환측으로 눕히고 1분 동안 기다린다. 그런 다음 머리와 몸통을 반대쪽으로 신속히 스윙시키되, 동일 방향으로 회전시킨 머리 상태는 유지한다. 새 위치에서 코는 수평면에서 45도 아래이다. 2분 동안 기다린다. 환자를 일으켜 앉은 자세를 취하게 한다. (From: von Brevern M, Lempert T. Benigner paroxsymaler Lagerungsschwindel. *Nervenarzt* 2004; 75: 1027~36, with permission)

에플리 및 세몬트 수기는 제대로 시행하면 고도로 효과적이다. 한 차례 실시 후 완전한 회복을 보이는 환자들의 비율은 50~70%이다. 체위성 현기증과 안진이 여전히 존재하면 즉시 수기를 반복해야 하는데, 이 경우 성공률은 80~90%로 향상된다. 무작위 대조 임상시험들은 각 술기가 가짜 시술을 하거나 치료를 하지 않은 경우보다 분명히 더 효과적이라는 점을 보여줬다. 에플리 수기가 실패하면 대안으로 세몬트 수기를 실시할 수 있으며, 혹은 그 반대로 시행할 수도 있다. 체위 검사가 구역을 유발하였을 때는 수기 치료를 실시하기 전에 전정진정제를 투여해도 된다. 간혹 '성공적' 결석유리술(liberatory maneuver)은 우연히 입자들을 또 다른 반고리관으로 이동시켜 PC-BPPV를 또 다른 유형의 BPPV로 전환시킬 수도 있다. 이때 이환된 반고리관에 적합한 수기를 시행하면 된다.

환자가 에플리 또는 세몬트 시술에 즉각 반응하지 않거나 빈번한 재발을 겪는 경우에 변형 에플리 시술이 재택 자가치료에 쓰일 수 있다. 적절히 시행한다면 환자들은 대부분 며칠 내에 증상이 사라진다. 이 수기는 또한 병력 상 BPPV를 시사하지만 클리닉에서 홀파이크 검사가 음성으로 나온 환자들에게도 유용하다. 환자들은 홀파이크 체위 검사와 일치하는 이 수기의 첫 단계를 실시해 이환된 귀를 확인할 수 있다. 앉은 자세에서 우측 귀 하향 자세로 이행하는 수기가 현기증을 유발하면 우측 미로가 이환된 경우이다. 그림 5-5는 좌측 및 우측 BPPV에 대한 수기를 보여준다. 재발이 빈번한 환자들에게는 머리를 수평면 밑으로 낮추지 말라고 조언해야 하는데, 이렇게 하면 후반고리관에 이석이 다시 유입되도록 촉진할 수도 있다.

후반고리관에 대한 수술은 아주 드문 경우로 적절한 체위변환 치료를 반복하였음에도 반응하지 않는 오랜 BPPV를 지닌 환자들에게 고려할 수 있다. 수술로는 경유양돌기 접근법(transmastoid approach)에 의한 후반고리관 폐쇄술(plugging)과 중이 접근법(middle-ear approach)을 통한 후 팽대부 신경(posterior ampullary nerve) 횡절단술이 모두 PC-BPPV의 영구적 완화에 효과적인 것으로 입증됐다.

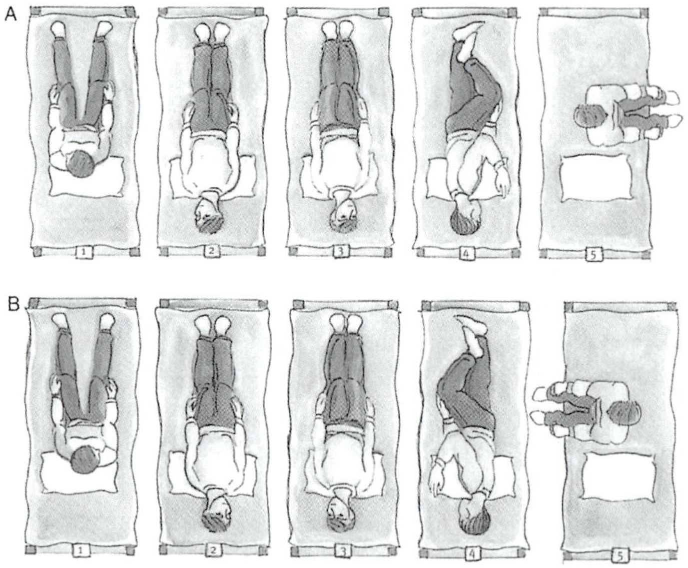

그림 5-5 A: 좌측 PC-BPPV 자가치료를 위한 변형 에플리 시술. 환자에 대한 지시: (1) 침대에 앉은 자세에서 시작하고 머리를 왼쪽으로 45도 회전시켜라. 뒤로 누우면 어깨 밑에 오도록 베개를 뒤에 두라. (2) 재빨리 뒤로 누워 어깨를 베개 위에 대고, 목을 펴고, 또 머리를 침대 위에 놓아라. 이 자세에서 환측(좌측) 귀는 밑에 있다. 30초 동안 기다려라. (3) 머리를 올리지 않은 채 오른쪽으로 90도 회전시키고 다시 30초를 기다려라. (4) 몸과 머리를 오른쪽으로 90도 더 회전시키고 또 다시 30초 동안 기다려라. (5) 침대 우측에 일어나 앉아라. 이 수기를 하루에 3회 실시하라. 이를 체위성 현기증이 24시간 동안 사라질 때까지 매일 반복하라. **B: 우측 PC-BPPV 자가치료를 위한 변형 에플리 시술.** (1) 침대에 앉은 자세에서 시작하고 머리를 오른쪽으로 45도 회전시켜라. 뒤로 누우면 어깨 밑에 오도록 베개를 뒤에 두라. (2) 재빨리 뒤로 누워 어깨를 베개 위에 대고, 목을 펴고, 또 머리를 침대 위에 놓아라. 이 자세에서 환측(우측) 귀는 밑에 있다. 30초 동안 기다려라. (3) 머리를 올리지 않은 채 왼쪽으로 90도 회전시키고 다시 30초를 기다려라. (4) 몸과 머리를 왼쪽으로 90도 더 회전시키고 또 다시 30초 동안 기다려라. (5) 침대 좌측에 일어나 앉아라. 이 수기를 하루에 3회 실시하라. 이를 체위성 현기증이 24시간 동안 사라질 때까지 매일 반복하라. (From: von Brevern M, Lempert T. Benigner paroxsymaler Lagerungsschwindel. *Nervenarzt* 2004; 75: 1027~36, with permission)

수평반고리관형 양성 돌발성 체위성 현기증: 반고리관결석형

표 5-4 반고리관결석형의 수평반고리관형 양성 돌발성 체위성 현기증: 주요 특징

병력	짧은 현기증 발작(60초 이내), 침대서 돌아누우면 유발됨
	증상성 발작이 수일에서 수주 지속, 대개 기타 유형의 BPPV와 교대
임상소견	앙와위에서 머리를 측면으로 회전시키는 체위 검사
	각 측면에서 수평성 안진, 빠른 국면은 지면을 향함
병태생리	난형낭에서 이탈된 이석이 두위 변화에 따라 수평반고리관 내에서 이동
검사	전형적 증례들인 경우에 불필요
치료	270도 바비큐 회전(barbecue roll, 수평반고리관용으로 변형시킨 에플리 수기)
	대체치료: 무증상 측으로 8시간 안정

* BPPV=benign paroxysmal positional vertigo(양성 돌발성 체위성 현기증)

임상소견

수평반고리관의 이환은 양성 돌발성 체위성 현기증을 호소하는 전체 환자들 가운데 10~20%를 차지한다. 여기에는 2가지 유형이 알려져 있는데, 수평반고리관의 반고리관결석(canalolithiasis)이 보다 흔하고 팽대부정결석(cupulolithiasis)은 드물다. 이러한 수평반고리관 유형들은 이전에 중추성 체위성 현기증으로 귀착되었던 소견을 보이기 때문에 잘 알아두어야 한다.

수평반고리관의 반고리관결석(HCan-BPPV)에서 현기증 발작은 앙와위에서 각 측면으로 머리를 회전시키면 유발되는 반면, 일어나 앉거나 누우면 경미한 증상만 일으킨다. 비슷하게, 똑바로 선 자세에서 머리를 수평으로 움직여도 대개는 잘 견뎌낸다. 증상성 발작의 지속기간(그 사이 현기증 발작을 유발할 수 있는)은 후반고리관 이환인 경우보다 더 짧은 경향이 있으며, 수일에서 몇 주 간 지속된다. HCan-BPPV의 발작은 흔히 기타 유형의 BPPV와 교대로 일어난다.

진단적 체위 검사를 위해서는 환자를 바로 눕혀 머리를 코 상향 두위(nose-up position)에서 각 측두위(lateral head position)로 신속히 회전시켜야 한다. 흔히 전형적 안진은 전통적인 딕스-홀파이크 검사에 의해서도 유도된다. 안구운동은 프렌젤 안경 없이도 쉽게 관찰할 수 있다. 앙와위에서 측두위 회전은 머리를 좌우 어느 쪽으로 돌리든 상관없이 지면을 향해 떨리는 일시적 수평성 안진을 유발한다. 전형적 안진은 잠복기 없이 또는 최소한의 잠복기로 시작되고, 머리에 대해 순수하게 수평으로 떨리고, 최고 1분까지 지속되고, 머리를 반대쪽으로 회전시키면 방향이 변화하고, 또 유발 수기를 반복해도 피로현상이 없거나 최소한으로 나타난다. 유발 체위가 지속될 경우에 덜 강하지만 더 오래 지속되는, 방향이 역전된 안진이 일어날 수도 있다. 몇 가지 안진 소견이 환측을 확인하는 데 도움이 된다.

1. 안진은 항상 머리를 이환된 수평반고리관 쪽으로 회전시키면 더 강하다.
2. 이 측면에서 안진 역전은 보다 뚜렷하다.
3. 앉은 자세에서 앙와위로 누우면 정상 측으로 떨리는 일시적 수평성 안진을 유발할 수 있는 반면, 앞으로 굽히면 대개 환측으로 떨리는 안진을 유도한다.

병태생리

PC-BPPV와 같이 HCan-BPPV도 응집된 이석이 반고리관에 유입되어 유발된다. 앙와위에서 환측 귀 쪽으로 머리를 회전시키면 응괴(clot)와 내림프가 반고리관의 전방부에 위치한 팽대부정을 향해 이동한다. 이에 따라 수평반고리관의 유모세포가 흥분되어 환측, 즉 귀 하단을 향해 떨리는 일시적 수평성 안진을 일으킨다. 머리를 다른 쪽으로 회전시키면 응괴가 반대 방향으로 전환되기 때문에 안진의 방향이 역전된다(그림 5-6). 이러한 유형의 수평성 안진은 각 측두위에서 지면을 향해 떨리므로 '향지성 안진(geotropic nystagmus)'이라 한다. HCan-BPPV에서는 며칠 후 자발적으로 완화되는 경우가 흔한데, 이는 자연스레 머리를 움직일 때 입자들이 쉽게 수평반고리관을 벗어날 수도 있기 때문이다. 반면 후반고리관은 그 해부학적 위치, 즉 최하부에 있어 이석을 가둬둘 소인이 있다.

검사와 감별진단

전형적 소견의 환자는 추가 검사를 요하지 않는다.

비슷한 안진이 간혹 전정신경핵 또는 미측 소뇌를 침범하는 중추 전정 병변에 의해 유발될 수도 있다. 그러나 재발하는 BPPV 발작, 정상적인 신경학적 소견과 신속한 치료 반응이 있다면 HCan-BPPV의 진단에 유리하다. 기타 유형의 체위성 안진은 표 5-3에 나와 있다.

치료

여러 수기들이 수평반고리관에서 이석을 유리시키는 데 사용될 수 있다. 소위 바비큐 회전(barbecue rotation)에서는 앙와위로 누운 환자를 수평반고리관 면으로 정상 측을 향해 단계적으로 90도씩 총 270도를 회전시킨다(그림 5-7). 이 수기로 1회 치료 후 체위성 현기증이 해소되는 환자들의 비율은 약 70%이다. 혹은 환자에게 8시간 동안 정상 귀를 밑으로 향하게

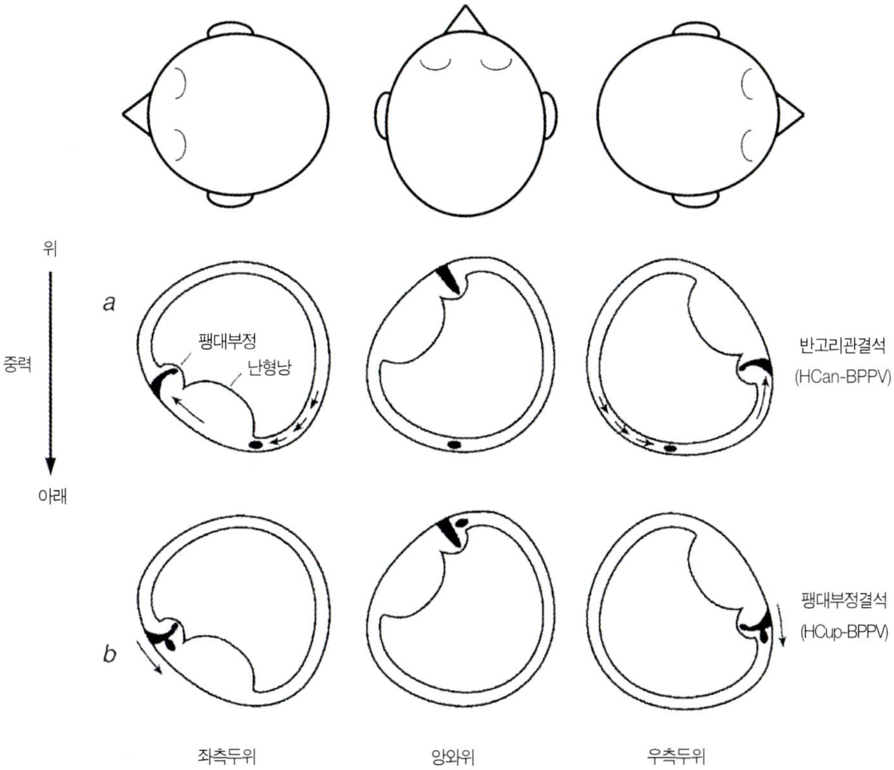

그림 5-6 반고리관결석형의 수평반고리관형 BPPV와 팽대부정결석형의 수평반고리관형 BPPV의 발생기전(우측 귀 이환).
반고리관결석(canalolithiasis)형에서 (a) 이석괴(otoconial mass)는 반고리관 내에서 자유로이 이동하는 반면, 팽대부정결석(cupulolithiasis)형에서는 (b) 이석괴가 팽대부정(cupula)에 고정되어 있다. 두 질환에서 머리를 반대쪽 측두위(lateral head position)로 회전시키면 팽대부정의 편향이 역전되므로, 방향이 변화하는 체위성 안진을 설명한다. 두 유형 간에 중요한 차이는 팽대부정 편향의 방향으로, 반고리관결석에서는 상향이고 팽대부정결석에서는 하향이다. 이는 반고리관결석에서 향지성 안진(geotropic nystagmus)을, 팽대부정결석에서 배지성 안진(apogeotropic nystagmus)을 설명한다. 화살표들은 팽대부정 편향의 방향을 가리킨다.

한 채 옆으로 자거나 휴식하라고 조언할 수 있는데, 이는 비슷하게 환자들의 약 70%에서 추가 발작을 완화한다.

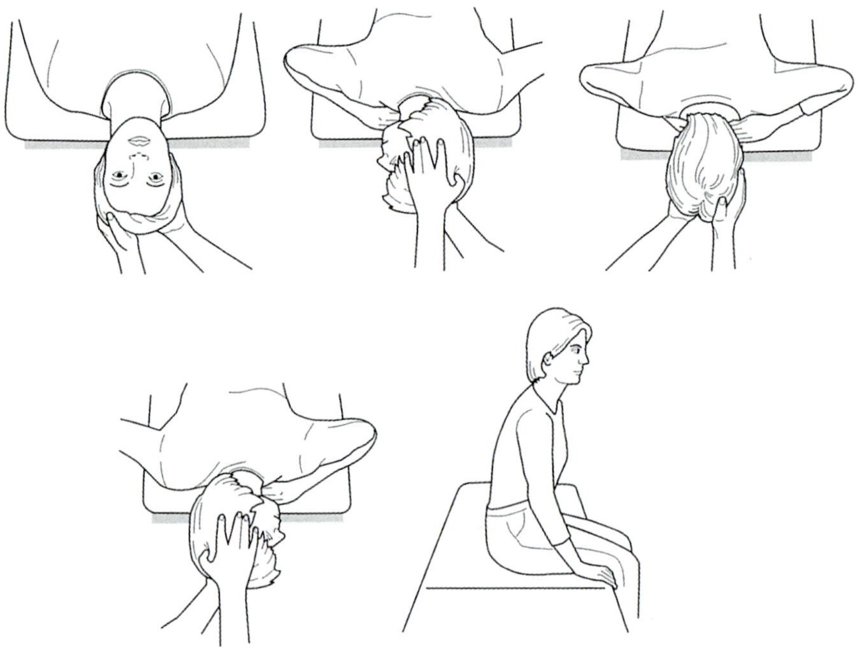

그림 5-7 우측 반고리관결석형의 수평반고리관형 BPPV를 치료하기 위한 바비큐 회전.
앙와위로 누운 환자를 수평반고리관 면으로 정상 측을 향해 단계적으로 90도씩 신속히 돌려 총 270도를 회전시킨다. 각 단계 사이 시간은 30초 또는 안진이 가라앉을 때까지이다. 이러한 체위 조작은 재택 자가치료용으로 쓰일 수 있다(머리를 검사자가 잡는 대신에 침대 위에 놓으면 됨). 그림을 왼쪽에서 오른쪽으로 가면서 살펴보자. 앙와위에서 코 상향(nose-up) 자세로 시작한다. 머리를 왼쪽으로 90도 돌리고 몸은 180도 회전시킨다. 머리를 코 하향(nose-down) 위치로 돌린다. 머리를 왼쪽으로 90도 더 돌린다. 마지막으로, 환자를 왼쪽으로 일으켜 앉힌다. (From: von Brevern M, Lempert T. Benigner paroxsymaler Lagerungsschwindel. *Nervenarzt* 2004; 75: 1027~36, with permission)

수평반고리관형 양성 돌발성 체위성 현기증: 팽대부정결석형

표 5-5 팽대부정결석형의 수평반고리관형 양성 돌발성 체위성 현기증: 주요 특징

병력	지속적 현기증 발작(3분 이상), 침대서 측면으로 돌아누우면 유발됨 증상성 발작이 수일에서 수주 지속, 대개 기타 유형의 BPPV와 교대
임상소견	앙와위에서 머리를 측면으로 회전시키는 체위 검사 각 측면에서 수평성 안진, 빠른 국면은 지면 반대 방향을 향함 비환측에서 안진이 더 강함
병태생리	난형낭에서 이탈된 이석이 수평반고리관의 팽대부정에 달라붙어 측두위에서 팽대부정 편향을 유발
검사	전형적 증례들인 경우에 불필요
치료	두부타진 또는 두진(head percussion or shaking)을 시도한 다음에 270도 바비큐 회전 (barbecue roll, 수평반고리관용으로 변형시킨 에플리 수기)

* BPPV=benign paroxysmal positional vertigo(양성 돌발성 체위성 현기증)

임상소견

수평반고리관의 팽대부정결석(HCup-BPPV)을 지닌 환자들은 거의 침대에서 측두위를 취할 때 체위성 현기증을 겪는다. HCan-BPPV와 대조적으로 HCup-BPPV의 체위성 현기증은 이 증상을 촉진하는 측두위를 유지하는 한 지속된다. HCup-BPPV는 대개 기타 유형의 BPPV와 교대해 발생하고 특히 HCan-BPPV를 치료할 때 일어날 수도 있다.

대체로 앙와위에서 각 측면으로 머리를 회전시키면 지면 반대 방향으로 떨리는 지속적 수평성 안진이 유발되는데, 이러한 양상을 '배지성 안진(apogeotropic nystagmus)'이라 한다. 이 안진은 10~20초에 걸쳐 강도가 증가하다 결국 감소하나, 머리가 측면으로 돌려져 있는 한 지속된다. 안진은 정상 측으로 머리를 회전시킬 경우에 보다 강하다. 하지만 배지성 안진은 HCan-BPPV의 향지성 안진(geotropic nystagmus)에 비해 형성이 느리고 강도가 낮기 때문에 프렌젤 안경 없이 관찰하면 놓칠 수도 있다.

병태생리

HCup-BPPV는 이석괴(otoconial mass)가 팽대부정에 달라붙어 이를 중력에 민감하게 한다는 것으로 가장 잘 설명된다. 이 개념은 배지성 안진 양상(그림 5-6 참조)과 유발 체위에서 팽대부정의 지속적 편위로 인한 안진의 오랜 지속을 모두 설명한다. 앙와위에서 느리면서 지속적인 수평성 안진은 머리에 대한 수평반고리관 팽대부정의 방향을 반영한다. 즉 환자가 얼굴을 위로 향해 누우면 중력은 팽대부정의 흥분성 편위를 유발해 환측으로 떨리는 안진을 일으킨다.

검사와 감별진단

전형적 소견의 환자는 추가 검사를 요하지 않는다.

비슷한 안진이 간혹 전정신경핵 또는 미측 소뇌를 침범하는 중추 전정 병변에 의해 유발될 수도 있다. 그러나 재발하는 BPPV 발작, 정상적인 신경학적 소견과 신속한 치료 반응이 있다면 HCup-BPPV의 진단에 유리하다. 기타 유형의 체위성 안진은 표 5-3에 나와 있다.

치료

HCup-BPPV의 치료는 공식적으로 평가된 적이 없다. 가벼운 두부 타진(percussion), 진동 또는 느린 진폭의 빠른 두진(head shakes)이 팽대부정에서 이석을 이탈시킬 수도 있다. 이석이 팽대부정의 난형낭 측면 또는 반고리관 측면 어디에 붙어 있는지를 알기는 불가능하기 때문에, 추가로 270도 바비큐 회전(barbecue roll)을 실시해 입자들을 반고리관에서 유리시켜야 한다(그림 5-7 참조).

편두통성 현기증

편두통성 현기증(migrainous vertigo)은 흔히 두위 변화에 의해 악화되고 간혹 급성 발작이 지속되는 동안 순수 체위성 현기증을 나타낼 수도 있다. 때로 편두통성 현기증의 발작은 자발성 현기증으로 시작되어 나중에 체위성이 된다. 현기증의 단일 발작들은 몇 초만 존속하거나 두위가 유지되는 한 지속적일 수도 있다. 증상성 발작의 지속기간(그 사이 체위성 안진을 유도할 수 있는)은 수분에서 수일로 다양하다. 재발은 대개 BPPV에서보다 더 빈번하다.

편두통성 현기증에서 체위성 안진은 안진 면이 다양한 중추성 양상과 일치하고 자극을 받은 반고리관의 면과 체계적인 관련이 없어(아래 '중추성 체위성 현기증' 참조), 대부분의 경우에 BPPV 증후군들과 확연히 구분된다. 진단은 편두통 증상들의 시간적 연관에 기초한다. 환자가 급성 편두통성 현기증의 첫 발작으로 내원하였을 때는 중추 병변을 배제하기 위해 영상검사가 요구될 수도 있는 반면, 병력 상 반복적 발작과 발작 사이기간에 완전한 완화가 있으면 양성 질환을 시사한다.

(편두통성 현기증에 대한 보다 자세한 설명은 113쪽과 표 4-2를 참조하라.)

중추성 체위성 현기증

표 5-6 중추성 체위성 현기증: 주요 특징

병력	일시적 또는 지속적 현기증, 두위 변화에 의해 유발됨 재발/완화성(relapsing/remitting)이기보다는 단상성(monophasic) 경과
임상소견	체위 검사: 앙와위에서 코 상향 두위, 측두위와 현수두위 다양한 체위들에서 안진 방향들의 다양한 조합이 가능
병태생리	전정신경핵 또는 미측 소뇌의 구조적 병변 이석기관 정보의 중추 처리 이상
검사	뇌 MRI; 추가 검사는 MRI 소견에 따를 수 있다
치료	기저 질환을 타깃으로 함

임상소견

중추성 체위성 현기증(central positional vertigo, CPV)은 드물어 체위성 현기증을 호소하는 환자들의 5% 이하를 차지한다. 그러나 CPV는 대개 뇌교연수부 뇌간(pontomedullary brainstem) 또는 미측 소뇌(caudal cerebellum)의 구조적 병변을 시사하고 이러한 병변은 일부 환자들에서 생명을 위협할 수도 있다. 그러므로 모든 체위성 현기증 환자들에서 중추 질환을 고려해야 한다.

환자들은 몇 시간에서 수년까지 존재하였을지도 모를 체위성 증상들을 호소한다. 호소의 범위는 체위성 현기증, 체위성 구역 또는 구토에서 체위성 안진에 의해 유발된 체위성 동요시에 이르기까지 다양하며, 이것들은 모두 고립적으로 또는 복합적으로 일어날 수 있다. 때로 중추성 체위성 안진은 체위성 증상이 없지만 소뇌 변성과 같은 신경학적 질환을 진단받은 환자에서 임상검사 중 우연히 발견된다. 추가로 복시, 불명료한 언어(slurred speech), 협동장애, 연하곤란 등을 호소하면 검사 초기에 후두와(posterior fossa) 질환을 시사할 수도 있다.

임상검사는 안진을 고전적인 딕스-홀파이크 체위들로 관찰할 뿐만 아니라(그림 5-1과 비디오 클립 02.16 및 02.17 참조) 앙와위에서 코 상향 두위(nose-up or head straight position), 좌우 측두위(lateral head position) 및 현수두위(head hanging position, 즉 앙와위에서 머리를 30도 젖힌 상태)에서도 관찰하면 민감도가 가장 높다. 이 모든 체위에서 주관적 증상은 물론 안진의 방향과 지속기간을 확인해야 한다. 다음은 중추성 체위성 안진을 시사하는 소견들이다.

- 똑바로 전방을 주시한 상태에서 순수 수직성(비디오 클립 05.06) 또는 순수 회전성 안진(비디오 클립 03.04)
- 사위성 안진(oblique nystagmus, 수직성과 수평성 혼합)
- 서로 다른 두위에서 안진 면의 변화(예, 수평성에서 회전성으로)
- HCup-BPPV의 지속성 수평성 배지성 안진을 제외한 지속성 안진

연관된 신경학적 소견, 특히 뇌간 및 소뇌 징후들은 중추성 체위성 현기증의 진단을 지지한다(표 5-7).

표 5-7 중추성 체위성 현기증과 연관된 뇌간 및 소뇌 징후들

마비성 사시(paralytic strabismus)
삼차신경 감각감퇴/통증(trigeminal hypesthesia/pain)
안면마비(facial paralysis)
연하곤란(dysphagia)
쉰 목소리(hoarseness)
혀 마비(tongue paralysis)
주시유발성 안진(gaze-evoked nystagmus)
경련성 추적 안구운동(jerky pursuit eye movement)
운동실조(ataxia)
구음장애(dysarthria)

병태생리

CPV를 유발하는 병변들은 뇌교연수 레벨의 4번 뇌실 주위 구조물들, 즉 전정신경핵, 소뇌 결절(nodulus)과 전정소뇌 경로로 제한된다. 이러한 병변들의 병인으로는 원발성 뇌종양 및 전이암, 경색, 출혈, 탈수초화와 국소 감염이 있다. 구조적 병리소견과 무관한 양성 유형의 CPV는 급성 편두통에 의해 유발된다. 현기증이 병발하지 않는 체위성 하박 안진은 흔히 소뇌 변성과 같은 양측성 소뇌 질환에 기인한다(비디오 클립 05.06과 05.07 참조). CPV와 안진의 정확한 발생기전은 알려져 있지 않다. 지속적 체위성 안진은 이석기관 유래 두위 신호의 중추 처리 이상을 반영할 가능성이 가장 높은 반면, 일시적 체위성 안진은 과장된 반고리관 반응에 기인할 수 있다. 두 기전은 모두 전정기관에 대한 소뇌 억제에 문제가 있음을 의미한다.

검사

중추성 체위성 안진이 의심되면 MRI를 실시해야 한다. 뇌척수액(CSF) 검사, 혈관 검사, 원발성 종양 탐색 또는 유전자 검사 같은 추가 검사는 환자의 MRI 결과와 임상소견에 달려 있다.

감별진단

중추 병변이 일반적으로 의심되는 경우는 BPPV와 다른 소견이 존재할 때나 뇌간 또는 소뇌 징후가 발견되었을 때이다. CPV에서도 잠복기, 지속기간과 안진의 시간 경과처럼 BPPV의 특징들이 단편적으로 나타날 수 있다. 그러나 중추 병변이 BPPV의 안진 양상 전체와 유사할 가능성은 아주 낮다. 가장 믿을 만하게 BPPV를 CPV와 구분하는 기준은 안진의 방향이다. 즉 BPPV에서는 이환된 반고리관이 그 반고리관 면으로 특정한 두위 변환에 의해 최적으로 자극을 받았을 때 안진은 항상 그 해당 반고리관의 활성화에 따라 기대되는 면으로 떨린다. 따라서 딕스-홀파이크 체위에서 PC-BPPV는 늘 회전성(그리고 경미한 수직성 성분) 안진을 유발하며, 이는 후반고리관과 특정 안근들 간의 연결로부터 기대되는 바이다. 마찬가지로 수평반고리관형 양성 돌발성 체위성 현기증은 수평반고리관에 특정적인 두위 변환 후 강도가 최대인 수평성 안진을 유발한다.

반면 중추성 체위성 안진은 흔히 자극을 받은 반고리관 면에 기인하지 않는다. 순수 수직성 또는 회전성 안진은(필요시 프렌젤 안경 하에서 검사해 확인) 단일 반고리관의 자극에 의해 설명될 수 없기 때문에 중추성으로 의심해야 한다. 중추성 체위성 안진은 종종 이를 촉진하는 두위를 유지하는 한 지속되고 대개 두위 변환을 반복해도 피로현상을 나타내지 않는다. CPV가 BPPV와 구분되는 또 다른 특징은 그 단상성(monophasic) 경과이며, 이에 따라 재발과 완화를 반복하는(편두통은 예외) 오랜 병력을 가진 환자에게 CPV 진단을 내릴 가능성은 극히 낮다.

CPV 환자이지만 영상검사가 정상인 경우에는 편두통성 현기증 또는 약물 효과(예, amiodarone)를 고려해야 한다. 현기증을 동반하지 않는 중추성 체위성 안진이 단독 소견으로 나타나면, 영상검사는 흔히 음성이고 구체적 진단을 내릴 수 없다. 기억할 점은 대부분의 정상인들도 시선을 고정시키지 않은 상태에서 다소 체위성 안진을 보인다는 것이다.

치료

치료적 중재는 기저 질환 자체를 타깃으로 한다. 많은 환자들에서 중추성 체위성 안진은 구체적 치료를 요하지 않는다. 증상 조절을 위해서는 전정억제제와 항구토제를 사용할 수 있으나, 개별 증례들에 따라 실패할 수도 있다. 뇌졸중 또는 탈수초화 후와 같이 급성기인 경우에 일부 환자들은 수일 간 침상에서 안정하고 절대로 머리를 움직여서는 안 된다. 비경구적 영양을 일시적으로 요할 수도 있다. 체위 운동은 어떤 종류든 도움이 되지 않고 환자의 증상을 악화시킬 뿐이다.

예후는 병리과정에 따라 다르다. 지속적인 구조적 병변을 지닌 환자들은 지속성 체위성 현기증 및 구역을 겪을 수도 있으며, 이는 손상된 부위가 중추 전정계 자체이므로 중추 보상이 잘 이루어지지 않기 때문이다. 이 경우는 장기 투약(최소한의 진정제로 시작)이 타당하다고 여겨질 수 있는 현기증의 드문 원인들 중 하나이다.

체위성 현기증의 기타 원인들

체위성 알코올성 안진과 현기증

의사들은 대부분 알코올과 미로 간의 밀접한 상호작용에 대해 어느 정도 개인적으로 친숙한 상태이기 때문에 체위성 알코올성 현기증(positional alcohol vertigo)은 어려운 진단이 아니다. 안진은 알코올을 섭취한 후 30분 이내에 환자가 앙와위에서 머리를 각 측면으로 회전시킬 때마다 나타난다. 체위성 안진은 머리에 대해 수평성이고 귀 하부를 향해 지속적으로 떨린다. 이 안진은 환자가 머리를 다른 쪽으로 회전시키면 방향이 바뀌어 다시 귀 하부를 향해 떨린다. 이러한 초기 반응은 알코올 섭취 몇 시간 후 감소하고 안진이 없는 시간이 약 2시간 지속된다. 그런 다음 체위성 안진이 다시 나타나고 역전된 방향, 즉 각 측두위에서 귀 상부를 향해 떨린다. 체위성 알코올성 현기증은 비중이 낮은 알코올이 서로 다른 속도로 내림프와 팽대부정에 침투하였다가 희석되어 없어지므로 처음엔 팽대부정이 내림프보다 더 가볍다가 나중엔 더 무거워진다는 사실로 설명된다.

외림프 누공

외림프 누공(perilymph fistula)을 지닌 환자는 두위 변화 후 현기증을 경험할 수 있다. 이 증상의 빈도에 관한 데이터는 일치하지 않는다. 이러한 환자들에서 체위성 현기증 및 안진의 임상소견에 대한 자세한 연구도 결여되어 있다. 기침 또는 재채기를 하거나 무거운 물건을 들어 올리는 도중 발살바 수기(Valsalva maneuver)에 의해 유발되는 현기증과 안진이 외림프 누공의 보다 전형적인 임상소견이다(135쪽 참조).

전정 패록시즈미아 또는 혈관의 8번 뇌신경 압박

신경외과의들이 약 20년 전 박동하는 혈관에 의한 8번 뇌신경 압박 증후군을 보고하였을 때 그들은 '무력화하는 체위성 현기증(disabling positional vertigo)'이란 용어를 만들었다. 그 당시 양성 돌발성 체위성 현기증의 유형들은 충분히 기술되지 못하였고 오늘날 혈관 압박이 체위성 현기증을 호소하는 환자들 가운데 의미 있는 비율을 차지하는지는 의심스럽다. 아울러 임상 및 방사선 소견과 수술 소견 및 수술 후 결과 간의 상관관계를 충분히 입증한 증례 시리즈는 여전히 결여되어 있다. MRI로 전정신경을 가로지르는 혈관을 관찰하는 것만으로는 진단을 내리기에 충분하지 않은데, 무증상 접촉이 정상인들의 20~30%에서 발견되었기 때문이다. 현기증 발작이 carbamazepine에 좋은 반응을 보이면 대개 진단을 지지하는 증거로 여겨진다.

혈관의 8번 뇌신경 압박(vascular compression of the eighth nerve or vestibular paroxysmia)에 대한 보다 자세한 논의는 133쪽을 참조하라.

고분자글로불린혈증, 글리세롤 섭취와 amiodarone 중독

고분자글로불린혈증(macroglobulinemia), 글리세롤(glycerol) 섭취 및 amiodarone 중독과 관련된 체위성 현기증 및 안진에 관해서는 단일 증례 보고들이 있다.

두부신전 현기증: 이는 모두 경추성일까?

두부신전(head extension) 시 발생하는 현기증과 불평형감은 임상소견일 뿐이고 구체적 진단을 의미하지는 않는다. 경부 척추와 근육의 이상이 의심되는 경우가 아주 흔해 진정한 원인, 종종 BPPV를 간과할 수 있다. 기억할 점은 자연스런 목 움직임은 항상 동시에 머리 움직임을 수반하므로 전정 수용체들을 자극한다는 것이다. 두부신전 현기증의 잠재적 발생기전들로는 두부신전에 따른 생리적 불안정, PC-BPPV, 기타 체위성 현기증, 보상되지 않은 전정질환과 예외적으로 척추동맥 폐색 및 경부 기계적 자극 수용체(cervical mechanoreceptor)로부터 변경된 자극이 있다.

두부신전에 따른 생리적 불안정

건강한 사람은 누구나 목을 신전시키면 다소 불안정하게 된다. 당장 알아보려면, 눈을 감은 채 한쪽 다리로 서보라. 약간 동요할 수도 있지만 그럭저럭 서게 된다. 이제 목을 45도 뒤로 기울인 상태에서 똑같이 해보라. 아마도 당신은 몇 초 만에 쓰러질 것이다. 이러한 생리적 불안정은 전정기관이 그 통상적인 면에서 45도 기울어져 있으므로 입력 신호들에 대해 보다 복잡한 분석을 해야 좌표를 조정할 수 있다는 사실로 설명된다. 불안정한 환자(예, 다발신경병증)에서 두부신전은 그만큼의 불평형감을 추가해 환자를 쓰러지게 하는 것이다.

PC-BPPV

이는 두부신전 다음으로 가장 흔히 현기증을 유발하는 것으로 체위 검사로 쉽게 확인된다. 체위 검사는 목을 신전시키지 않고 시행할 수 있어 증상이 경부가 아니라 미로에서 기원함을 증명한다.

기타 체위성 현기증

수평반고리관형 BPPV와 중추성 체위성 현기증도 마찬가지로 목을 신전시키면 현기증을 유발할 수 있다. 딕스-홀파이크 체위 검사가 음성인 경우에 앙와위에서 코 상향 두위, 현수두위와 좌우 측두위 같은 기타 두위를 시도해보아야 한다.

척추동맥 폐색

척추동맥 폐색은 두부신전 현기증의 드문 원인으로 대개 두부 신전뿐만 아니라 회전이 있어야 증상을 유발한다. 기억할 점은 박동하는 혈관이 골에 미란을 일으킨다 해도 머리를 생리적 운동범위 내로 유지하는 한 횡돌공(foramina transversaria)에 심각한 협착이 일어날 가능성은 없다는 것이다. 그러나 극단적인 두위라면 척추동맥이 골극(osteophyte)과 근육에 의해 압박을 받아 반대편 척추동맥이 형성부전인(hypoplastic) 경우에 현기증을 초래할 수 있다. 폐색 기전과 부위를 확인하기 위해서는 동적 혈관조영술(dynamic angiography)이 필요하다(폐색은 대개 C2 레벨에서 발견된다). 증상을 유발하는 두위의 회피가 가능하지 않거나 비효과적이라면 수술을 요한다.

경부 기계적 자극 수용체로부터 변경된 자극

이는 두부신전 현기증에 대한 또 다른 잠재적 기전으로 설사 존재한다 해도 임상적으로 입증하기가 어렵다. 상경부의 근방추(muscle spindle)가 전정신경핵에 체성감각 자극을 제공한다는 점은 의심할 여지가 없으나, 입증된 바에 따르면 국소 기능장애가 평형에 미치는 효과는 결코 인상적이지 못하다. 인간에게 C2 신경근을 마취하면 일시적 보행장애를 일으키지만, 똑바로 선 자세에서 평형에는 영향을 미치지 않는다. 편타성 손상(whiplash injury) 후 어지럼증 또는 현기증은 반드시 경추성 현기증(cervicogenic vertigo)을 시사하지 않으며 다양한 기전으로 설명할 수 있다. 여기에는 이석기관으로부터 이석의 이탈이나 기타 미로 손상, BPPV, 동반된 뇌간 진탕(concussion) 또는 척추동맥 박리(dissection)가 있다.

현재까지 경추성 현기증이란 개념은 임상 증후군으로 기술되지 않은 상태이고 진단을 확진하는 구체적 검사도 아직 결여되어 있다. 그러므로 환자의 증상을 설명하고 구체적 치료를 가능하게 하는 대체 진단을 발견하려 노력해야 한다. 그럼에도 동반된 경부통은 물리치료를 요할 수도 있으며, 환자에게 목을 움직이도록 자신감을 주면 궁극적으로 기저 전정질환에 대한 보상을 촉진할 수 있다.

단서가 없다면 이렇게 하라

간혹 체위성 현기증 환자들은 비정형적 증상을 호소할 수도 있다. 다음은 난처한 상황을 해결하는 방법이다.

검사 불응

'체위 검사를 받으려 하지 않는 환자들'은 2가지 그럴 만한 이유가 있을 수 있다. 과거에 발작으로 심히 구역이 난 적이 있거나, BPPV 경험을 두려워하는 관계로 체위 변화에 대해 공포성 회피반응이 생겼을 것이다. 전자에게는 검사 전에 항구토제를 처방하고, 후자에게는 설득하거나 진정제로 진정시켜야 한다. 때로는 약물과 아울러 단기 입원을 요한다.

홀파이크 음성

'체위성 현기증을 호소하지만 체위 검사가 음성인 경우'가 다양한 상황에서 발생할 수 있다.

- 환자가 간신히 당신을 만나기는 하였으나 그 수일 또는 수주 전에 자발적 완화를 경험했다. 당신의 대기자 명부에 환자들이 너무 많은 경우이다.
- 당신은 홀파이크 수기로 현기증과 안진을 유발할 수 없지만 환자는 내원할 때까지 증상이 있었다. 이는 때로 홀파이크 검사로 유도할 수 없는 수평반고리관형 BPPV 때문일 수도 있다. 반고리관들에 특정적인 검사를 시도하라(180쪽 참조). 또 다른 이유는 이석괴가 반고리관 벽 옆으로 움직이는 것이고 이는 입자들이 움직이는 동안 내림프의 적절한 방향전환을 막는다. 다시 한 번 또는 다른 날에 반복 검사를 하면 안진과 현기증을 유발할 가능성이 있다. 환측을 병력으로 추정할 수 있을 경우에는 에플리 또는 세몬트 수기를 실시하는 것이 좋다. 이런 이유도 아니면, BPPV를 유발하는 이석괴가 반고리관 어딘가에 붙어 있을 수도 있다. 그러므로 가벼운 두부타진으로 수기를 반복하거나 다른 날에 다시 환자를 진료하는 것이 유용하다. 아울러 기억할 점은 일어선 후 어지러우면 체위성 현기증보다는 기립성 저혈압을 시사할 수 있다는 것이다(50쪽 그림 2-1 참조).
- 환자가 체위 검사 시 현기증을 호소하나 안진은 관찰되지 않는다. 다시금, 여러 가지 원인을 생각해볼 수 있다. 체위 검사 중 인지되지 않는 경미한 BPPV가 있을 수 있는데, 특

히 환자가 눈을 사방으로 움직여 협조가 불량할 경우에 그렇다. 연구들은 이러한 상황에서 증상 측에 대해 수기 치료를 실시하면 흔히 유익하다고 한다. 다음으로, BPPV가 자발적으로 또는 치료 후 사라진 환자들이 이전에 증상을 유발한 체위를 취하면 어느 정도 체위성 현기증을 느끼는 경우가 있다('이 현기증은 막 나타나려 하지만 실제로는 그렇지 않다'). 이는 이전 발작에 대한 조건반응, 진성 현기증이라기보다는 잘못된 기대일 수 있다. 이 반응은 반복적인 체위변환을 통해 탈학습이 이루어질 수 있다. 마지막으로, 내성적이고 불안한 환자들은 체위 검사로 인한 생리적 전정 감각에 대해 격렬하게 반응할 수도 있다. 안진이 없는 상태에서 과도한 반응을 보일 경우에(때로 다른 사람들이 놀라서 쳐다볼 정도로) 당신은 문제의 심리적 차원을 탐색하기 시작해야 한다.

영상검사가 필요한 환자는?

전형적 BPPV 증후군을 보이는 환자들은 영상검사를 요하지 않는다. BPPV는 비정형적이지만 기타 신경학적 및 안구운동 소견이 정상이라면, 영상검사를 하기 전에 1~2주 동안 치료적 체위 조작을 시도할 수 있다. 성공률은 낮을 것이다. 그러나 비정형적 안진이 마음에 걸린다면 촬영 오더를 내릴 수도 있다.

원인불명의 신경학적 증상 또는 징후가, 특히 후두와에서 유래하는 것들이 체위성 현기증 및 안진에 동반할 때에는 영상검사를 즉각 실시해야 한다.

제6장 | 만성 어지럼증과 불안정감

Chronic Dizziness and Unsteadiness

평형장애를 지닌 모든 환자들 가운데 가장 두려운 경우는 아마도 고질적인 어지럼증을 호소하는 환자일 것이다. 만일 당신이 이비인후과 의사라면, 이 환자는 이미 신경과 전문의를 만나봤을지도 모른다. 당신이 신경과 전문의라면, 환자는 확실히 이비인후과 전문의를 찾아봤을 것이다. 만약 당신이 신경이과 전문의라면, 환자는 이비인후과와 신경과 전문의를 모두 만나봤을 가능성이 있다. 이 환자는 십중팔구 뇌 촬영, 청력검사, 경부 엑스레이와 아마도 전정기능 검사 등 많은 정교한 검사를 받았을 것이다. 그렇다면 당신은 어떻게 할 것인가? 이 질문을 2가지로 분리하는 것이 유용할 수 있다: (1) 만성 어지럼증 환자는 무엇을 지니고 있는가? (2) 당신은 무엇을 해줄 수 있는가? 표 6-1은 이러한 접근법에 대한 개관이다.

만성 어지럼증의 기원

만성 어지럼증 및 불안정감 증상을 호소하는 환자들은 자신의 문제를 다양한 방식으로 표현한다. 이들은 때로 경미한 회전감을 포함해 머리가 어지럽거나 아찔하다고(giddy) 하고, 다소 '취한(drunk),' 분리된(detached), 약간 균형을 잃은 또는 불안정한 느낌이라고 할 수도 있다. 또 걷는 도중 한쪽 또는 양쪽으로 선회하는(veer) 듯하고, 가구를 만지거나 붙잡으면 보다 안정된 느낌이 들며, 마치 매트리스 또는 구름 위를 걷는 것처럼 느껴진다고 말한다. 이러한 증상들은 꽤 일정하나 '좋은 날과 나쁜 날'처럼 경미한 변동이 있을 수도 있다. '현재 증상'의 기술도 중요하지만 또한 '증상 병력'의 기술도 매우 중요하다. 병력에는 본질적으로 3가지 유형이 있다. 즉 회전성 현기증이 한번 또는 그 이상 발작하면서 시작된 경우, 이상평형감(disequilibrium)의 진행성 병력을 지닌 경우, 그리고 이 둘 중 어느 것도 지니지 않은 경우이다.

현기증 병력을 가진 환자들

이 범주에 드는 환자들은 이전 수개월 또는 수년 사이 언젠가 한번 또는 여러 번 현기증 발

표 6-1 만성 어지럼증 환자에 대한 접근법

접근법	구체적 목표를 확립하라
증후군 확인	전정 병변에 대한 보상 불량(199쪽) 시각성 현기증(202쪽) 자동차운전자 방향감장애 증후군(203쪽) 심리적 장애(204쪽) 만성 편두통성 현기증(205쪽) 말기 메니에르병(205쪽) 양측성 전정부전(206쪽) 신경학적 질환(210쪽)
후향적 진단	그것이 전부 BPPV, 전정신경염, 재발성 현기증(예: 편두통, 메니에르병), 뇌간 뇌졸중으로 시작되었는가? 원래의 증상들이 여전히 존재하는가? 혹은 우리가 만성 어지럼증 증상들만을 다루고 있는가?
다요인 접근법	전정보상이 추가적인 문제들로 인해 방해를 받는가? 변동성 전정질환: 재발성 현기증 시각 문제: 사시, 백내장 수술 고유수용감각 결손: 말초 신경병증(당뇨병/알코올) 신경학적 문제: 허혈성 백질 질환 등 정형외과적 문제와 운동력 결여 자신감 상실, 낙상 공포, 심리적 장애 연령: 상기 모든 것이 가능하나 어느 것인지 식별하라
전문분야 협력 치료	어떤 발작성 현기증이라도 구체적으로 치료하라: BPPV: 정복수기 편두통성 현기증: 편두통 예방요법 메니에르병: 저염 식이, betahistine 재활(그리고 간단한 상담): 모든 환자 기저 합병요인들을 치료하라: 정형외과적, 우울증, 당뇨병 등 전정억제제 또는 신경안정제를 처방하지 '마라' (가능하다면 이것들을 중단하거나 줄여라)
'만성 어지럼증'이 보행장애가 아닌지 확인하라 (211쪽 표 6-2)	'문제가 머리인가 또는 다리인가?' 보행, 자세반응과 롬버그, 안구운동을 관찰하고 일반 신경학적 검사를 실시하라: 소뇌: 비정상적 안구, 보행/사지 운동실조 파킨슨증: 안정 시 진전, 긴장 증가, 운동불능(akinesia) 강직: 반사 증가, 바빈스키(babinski) 징후 말초 신경병증: 원위 근력약화와 감각 상실 전두엽 장애/뇌수종: 보행 '시동' 부전(gait 'ignition' failure), 보행 실행증(gait apraxia), 발을 질질 끌며 걸음(shuffling)

* BPPV=benign paroxysmal positional vertigo(양성 돌발성 체위성 현기증)

작을 겪었다고 보고한다. 자세하게 병력을 청취하면 전정신경염, 양성 돌발성 체위성 현기증(BPPV) 또는 기타 이 책에서 논의된 질환 등 후향적 진단(retrospective diagnosis)에 이를 수 있다. 이 경우에 환자는 무력화하는(disabling) 회전성 현기증을 경험하는 것이 아니라 모호한 어지럼증 또는 주관적 불안정감을 끊임없이 느낀다고 할 것이다. 만일 환자들이 발작성 현기증 발작(예: BPPV, 메니에르병, 편두통 또는 양성 재발성 현기증)을 계속해서 겪는다면, 이들은 급성 재발과 만성 어지럼증을 쉽게 구분할 수 있다. 이 경우에 만성 어지럼증은 현기증이 발작할 때마다 증가하는 경향이 있다.

공개 데이터가 없긴 하지만, 이러한 환자들은 전문 클리닉에서 아주 흔하다. 전정신경염으로 시작한 환자는 예로서 자신은 10개월 전 '독감'을 앓았고 그런 다음 심한 현기증, 구역과 불평형감을 1주일 동안 겪었다고 말할 것이다. 자신은 그 당시 일반의와 이비인후과 및 신경과 전문의를 만나 '내이 바이러스 감염'에 걸렸고, 증상은 진행적으로 사라질 것이며, 또 2~3개월 이내에 정상 또는 거의 정상으로 회복될 것이란 말을 들었다고 할 것이다. 정말로 대다수의 환자들은 몇 개월 내로 완전히 회복되나, 소수는 그렇지 않다. 불행히도 급성 및 재발성 현기증은 일반 인구에서 아주 흔해 이 '소수' 환자들이 상당수의 환자들을 이룬다.

이 경우에 무슨 일이 일어나고 있는 것일까? 왜 일부 환자들은 한번 또는 그 이상 현기증 발작을 겪은 후 완전히 회복되지 못하는가? 우리는 이러한 장기적 증상이 전정보상 과정에서 일어나는 일부 어려움의 결과라고 의심한다. 개별 환자를 대상으로 무엇이 완전한 전정보상을 성취하는 데 요구되는 미세조정을 방해하였는지를 확인하기란 쉽지 않다. 가능한 원인들이 때론 분명한데, 예를 들어 연관된 요인들로 시각, 말초신경(고유수용감각) 또는 중추신경학적 문제들, 운동력 감소 혹은 고령(이때는 앞서 모든 문제가 발생 가능)이 있는 경우이다. 하지만 흔히 원인은 분명하지 않으며, 불안 또는 우울증 환자들인 경우에 만성 어지럼증 증상의 원인을 심리적 문제로 돌리기 쉽다. 현재로선 과거에 전정성 현기증을 경험한 환자들에서 만성 어지럼증이 발생하는 정확한 기전과 관련해 확실한 결론은 없으나, 이 문제는 다요인적(multifactorial)이고 따라서 해결책은 전문분야 협력적(multidisciplinary)이어야 한다는 데는 이견이 없다.

만성 어지럼증 환자들의 일부 특정 증후군들이 알려져 있다. 이러한 증후군들의 해석에는 아직 다소 논란이 있지만, 독자가 서로 다른 양식의 증후군에 익숙해지면 클리닉에서 유익할 것이다.

시각성 현기증

시각성 현기증(visual vertigo)인 경우에 만성 어지럼증 환자들은 '시각적으로 분주한' 특정 환경들에서 증상이 악화된다고 보고한다. 이 증후군은 시각성 현기증, 시각전정 불일치, 공간과 동요 불쾌감 같이 서로 다른 명칭으로 불린다. 빈번히 보고되는 유발 상황들로는 슈퍼마켓 통로에서 선반 사이를 걸어가는 것(때로 슈퍼마켓 증후군이라 함), 큰 물체의 움직임을 보는 것(구름, 바람에 흔들리는 나무, 물 흐름[강], 디스코 조명, 움직이는 군중, 교통, 커튼을 치는 것, 또는 차량 추격 장면이 나오는 영화) 등이 있다. 반복적인 시각 패턴도 이 증후군을 유발하는데, 슈퍼마켓 선반에 쌓여진 캔들, 줄무늬 셔츠를 다림질하는 것, 또는 모양이 동일한 담장을 걸어서 지나가는 것 등이다. 아울러 일부 환자들은 눈을 움직이는 것, 독서하는 것, 그리고 깜박거리는 불빛 또는 형광 불빛이 어지러움을 느끼게 한다고 말한다.

이상에서 예를 든 많은 상황에서 시각 환경은 너무 많은 정보를 담고 있거나(예, 슈퍼마켓 선반들에 의해 제공되는 시운동성 자극) 시각계와 전정-고유수용감각계가 전달하는 자체운동(self-motion) 정보가 일치하지 않는다. 예를 들어, 큰 시각 장면의 움직임은 보통 자체운동으로 해석되나 이 경우에 전정계는 그렇게 해석하지 않는다(즉 전정계와 갈등이 있다; 제1장 '시각전정 갈등'을 참조하라). 반면 전정 병변을 가진 환자들은 전정보상 시 일어나는 감각 대체과정의 일부로 시자극에 의해 영향을 받기가 보다 쉽다. 더욱이 연구에서 시각성 현기증 증후군 환자들은 '시각 의존적인(visually dependent)' 것으로 증명됐다. 즉 시각이 평형과 공간 방향감을 잡는 주된 자극이다. 이러한 이유들로 강한 시각유도운동 자극(visual motion stimulus)과 시각전정 갈등(visuovestibular conflict)이 방향감장애와 불평형감을 유발할 수 있다는 것은 놀라운 사실이 아니다. 일부 특정 전정 질환자들에서만 시각 의존성과 시각성 현기증이 나타나는 이유는 잘 알려져 있지 않지만, 이들의 증상은 재활 프로그램을 시행하면서 시각유도운동 자극과 시각전정 갈등에 진행적으로 노출시키면 호전될 수 있다(제8장 참조).

자동차운전자 방향감장애 증후군

운전, 특히 고속도로에서의 운전은 만성 어지럼증 환자들에게 불편할 수 있다. 간혹 환자들은 자동차가 한쪽으로 기울거나 선회한다는 느낌을 보고한다. 이 느낌은 그럴듯해 보이는데, 이러한 환자들은 흔히 의사를 만나기 전에 자동차 수리공을 찾거나 차를 바꾸기 때문이다. 이와 같은 '자동차운전자 방향감장애 증후군(motorist disorientation syndrome)'은 아울러 적어도 부분적으로 시각에 의해 결정되는 듯하다. 왜냐하면 환자들은 시각적으로 박탈된 지역(고개 꼭대기)과 시각적으로 도전적인 조건(예, 동시에 차량을 추격하고 추격을 받는 경우)에서 문제를 보고하기 때문이다. 실제로 시각성 현기증과 자동차운전자 방향감장애 증후군이 동일한 환자에서 공존하는 경우가 드물지 않다.

원형교차로를 통과할 때와 같이 굽은 길을 돌아가는 것도 환자들에게 방향감장애를 일으킬 수 있으나, 이 경우에는 주로 전정으로 매개되는 요소가 존재할 수 있다. 굽은 길을 통과하는 운전은 걸으면서 돌아가는 것과 다르다는 점을 명심해야 한다. 운전에서는 만곡의 반경이 크므로 조건은 원심력이 작용하는 상태와 같으며, 이 때문에 몸이 측방으로 차문을 향해 밀린다. 이 경우에 손상된 이석기관에 가해지는 이례적 자극(측방 선 가속)이 증상의 원인일 수도 있다. 아울러 불일치한 시자극과 비생리적 자세(non-physiological posture, 진동하는 쿠션은 체성감각 자극을 무디게 함)로 운전은 일종의 감각 박탈 실험이 되고 이러한 상황에서 전정 비대칭이 재현될 수도 있다. 대개 공황과 회피행동 형태의 심리적 요소들도 기여할 수 있다. 사실, 전정 병력이 없는 환자들에서 심리적 장애가 유일한 원인 기전일 수도 있다. 하지만 이런 환자들에서는 대개 공황 증상이 보다 많고 차가 '선회하고 기운다는 느낌'은 상대적으로 적다.

차가 기운다는 착각과 전정질환 병력/소견이 있으나 공황 요소는 없는 자동차운전자 방향감장애 증후군 환자들은 전정재활을 기본으로 하고 시각전정 갈등과 영상 흐름(optic flow, 제8장 참조)을 추가한 치료를 받게 된다. 공황 증상이 지배적이지만 차가 기운다는 착각과 전정질환은 없는 환자들에게는 정신과 치료를 하며, 흔히 약물(예: 선택적 세로토닌 재흡수 억제제[SSRI], 불안완화제)과 인지행동요법을 병합한다.

심리적 장애

전정 질환자들 사이에 심리적 증상의 빈도가 높다는 점은 보편적 동의를 받고 있다. 현기증의 급성기에서 불안 수준은 높으며, 환자들은 흔히 뇌졸중 또는 심장발작을 일으켰다고 생각한다. 직접적인 전정-자율신경 투사와 전정의 변연계 연결도 일정 부분 역할을 할 수도 있다.

급성 현기증 상황 이외인 경우에 심리적 기전이 하는 역할은 확실하지 않다. 만성기에서 전정 질환자들은 30~40% 정도가 불안과 우울증을 겪고 이것들이 주증상(presenting symptom)일 수도 있다. 아울러 일시적으로 불안정감을 느끼지만 광범한 임상검사에서 자세 균형이 완전 정상인 환자들을 기술하기 위해 특히 독일에서는 '공포성 자세성 현기증(phobic postural vertigo)'이란 진단을 사용한다. 환자들이 심리적 장애를 부인할 수도 있으나, 과도한 불안 또는 강박적 성격이 분명할 수 있다. 또한 공황발작(환자들이 자율신경 증상을 호소함), 파국적 사고와 회피행동이 어지럼증 환자 클리닉에서 나타날 수 있다.

문제를 복잡하게 하는 요인은 이러한 '심인성' 증후군들을 지닌 환자들 가운데 약 20~30%에서 분명한 전정성 발작(예: BPPV, 편두통 또는 전정신경염)이 생길 수 있다는 것이다. 아울러 시각성 현기증과 자동차운전자 방향감장애 증후군의 일부 증상들이 공포성 자세성 현기증 및 공황발작과 중첩된다.

진단 및 분류 기준은 임상의들마다 상당히 다양하다. 아마도 이 절에서 설명한 증상들의 일부는 그저 서로 다른 질환들에 대해 사람들이 보이는 공통적인 반응 양식들일 것이다. 전정질환 또는 심리적 장애는 최종적으로 비슷한 임상 결과를 가져올 수도 있다. 요약하자면, 전정 및 심리 기전 간의 경계는 확실하지 않다. 연구가 이루어지면 상황이 개선될 수도 있지만, 환자들은 치료를 기다릴 수 없고 그래서도 안 된다. 그러면 의사들은 어떻게 해야 할까?

우리는 각 환자를 그 환자의 실태에 따라 고려하도록 제안한다. 2가지 예를 생각해보라: (1) 정신질환 병력은 없으나 전정신경염의 양상을 지녀 만성 어지럼증과 함께 시각성 현기증을 일으키는 환자와 (2) 슈퍼마켓에서 범불안(general anxiety)과 공황발작을 일으키지만 직접 질문과 평형 검사에도 불구하고 전정성 소견을 보이지 않는 환자. 전자는 전정 치료, 대개 재활과 시각유도운동 탈감작을 받아야 하고 후자는 정신과 전문의 또는 인지행동 치료사에게 맡겨야 한다는 점에는 의문의 여지가 없다. 이러한 2가지 예들 사이에 있는 많은 환자들은 흔히 병합 치료를 요한다. 이상적으로, 전정 치료사들은 배경이 어떻든지 간에 상담기술을 지녀야 환자들에게 흔한 불안, 우울 또는 공포 요소들을 다룰 수 있다.

만성 편두통성 현기증

편두통 자체와 같이 편두통성 현기증은 지속성 어지럼증이라기보다는 발작성으로 나타난다(113쪽 참조). 소규모 하위군 환자들은 초기의 발작성 현기증이 나중에 만성 어지럼증으로 진행한다. 이 시기에 환자들은 대개 강도가 변동하는 뱃멀미 감각을 끊임없이 겪고 이는 흔히 머리를 움직이면 악화된다. 때로 이들은 또한 자발성 또는 체위성 현기증의 중첩 발작을 경험한다. 전형적 편두통은 결여될 수 있으나, 구체적인 질문을 통해 병력에서 밝혀내야 한다. 다시 강조하지만, 질환의 초기 양상에 대해 문진하면 진단을 내리는 데 유용하다. 편두통 예방요법이 표준 치료법이다(121쪽 표 4-6 참조).

말기 메니에르병

메니에르병은 발작성 전정 및 와우 증상으로 시작되고 발작 사이기간에는 증상이 완전 해소된다. 질환이 진행됨에 따라 환자들은 영구적 난청 및 이명과 나중에 때로 만성 어지럼증 및 이상평형감도 일으킨다. 10~15년 후 발작은 결국 사라질 수 있지만, 만성 어지럼증은 한쪽 또는 양쪽 미로의 영구적 손상으로 인해 지속된다.

진행성 이상평형감을 가진 환자들

진행성 이상평형감(progressive disequilibrium)을 지닌 환자들은 흔히 끊임없는 어지럼증을 호소하며 몇 가지 질문을 해보면 문제가 서거나 걷는 경우로 제한되고 앉거나 누우면 사라진다는 점을 이해할 수 있다. 진행성 이상평형감은 종종 신경학적 질환 및 간혹 양측성 전정기능 상실에 의해 유발되는데, 후자는 종종 다년간 진단되지 않고 넘어가기 때문에 특별한 주의를 요한다. 그러므로 여기서 이를 먼저 논의한다.

양측성 전정기능 상실

이 증후군은 중증 양측성 전정기능 상실에 의해 유발되며, 증상은 전정척수반사와 전정안반사를 상실한 결과로 나타난다. 양측성 전정부전(bilateral vestibular failure, BVF)은 드물지 않으나, 불행히도 보통의 신경과 및 이비인후과 전문의들은 이 질환에 몹시도 익숙하지 못하다. 만일 당신의 환자가 BVF를 지니고 있을지도 모르는데 동료 전문의가 평형장애에 정통하지 못하다고 생각한다면, 2가지 대안이 있다. 즉 임상 기술을 스스로 개발하든지(실습하면 외래 클리닉에서 이 증후군을 쉽게 진단할 수 있다), 혹은 환자를 의뢰해 전정기능 검사 또는 신경이과 소견을 받는 것이다.

병인

이 증후군의 원인은 많다. 가장 흔한 것은 gentamicin 독성, 수막염 후, 특발성 및 기타 원인들이며, 이들 4가지는 빈도 면에서 대략 동일하다. 일부 원인들은 수막염 후 BVF(환자는 대개 난청) 또는 gentamicin 복약 후 중독(환자는 대개 난청 아님)처럼 아주 명확하다. 다른 일부 원인들은 비교적 흔한 증후군인 특발성 BVF의 경우와 같이 덜 명확하다. 특발성 BVF의 일부 증례들은 귀 특이적 자가면역질환에 기인한다고 시사하는 예비 증거가 있다. BVF의 기타 원인들에는 전신 또는 뇌 신경병증, 소뇌 변성, 자가면역질환, 양측성 '말기(burnt out)' 메니에르병과 중증 양측성 두부외상이 있다.

임상소견

일단 완전히 확립된 BVF 증후군은 병인은 서로 다를지라도 환자들 간에 아주 비슷하다. 환자들은 동요시 또는 불안정감, 혹은 흔히 두 증상 모두를 호소할 수 있다. 동요시는 전정안반사의 부재에 기인하므로 환자들은 머리 또는 전신을 움직일 때 시각 곤란을 경험할 것이다. 주목할 점은 많은 환자들이 시계(視界)의 움직임을 자발적으로 보고하지 않고 그저 이미지가 가물거리거나 흐리다고 할 수도 있다는 것이다. 그러므로 시각 문제가 차를 타고 울퉁불퉁한 도로를 지나가거나 빨리 걸을 때 악화되는지 여부와, 반대로 환자가 멈춰 서면 호전되는지 여부를 물어봐야 한다(비디오 클립 02.01). 때로 '머리를 흔들고 저를 보세요. 제가 뛰어오르거나 비틀거리는 것 같아요?'라고 말하면 유용하다. 이러한 말로 흔히 문제가 해결된다.

불안정감은 한밤중에 화장실에 갈 때와 같이 어둠속에서 걸으면 악화된다. 어둠속에서 울퉁불퉁하고 불규칙한 또는 물렁물렁한 표면을 걷는 것은 대개 불가능하며 환자들은 이를 피하거나 지팡이에 의지하거나 누군가의 팔을 붙잡게 된다. 동요시를 지닌 환자들인 경우에 어둠속에서 불안정감에 대해, 또 불안정감이 어둠속에서 악화되는 환자들인 경우에는 동요시에 대해 항상 문진하라.

병력청취 과정의 일부로 당신은 이 증후군의 가능한 원인과 환자가 어떻게 말기 증후군에 이르렀는지를 확인해야 한다. 수막염 병력 또는 이독성 약물 내력(특히 약물 배설을 저해하는 신장 기능장애가 있다면)은 대개 자발적으로 보고되겠지만, 이를 당연하게 여기지 말고 직접 문진하라. 요즈음 중증 이독성을 유발하는 흔한 약물은 gentamicin이나, 이 약물은 비교적 희귀한 유전질환들인 경우(이 경우 환자들은 약물에 최소한으로 노출되어도 중증 난청을 일으킨다)를 제외하면 대개 와우 손상이 적다.

난청과 그 시간 경과에 대해 문진하라. 자가면역 및 염증 질환은 보통 와우를 침범하며, 대개 먼저 일측이, 다음에 반대 측이 이환된다. 수막염 후 BVF 환자들과 이독성 환자들에서 난청은 단일 사건으로 발생한다. 양측성 메니에르병을 지닌 일부 환자들은 BVF를 일으킬 수 있지만, 이들은 대개 오랜 병력의 이명, 재발성 현기증과 변동성 및 진행성 난청을 가지고 있다.

특발성 BVF 증후군은 본질적으로 3가지 임상소견을 보인다. 즉 짧은 발작성 동요시의 반복 발작, 재발하는 현기증 발작과 진행하는 불안정감 및 동요시를 보이고 점차 진행하여 최종적으로 만성 증후군에 이른다. 이러한 환자들에서 청각 증상은 보이지 않는다.

임상검사

강조할 점은 수막염 또는 gentamicin 중독 같은 급성 양측성 전정 병변 증례들을 제외하면, BVF 증후군은 당신이 기대하는 만큼 극적이지 않다는 것이다. 따라서 BVF를 진단하기 위해서는 의심의 수준을 높여야 한다.

BVF 환자에서 안구운동의 주요 이상은 전정안반사(VOR)의 본질적 부재에 기인한다(제1장과 제2장 참조). 환자가 당신의 코 또는 눈에 시선을 고정한 상태에서 인형 눈 수기(doll's eye maneuver)로 머리를 측방으로 돌리면 단속성(broken up or saccadic) 보상적 안구운동이 나타날 것이다(순수 느린 국면, 원활, 보상적 VOR 대신; 비디오 클립 02.12 참조). '머리 급속회전 검사(head thrust test)'를 하면 머리를 좌우로 움직일 때 모두 따라잡기 단속운동(catch-up saccade)을 나타낼 것이다(비디오 클립 02.14). 이 2가지 수기는 수직(시상)면으로 실시하기가 약간 더 어렵지만, 제대로 시행한다면 수직성 따라잡기 단속운동도 관찰될 것이다. BVF가 추적운동(pursuit) 또는 단속운동 이상이 존재할 수도 있는 소뇌 변성 질환의 맥락에서 발생하지 않는다면, 안구운동 검사의 나머지 부분은 대개 특이소견이 없다.

제2장에서 논의한 바와 같이(그림 2-3) BVF에서 동체시력(dynamic visual acuity)은 중증 장애를 보이므로, 통상대로 정지한 상태에서 측정한 시력과 머리를 흔들면서 측정한 시력을 비교해보면 2줄 또는 그 이상 차이가 날 것이다(예, 머리 정지 시 1.0의 시력이 머리를 흔들 때 0.2로 하락). 의사가 환자의 머리를 활발하게 흔드는 것이 중요한데, 환자 뒤에 서서 머리를 확실히 붙들고 1~2Hz로 '흔든다.' 환자들이 스스로 머리를 움직일 경우에는 흔히 제대로 읽기 위해 멈추거나 빈도/속도를 조절하므로 위음성 결과를 초래할 수도 있다.

전정척수(vestibulospinal) 기능이 상실되면 급성기에 중등도에서 중증 불안정감을 일으킬 수 있다(예, 이독성 후). 그러나 불안정감은 전정보상과 시각 및 고유수용감각(proprioceptive) 자극에 대한 의존 증가의 결과로 점차 호전된다. 만성의 보상된 상태에서 전통적 롬버그 검사(Romberg test)는 대개 음성이다. 즉 환자들은 눈을 감아도 쓰러지지 않는다. 일자(tandem) 롬버그 검사, 즉 발뒤꿈치-발가락(heel-to-toe) 또는 변형 롬버그 검사와 외발(one-foot) 롬버그는 양성일 것이다. 발포고무(rubber foam) 또는 베개는 하지 고유수용감각 자극을 둔화시키므로, BVF 환자들이 눈을 감은 채 그 위에 서는 것은 대개 불가능하다. 눈을 뜨고 하는 보행은 흔히 정상이거나 약간 보폭이 넓지만(broad-based), 발뒤꿈치-발가락 보행 또는 눈을 감은 상태에서 보행은 상당한 불안정감을 유발한다.

검사실 검사

공식적인 전정기능 검사(온도안진 또는 회전)를 통해 BVF를 확진하도록 권고하며, 이 검사는 또한 전정기능 상실의 정도를 정량화한다. 사실 앞서 설명한 임상 수기들은 VOR 상실이 정상치의 70~80% 이상일 경우에만 양성 반응이 뚜렷하다. 영상검사는 대개 도움이 되지 않는다. 매독 혈청검사와 자가면역 선별검사를 포함한 혈액검사는 실시되어야 하나, 대개 정상이다.

감별진단

BVF의 감별진단은 광범하고 보행 불안정과 동요시를 동반하는 많은 질환들을 포함한다(표 2-4, 6-2와 7-5 참조). 만일 동요시가 움직일 때에만 선택적으로 나타나고 불안정감이 어둠속에서 증가한다는 점을 확증할 수 있다면, 감별진단은 상당히 좁혀진다. 안구운동을 검사해 중추성 자발성 또는 체위성 안진(예, 하박)의 존재를 배제하는 것이 중요하다. 하지만 단일 검사로서 가장 중요한 것은 인형 머리 및 머리급속회전 수기를 통해 VOR의 부재를 확인하는 것이다.

치료

BVF 증후군 치료의 근간은 재활이다. 사실 BVF는 진단이 내려지기까지 대개 오랜 지연이 초래되는 덕분에 대부분의 환자들은 부분적으로 자가 재활되어 정상적인 일상 활동을 한다. 그러나 이러한 경우라도 평형재활이 유용할 수 있다. 환자들은 발작 후 수년 동안 계속해서 평형 및 동요시 증상이 모두 호전된다. 일부 활동은 환자들을 심각한 위험에 노출시키므로 해서는 안 된다고 경고하는 것도 중요한데, 여기에는 절벽 모서리 또는 열차 승강장 가까이 서는 것, 스노클링(snorkeling)과 스쿠버 다이빙이 있다. 드물게, 가능한 기저 질환(예, 자가면역질환)의 치료가 필요하다. 특발성 증례들에 대한 스테로이드 치료는 기존 증거로 볼 때 추천되지 않는다.

진행성 이상평형감을 유발하는 신경학적 질환들

이러한 질환들은 다음 장에서 다루게 되지만(226쪽 참조), 여기서 간략히 검토할 필요가 있다. 왜냐하면 현기증 발작 후 만성 어지럼증을 겪는 환자들과 진성 보행 불안정을 지닌 환자들을 병력에만 근거해 구분하기가 항상 쉽지만은 않기 때문이다.

환자들은 대개 어지럼증을 머리에서 느끼는 감각으로 표현한다. 이들은 마치 스스로는 술에 취한 것처럼 '느껴지지만' 정말로 술에 취한 상태와는 달리 친구나 동료들이 자신의 균형에 아무 이상도 눈치 채지 못했을 것이라고 말할 수도 있다. 반면 보행 불안정으로 인한 이상평형감을 호소하는 환자는 대개 자진해서 균형 상실을 다른 사람들도 눈치 챘다고 밝힐 것이다. 이 환자는 보행 불안정에 따라 실제로 쓰러졌거나 거의 쓰러질 뻔 했을지도 모르며, 이는 보상이 불량한 전정질환으로 인해 이차적으로 만성 어지럼증을 일으키는 환자와 현저한 대조를 이룬다. 대부분의 경우에 보행 불안정을 유발하는 질환들은 진행성이다.

이상평형감을 지닌 환자의 진단은 아울러 병력, 특히 보행 불안정에 동반되는 증상들에 크게 의존한다. 표 6-2에 임상검진과 필요한 검사실 검사를 결정하는 데 도움이 되는 여러 질문들이 나와 있다. 주목할 점은 이들 중 많은 질환들에서 뇌 MRI 촬영이 충분하지 않고 결코 신경학적 검사를 대체하지 못한다는 것이다. 이들 질환의 치료는 일반 신경과에서 하며 다음 장에서 간략하게만 언급된다.

표 6-2 만성 이상평형감을 지닌 환자에게 적합한 질문과 검사

동반 증상	의심되는 진단	검사
머리를 움직이는 동안 동요시?	양측성 전정기능 상실	머리급속회전 검사, 온도안진검사
지속적 동요시?	하박 안진(downbeat nystagmus)	MRI
기억상실? 절박성(urgency)?	뇌수종, 대뇌 소혈관 질환	CT 또는 MRI
손 감각저하, 서투른 손놀림 (numb, clumsy hands)? 하지 강직(leg spasticity)?	경추증성 척수병증 (cervical spondylotic myelopathy)	경추부 MRI
운동 협동장애, 구음장애(dysarthria)	소뇌성 운동실조	MRI, 신경과 진료
원위 감각저하/근력약화 (distal numbness/weakness)?	다발신경병증(polyneuropathy)	EMG, 검사실 검사
완만(slowness), 진전?	파킨슨증	신경과 진료

* EMG=electro-myogram(근전도)

현기증 또는 이상평형감 병력이 없는 환자들

때로 환자들은 '진성(true)' 현기증 또는 이상평형감 병력 없이 모호한 만성 어지럼증 감각을 언급한다. 아마도 직접 질문을 해보면 구체적 기관 또는 계통에 이르게 될 것이나, 이러한 방식의 문진은 음성일 수도 있다. 병력이 시사한다면 기립성 저혈압을 체크하는 등 완전한 임상검사가 타당하다.

이러한 환자들은 진단하기 힘든 환자군이고 빈혈, 갑상선기능저하증 또는 기타 내분비 질환, 당뇨병 혹은 저혈당 같은 일반 질환을 배제하기 위한 혈액검사, 뇌 촬영과 전정기능 검사 등 수많은 검사가 흔히 요구된다. 질환 특이적이지 않은 병력과 신경증적 성격(neurotic personality)이 있고 검사 결과가 음성인 경우에 많은 환자들은 옳든 그르든 심인성 어지럼증을 지닌 것으로 진단된다. 병력청취 시 환자가 과호흡(hyperventilation)을 하는지 관찰하고 명백한 과호흡 및 불안 발작, 아울러 입 주위 감각이상처럼 과호흡을 시사할 수 있는 증상들에 대해 문진하라. 우리는 적극적 과호흡 검사가 그리 신뢰할 만하지 않다고 생각하는데, 과호흡은 과호흡 증후군 환자들뿐만 아니라 누구에게나 어지럼증과 불안정감을 유도하기 때문이다. 환자가 자발적으로 과호흡을 하면서 자기 자신의 전형적 증상을 인지할 경우에만

이 검사가 유용하다. 일부 증례들에서는 혈액가스(blood gas)와 흉부과 의사의 소견이 필요할 수도 있다.

만성 어지럼증 환자의 치료

만성 어지럼증 환자의 치료는 대부분 제8장에서 설명된다. 여기서는 만성 어지럼증과 구체적으로 관련된 측면들을 요약한다.

질환 특이적 치료

만일 BPPV, 편두통 또는 메니에르병 같이 활동성 기저 전정질환이 확인되었다면, 이를 제 3~5장에서 설명한 대로 치료해야 한다. 이것이 특히 중요한 이유는 현기증이 발작할 때마다 환자의 만성 증상들이 증가하는 경향이 있기 때문이다. 같은 이유로, 환자가 만성기일 경우에 그가 가령 BPPV 발작을 일으키지 않을 것이라고 가정하지 마라. BPPV 환자들은 수개월 또는 심지어 수년 간 발작을 경험한 후에 유발 두위를 피하는 복잡하지만 효과적인 전략을 개발한다. 항상 환자에게 여전히 발작을 경험하는지 여부를 물어보고 이를 부인할지라도 늘 환자를 검사하라.

질환 비특이적 약물 치료

현기증 또는 구역은 약물들로 호전될 수 있고 이들 약물은 급성 또는 재발성 발작에 아주 유용하다. 항상 환자가 복용 중인 약물들에 대해 문진하라. 현재 대부분의 전문가들은 전정억제제와 신경안정제를 장기적으로 사용하면 전정보상 과정에 역효과를 초래한다고 생각한다. 이 약물들은 진정한 급성 현기증에만 사용하고 현기증이 가라앉기 시작하면 곧 중단해야 한다. 환자들에게 전정보상 과정에 대해 간략히 설명하고 보상이 일어나기 위해서는 뇌가 '다소' 현기증을 느껴야 한다고 지적하라. 이러한 느낌은 경고 신호로 기능해 보상과정이 가동하게 된다. 본질적으로, 현기증이 없으면 경고 신호도 없으므로 보상도 없다.

때로 환자들이 오랫동안 복용하였을 수도 있는 약물을 끊게 하는 것이 어렵다. 이런 경우에는 타협을 해서 약물을 완전히 중단시키기 이전에 재활 프로그램이 시작되도록 해야 한다.

일반적 지지

안심, 정보와 상담이 중요하다(제8장 참조). 단순한 용어로 전정보상 과정을 설명하고 때로 보상은 불완전하며 여기에는 분명한 이유가 있거나 없을 수도 있다고 알려준다. 유용한 웹 페이지 또는 인쇄물을 제공하고, 재활의 필요성을 설명하고, 또 환자들에게 동기를 부여해 자기 자신의 회복과정에 적극적으로 참여하게 하라(266쪽 '환자용 책' 참조).

재활

이러한 만성 환자군에게 재활은 치료의 가장 중요한 측면이다. 환자에게 제공되는 재활의 복잡성은 2가지 요인에 달려 있다.

- 환자가 어느 정도의 재활과 조언을 이미 받았는가
- 당신은 재활 팀에 어느 정도의 접근성을 가지고 있는가(또 재활 팀은 얼마나 좋은가)

어지러울 때는 침대에서 안정을 취하고 알약을 복용하라고 (잘못) 조언을 받은 환자에게는 간단한 설명, 활동을 시작하라는 상담과 진행적 약물 감량으로 충분할 수도 있다. 이와는 대조적으로 다른 쪽 극단에는 이미 전통적 전정재활 코스를 한 차례 마쳤으나 시각성 현기증을 일으킨 환자가 있다. 이러한 환자는 영상 흐름(optic flow) 기법을 포함해 전문적인 전정재활이 필요할 수도 있다. 지역 및 국가마다 진료행위에 따라 상당한 가변성이 존재할 수 있지만, 만성 어지럼증 환자들은 대부분 이 두 극단 사이에 놓일 것이다. 재활의 평가 및 치료 측면에 대해서는 제8장을 참조하라.

제8장에서 논의되는 내용의 대부분은(특히 상담과 심리적 장애의 경우) 만성 환자와 관련성이 높다. 대부분의 환자들은 심리적 합병증을 겪을 것이다. '기질성(organic)'과 '심인성(psychogenic)' 또는 '원발성(primary)'과 '속발성(secondary)'을 구분하는 것은 우리의 의학 수련에서 뿌리 깊은 전통이나, 만성 어지럼증 환자들에서 이들을 구분하는 것만치 어려운 경우는 없다. 기질성과 심인성을 구별하려는 노력이 항상 가치 있는 것은 아니다. 많은 환자들

은 추가로 시행되는 인지행동요법 또는 기타 심리치료를 '신체와 정신' 전반을 치유하려는 노력의 일환으로 보면 이러한 치료를 기꺼이 받으려 한다. 일부 환자들은 항우울제가 필요할 수도 있는데, 특히 재활과정을 시작할 때 그렇다. 이 방법이 좋다거나 저 방법이 좋다는 증거는 없지만, 항우울제는 전정 보상 또는 재활을 저해하지 않는다는 것이 합치된 의견이다.

단서가 없다면 이렇게 하라

- 기저 신경학적 질환을 놓치지 마라. 한 환자라도 타당한 진단을 간과하기보다는 다소 너무 많다 싶을 정도로 환자들을 신경과에 의뢰해 진료를 받도록 하라.
- 병력 상 BPPV가 의심되지 않을지라도 체위 검사를 하라. 그러면 BPPV 또는 체위성 하박 안진을 발견할 수도 있다.
- 머리를 움직일 때 동요시에 대해 물어보고 머리급속회전 검사와 전정안반사(VOR) 판독 검사를 실시해(65쪽 참조) 양측성 전정부전이 있는지 유의하라.
- 삶에 스트레스를 주는 사건, 불안, 우울증과 같은 심리적 측면들은 문제를 유발하거나 악화시킬 수 있으므로, 이러한 측면들에 주의를 기울여라.
- 만일 과거에 현기증 병력이 있다면, 현재의 진단이 불확실한 경우라도 대부분의 환자들에게 전정재활이 유익할 것이다.

제7장 | 노인의 어지럼증, 불평형감과 낙상

Dizziness, Imbalance and Falls in the Elderly

서론

노인 환자들에서 어지럼증은 너무도 흔해 종종 정상적인 노화 현상으로 치부된다. 혹은 자세한 병력을 청취하고 임상검사를 시행하기도 전에 경부 문제 또는 죽상경화성 혈관으로 화살이 돌아간다. 그러나 젊은 환자들에서와 마찬가지로 우선적인 목표는 환자의 증상을 유발하는 근본 원인을 발견하는 것이어야 하고 그래야 구체적인 치료의 길이 열릴 수 있다(표 7-1 참조). 그럼에도 불구하고 많은 노인 환자들은 식별 가능한 단일 질환이 아니라 다수의 질환들이 어지럼증과 불평형감을 일으킬 수 있다. 그러므로 환자의 어지럼증에 기여하는 요인들을 식별하는 것이 구체적 진단을 모색하는 데 보완적인 역할을 할 것이다. 이는 한 임상 증례로 보여줄 수 있다.

78세 여성이 진찰실에 들어와 "전 늘 어지러워요, 선생님"이라고 말한다(이 말은 아마도 신경이과에서 환자가 하는 가장 흔한 첫 마디일 것이다). 질문을 해보니 환자는 일어서고 걷거나 또는 일어서거나 걸을 때마다(특히 어둠속에서) 느끼는 어지럼증 감각이 불평형감을 동반하지만, 앉거나 누울 때는 증상이 사라진다고 구체적으로 설명한다. 증상들은 지난 2년 간 점진적으로 발생하였고 현기증 또는 구역을 경험한 적은 없다. 식후 일어설 때 환자는 흔히 어찔함을 느끼고 2차례 실신한 경험이 있다. 제2형 당뇨병은 10년 전에, 고혈압은 6년 전에 진단받았다. 환자는 9개월 전에 우측 고관절 치환술을 받았다. 이전 온도안진검사와 경부 동맥 초음파는 정상이었다. 환자가 가져온 뇌 CT 사진은 대뇌반구들에서 다발성으로 보이는 작은 백질 병변 이외에는 정상이다.

체위 검사를 포함한 검진에서 전정 징후는 보이지 않으나, 롬버그 검사에서는 불평형감이 있고 이는 눈을 감으면 악화된다. 일자 보행은 다소 불안정하고 돌아갈 때는 비틀거린다. 소뇌 징후는 없다. 발목 반사는 양측 모두 부재이다. 고유수용감각(관절부위 감각과 소리굽쇠), 접촉과 핀 찌르기 감각은 양발에서 중증 장애를 보인다. 우측 고관절 운동은 통증을 유발하고 운동범위는 45도 굴곡과 10도 신전으로 제한된다. 환자가 병원 구내식당에서 식사를 한 후 측정 받은 기립 시 혈압은 140/85mmHg(앙와위)에서 85/50mmHg(입위)으로 하락하였고 어찔함과 실신을 동반했다.

표 7-1 노인의 어지럼증: 주요 특징을 통한 진단

질환	주요 특징
생리적 노화의 영향(219쪽)	전정, 체성감각, 시각 및 운동 기능의 노화성 저하로 인한 만성(그리고 대부분 경증) 불평형감과 어지럼증
약물유발 어지럼증(220쪽)	다양한 기전, 즉 진정, 전정 억제, 이독성, 소뇌독성, 기립성 저혈압, 저혈당에 의해 유발되는 영구적 변동성 또는 발작성 어지럼증
양성 돌발성 체위성 현기증(221쪽)	짧은 발작(30초 이내); 침대서 돌아눕거나, 눕거나, 누웠다 일어나 앉거나, 머리를 뒤로 젖히거나 앞으로 굽히면 유발됨 증상성 발작이 수주에서 수개월 지속, 수년 간 완화 측방 현수두위(lateral head hanging position)에서 주로 지면을 향해 떨리는 회전성 안진
기립성 저혈압(222쪽)	기립 후 짧은 어지럼증 발작이 수초 간(수분까지) 지속 앉거나/누우면 완화 기립 후 수축기 혈압 20mmHg 이상 하락
혈관질환(222쪽)	증상은 국소화와 관련된다: ● 미로 TIA/경색: 현기증과 난청 ● 뇌간 TIA/경색: 현기증과 신경학적 증상 ● 광범위 백질 병변: 만성 불평형감과 어지럼증
신경학적 질환(226쪽)	감각계 또는 운동계가 이환되면 어지럼증과 불평형감을 유발할 수도 있음; 예로서 다발신경병증, 척수병증, 파킨슨병, 하박 안진 증후군을 포함한 소뇌 질환, 뇌수종
심부정맥(231쪽)	어지럼증이 수초 간 지속, 심계항진을 동반할 수도 있음, 서맥(〈40/m) 또는 빈맥(〉170/m)에 의해 유발될 수 있음
정형외과적 질환(232쪽)	치환술 전과 후 고관절 및 슬관절 질환

* TIA=transient ischemic attack(일과성 허혈 발작)

요약하자면, 이 환자는 2가지 유형의 어지럼증을 가지고 있다. 즉 하나는 평형 불량과 관련되고 다른 하나는 식후 기립성 저혈압과 관련된다. 평형장애는 다요인적인데, 당뇨병성 신경병증이 주요소이고 피질하 허혈성 병변, 고관절 운동력 감소와 연령이 기여요인이다. 식후 저혈압은 노인 고혈압 환자들에서 흔하고 이 환자의 경우에 당뇨병성 자율신경병증에 의해 악화될 가능성이 있다.

다음에서는 노인에서 흔히 어지럼증 또는 현기증을 유발하는 질환들을 논의한다. 이러한 질환들 중 일부, 예를 들어 양성 체위성 현기증과 기립성 저혈압은 구체적 임상검사를 통해 고려하고 탐색한다면 효과적으로 치료될 수 있다.

평형에 대한 생리적 노화의 영향

노인은 기억뿐만 아니라 평형도 안 좋다는 것은 잘 알려진 사실이다. 평형은 일련의 말초 감각 자극들(주로 고유수용감각, 시각 및 전정 자극)이 중추적으로 통합되고 운동 조절과 인지 같은 기타 신경 기능들과 결합되는 과정을 통해 이루어진다. 노인이 이러한 감각 자극들과 중추 과정들 각각에서 기능 상실을 보인다는 것은 충분히 입증된 사실이다. 더욱이 측정된 변수들 사이에, 예를 들어 말초 고유수용감각(proprioceptive) 민감도의 상실과 자세 동요의 증가 간에는 대개 상당한 상관관계가 존재한다. 말초 및 중추 신경 기능은 물론 감각 수용체 민감도가 점차 감소하는 외에 노인은 아울러 혈관 및 골관절(osteo-articular) 요인들 같이 비신경성이지만 평형 조절에 영향을 미치는 변화들을 보인다.

임상의의 관점에서 본다면, 노인 환자에 대한 검사에서 '정상소견의 기준'은 따라서 조정되어야 한다. 일상적으로 접하면서 예로 평형 기능에 아주 적절한 예 3가지는 발목반사의 상실, 발목의 진동감각 저하와 추적 안구운동의 감소이다. 첫 2가지는 신전반사 기전과 고유수용감각에 대한 대신경섬유(large fiber) 자극의 상실을 예시하는 반면, 후자(추적운동)는 노인에서 중심부(midline) 소뇌 기능의 상실을 시사한다. 여기서 3가지 점에 주목해야 한다.

1. 이미 언급하였듯이 정상이란 임상기준을 조정해야 한다. 예를 들어, 고립성 추적운동 이상 소견은 젊은 환자에서와 같이 중추 전정질환을 시사하지 않는다.
2. 소위 '정상적 노화성(age-related) 임상소견'은 노인에서 질환이 없는 상태에서도 평형 기능을 생리적으로 점차 감소시키는 기저 메커니즘이 존재함을 나타낸다.
3. 추가로 말초 전정질환과 같이 평형에 영향을 미치는 질환이 존재한다면 노인 환자에서 영향은 더 클 것이다. 비슷하게, 일반적으로 감각 대체와 중추 보상에 의존하는 회복과정(예, '전정보상')도 저해될 것이다.

약물유발 어지럼증

선진국들에서 대부분의 노인들은 흔히 한번에 3가지 이상의 약물을 규칙적으로 복용한다. 불필요한 처방, 약물 상호작용에 대한 무지 및 노인이 되면 대사가 변경된다는 사실의 무시가 모두 어우러져 약물관련 부작용이란 의인성(醫因性, iatrogenic) 이환을 초래하는데, 어지럼증은 가장 흔한 부작용들 가운데 하나이다. 진정, 반응시간 완만과 불평형감 같은 여러 약물 부작용이 낙상을 촉진할 수도 있다. 실제로 벤조디아제핀, 삼환계 항우울제와 세로토닌 재흡수 억제제의 경우에 약물과 낙상 간에 통계적 상관관계가 확립된 상태이다. 약물유발 증상은 오르내리는 혈장 수치에 따라 변동할 수 있으며, 혹은 혈장 수치가 높게 유지되거나 영구적 손상이 가해진 경우에는 지속적일 수도 있다. 다시금, 서로 다른 기저 메커니즘을 반영하는 다양한 유형의 어지럼증들을 감별할 필요가 있다(표 7-2). 이러한 메커니즘들에 대한 보다 자세한 설명은 제4장 161쪽을 참조하라.

표 7-2 약물유발 현기증의 증상, 징후와 기전

증상/징후	기전	약물 예
불평형감, 졸음, 집중 곤란	진정	diazepam, alprazolam, phenobarbitone
불평형감, 졸음, 집중 곤란	전정 억제	dimenhydrinate, promethazine, diazepam
불평형감(어둠속에서 악화), 머리를 움직이는 동안 동요시, 양측성 VOR 상실	이독성	gentamicin, streptomycin, cisplatin
졸음, 보행과 사지 운동실조, 구음장애(dysarthria)	소뇌독성	carbamazepine, phenytoin, lithium
기립성 어지럼증, 일시적 시각상실(blackout), 실신	기립성 저혈압	nitroglycerine, furosemide, propranolol, captopril, amitriptyline, L-dopa

* VOR=vestibulo-ocular reflex(전정안반사)

양성 돌발성 체위성 현기증(BPPV)

이 질환은 두위 변화에 의해 유발되는 짧은 현기증 발작을 특징으로 한다. 진단은 홀파이크 체위 검사가 전형적 안진을 유발하면 확진된다(비디오 클립 02.17과 05.01). BPPV는 이탈된 이석이 반고리관에 유입되어 두위를 변화시킬 때마다 내림프의 방향전환을 일으키기 때문에 발생한다(자세한 내용은 170쪽 참조). 이석은 외상, 미로질환과 노화성 변성으로 인해 이차적으로 이석기관에서 이탈될 수 있다. 그러므로 특발성 BPPV는 나이가 들면서 유병률이 증가하는 반면, (덜 흔한) 증상성 유형의 BPPV는 그렇지 않다. 다양한 연령층에서 BPPV의 빈도에 대한 일반인구 대상(population-based) 추정치에 따르면, 노인에서 유병률이 높고 80세 이상에서는 10%에 달한다. 이 정도 수치라면 60세 이상 모든 어지럼증 환자들에게 기본적으로 홀파이크 검사를 실시할 충분한 근거가 된다. 우리는 구체적으로 질문해도 체위성 현기증이 없다고 하다가 체위 검사에서 전형적 현기증과 안진을 보인 노인 환자들을 꽤 많이 보아왔다.

노인에서 BPPV의 치료는 여러 가지 이유로 어려울 수 있다. 경부 운동력(mobility)이 감소된 환자들은 에플리 수기에서 요구되는 만큼 머리를 돌리고 젖히기가 곤란할 수도 있다(그림 5-3과 비디오 클립 05.04 참조). 이 경우에 머리 부분을 30도 낮출 수 있는 검사대를 사용해 치료 시 몸통과 머리를 일체로 젖히면 머리를 추가로 젖힐 필요가 없다. 혹은 머리를 젖힐 필요가 없는 세몬트 수기를 적용할 수도 있다(그림 5-4와 비디오 클립 05.02 참조). 반면 허약하거나 비만인 환자들은 세몬트 수기에서 신속한 상체 스윙 시 협조하지 못할 수도 있다. 이때는 두 번째 치료사가 뒤에서 환자를 지지하면 수기의 시행이 훨씬 더 수월해진다. 마지막으로, 인지장애가 병발한 경우에 재택 자가치료의 이해와 실시가 곤란할 수도 있다(그림 5-5 참조). 그러므로 수기를 올바로 실시하고 있는지 진찰 중 점검해야 한다.

기립성 저혈압

노인의 기립성 저혈압 유병률은 5~30%이다. 노령에서 구체적 위험인자들로는 고혈압, 울혈성 심부전, 탈수와 약물로 항고혈압제, 이뇨제, 삼환계 항우울제 및 파킨슨병 치료제가 있다.

정의상으로 기립성 저혈압은 기립 후 수축기 혈압 최소 20mmHg 또는 확장기 혈압 최소 10mmHg 하락을 요한다. 불행히도 기립 시 혈압의 측정은 위양성 및 위음성 결과가 흔하다. 기립성 저혈압을 지닌 노인 환자들 중 적어도 50%는 기립 시 증상이 없어 치료를 요하지 않는다(위양성). 반면 증상이 있는 기립성 저혈압이라도 무작위로 선택한 시간에 측정하거나 개별 환자가 대개 증상을 보이는 때, 예를 들어 아침, 식후 또는 투석 후에 측정하지 않으면 모르고 지나갈 수도 있다(위음성). 그러므로 진단은 병력과 적절한 시간에 시행한 기립 시 혈압 검사를 함께 고려해 내려야 한다. 의심스런 증례들은 반복 측정을 요할 수도 있다. 기립성 저혈압의 치료에 대해서는 147쪽을 참조하라.

혈관질환

죽상경화증은 노인 피검자들에서 흔하다. 그러나 혈관질환이 노인에서 어지럼증과 현기증을 유발하는 정확한 기전은 생각해볼 필요가 있다. '혈관성 현기증(vascular vertigo)'은 별개의 질환이 아니라 국소화, 병태생리와 임상 증상이 다른 다양한 증후군들을 포함하는 범주이다.

미로 일과성 허혈 발작 또는 경색

이 증후군은 대체로 급성의 빙빙 도는 현기증과 와우 침범으로 인한 심한 난청을 동반하는 반면, 전정 미로의 고립성 허혈은 드문 것으로 보인다. 검사해보면 급성 일측성 미로기능 상실의 징후들이 있다. 여기에는 정상 측으로 떨리는 자발성 수평-회전성 안진, 머리급속회전 검사에서 환측으로 머리를 회전시킬 때 이상소견, 롬버그 검사에서 환측으로 동요하는 이상

소견, 그리고 일측성 난청이 있다. 와우가 보존되는 고립성 전정혈관성 발작은 가능성이 희박하지만, 이론적으로는 가능하다(그림 1-5 참조).

8번 뇌신경근 진입부의 경색

아주 드문 증후군으로 전정신경염과 유사할 수도 있다. 이 증후군을 시사하는 소견에는 고령, 혈관 위험인자, 갑작스런 발증, 그리고 다양하게 동반될 수 있는 신경학적 징후로 단속성 추적운동(saccadic pursuit), 호너 증후군(Horner's syndrome), 안면마비 또는 동측성 사지운동실조가 있다.

현기증을 유발하는 뇌간/소뇌 일과성 허혈 발작 또는 경색

급성 혈관성 현기증은 흔히 전소뇌동맥 또는 후소뇌동맥 지배영역의 허혈이나 뇌간 또는 뇌교연수 경계부로 국한된 부분 병변에 기인한다. 중요한 구조물은 전정신경핵과 동측 전정신경핵을 억제하는 전정소뇌이다(98쪽 참조).

피질 일과성 허혈 발작 또는 경색

이 증후군은 혈관성 현기증의 예외적 원인으로 전정 피질의 핵심 부위인 후뇌도(posterior insula)와 측두두정 경계부에 대한 침범에 의해 발생한다.

뇌교를 침범하는 소혈관 질환

뇌교에 산재해 있는 혈관 병변들은 꽤 흔하게 만성 불평형감을 유발하는 것으로 근래에 확인됐다. 뇌교에서는 운동 피질에서 나온 신경섬유가 교뇌핵(pontine nuclei)을 통해 소뇌로 중계된다. 이 부위에서 소혈관 질환은 산재성 혈관성 탈수초화(patchy vascular demyelination)를 초래할 수도 있으며 이는 T2 강조 MRI로 확인 가능하다(그림 7-1).

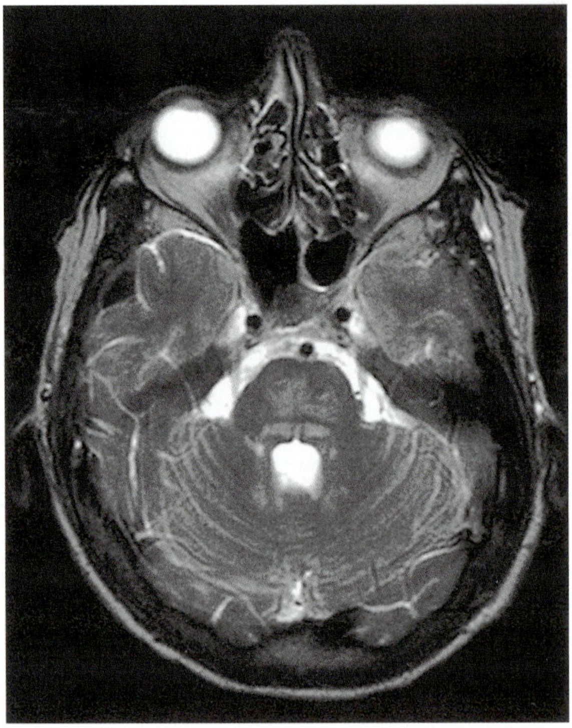

그림 7-1 뇌교의 혈관성 탈수초화.
만성 불평형감을 호소하는 환자에서 뇌교의 혈관성 탈수초화(vascular demyelination)를 보여주는 MRI 사진이다. (Courtesy of Dr T. Hoffmann, Dept of Neuroradiology, Charite University Hospital, Berlin)

대뇌 백질을 침범하는 소혈관 질환

이 증후군은 다발성 뇌실주위 병변들이 피질 다리 영역(cortical leg areas)을 시상, 기저핵(basal ganglia), 소뇌 및 척수와 연결하는 감각 및 운동 신경섬유를 침범할 때 불평형감을 유발할 수 있다(비디오 클립 07.01과 07.02). 중증 이환자들은 추가 소견으로 가성 파킨슨 보행(pseudo-parkinsonian gait), 실금과 피질하 치매를 보인다. 대체로 환자들은 오랜 고혈압과 때로 당뇨병을 앓는다. 신경학적 검사를 해보면 편부전마비, 강직 또는 신근 족저 반응(extensor plantar response) 같은 초점성 징후를 보일 수도 있다. MRI는 기저핵과 대뇌 백질에서 혈관주위 공간 확대, 열공성 경색(lacunar infarction)과 아울러 혈관성 탈수초화로 인한 산재성(patchy) 또는 융합성(confluent) T2-고신호강도(T2-hyperintense) 백질 병변 소견을 보인다(그림 7-2).

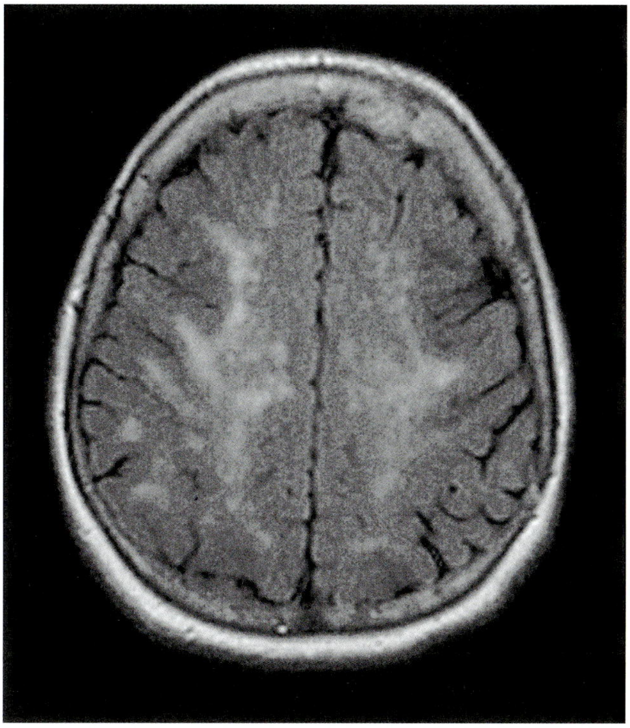

그림 7-2 피질하 소혈관 질환.
T2 강조 MRI 사진에서 피질하 소혈관 질환(subcortical small-vessel disease)이 보인다. (Courtesy of Dr T. Hoffmann, Dept of Neuroradiology, Charite University Hospital, Berlin)

이러한 변화들은 영구적 허혈성 뇌 손상을 반영하므로 치료 대안들은 제한된다. 아스피린과 clopidogrel 같은 항혈소판제는 대뇌 소혈관 질환의 진행을 늦추는 효과가 입증되지 않았음에도 빈번히 처방된다. 고혈압과 당뇨병은 엄격하게 조절해야 한다. 물리치료와 함께 보행 및 평형 운동은 환자의 잔류 기능을 증강시킬 수도 있다. 흔히 보행 보조기가 필요하다.

다발성 뇌경색

반복적인 심장 색전증 또는 중증 죽상경화증으로 인한 경색이 중요한 감각 및 운동 구조물들을 침범하면 만성 불평형감을 유발한다. 이러한 구조물들로는 등외측(dorsolateral) 시상, 운동 피질의 정중부엽(paramedian) 다리 영역, 기저핵, 소뇌와 이 구조물들을 연결하는 신경섬유로들(fiber tracts)이 있다. 추가로 흔히 동반되는 신경학적 결손에는 부전마비(paresis),

감각 결손, 실어증(aphasia)과 치매가 있다.

신경학적 질환

어지럼증을 동반하는 진행성 불안정감은 흔히 노인에서 비혈관성 신경학적 질환에 의해 유발된다. 이는 말초신경으로부터 뇌에 이르기까지 신경계의 어느 레벨에서도 발생 가능한 운동 또는 체성감각 기능장애에 기인할 수 있다. 흔한 질환들로는 다발신경병증, 척수병증, 소뇌 질환, 파킨슨병과 뇌수종이 있다.

다발신경병증

대개 다발신경병증(polyneuropathy)의 첫 증상은 발에서 일어나는 저림(tingling) 또는 감각저하(numbness)이다. 그러나 일부 환자들은 어둠속에서 악화되는 불안정감을 주소로 내원하며, 원위 감각 상실은 임상검사를 해보아야 명백해질 수도 있다. 말초 신경병증의 가장 민감한 징후는 흔히 발가락 및 발목의 진동감각 감소와 롬버그 검사에서 눈감은 후 동요가 증가하는 양성 반응이며, 이러한 징후는 접촉(touch) 및 핀 찌르기(pin prick)에 대한 감각 감소 또는 관절부위 감각(joint position sense) 감소가 관찰되기 오래 전에 나타날 수도 있다. 대부분의 신경병증들은 감각 증상으로 시작되고 근력약화(weakness)는 나중에 흔히 발가락 신근에서부터 일어날 수 있다. 근전도검사에서 감각 또는 운동 활동전위의 진폭이 작거나 전도 속도가 감소되어 있으면 진단은 확진된다.

병인은 환자들 중 약 70%에서 발견되며, 당뇨병과 알코올 남용이 최소 절반을 차지한다. 기타 원인으로는 유전성 신경병증, 비타민 결핍(예: B1, B6, B12), 자가면역질환(혈관염, 류마티스 질환, 파라단백혈증[paraproteinemia], 길랑-바레 증후군[Guillain-Barre syndrome], 만성 염증성 탈수초화 다발신경병증), 신부전, 만성 간질환, 부종양 질환(paraneoplastic disorder, 특히 소세포폐암에 따른), 독소(예: 유기 솔벤트, 비소)와 약물(예: vincristin, cisplatin, tacrin, phenytoin)이 있다. 초기 검사에는 공복혈당, 당화혈색소(HbA1c), 신장 및 간 기능 검사, 혈구수 측정, 적혈구침강속도(ESR), 항핵 항체, 면역 전기영동(immune electrophoresis)과 B12를 포함시켜야 한다. 아급성 신경병증이 수주 이내에 발생한 환자들에게는 항신경세포성 항체(antineuronal antibodies)를 포함해 잠복(occult) 악성종양을 찾기 위한 검사를 권고한다. 일단 신경병증의 원인이 파악되었다면, 구체적 치료(또는 독소 제거)로 신경병증을 완화시키거나 적어도 그 진행을 지연시킬 수 있다.

척수병증

척수의 급성 질환은 대개 이완성 하반신부전마비(flaccid paraparesis)와 감각수준(sensory level, 특정 척추 높이 이하의 감각이 떨어지는 증상)으로 나타나지만, 만성 척수병증(myelopathy)은 흔히 진행성 강직을 보인 후에 근력약화와 감각 기능장애가 뚜렷해지는 것이 특징이다. 따라서 환자들은 하지 경직으로 보행장애를 호소하며 철저한 신경학적 검사를 해야 신근 족저 반응, 건 반사 증가, 강직과 (때로 미묘한) 하지 감각 기능장애를 파악할 수 있다. 감각수준이 없는 상태에서는 병변을 국소화하기 어려워 경추부와 흉추부 척수에 대해 모두 MRI를 요할 수도 있다. 그러나 손에 증상이 있다면(예, 손 근육 쇠약 또는 손가락 감각 저하) 분명히 경추부 척수를 시사한다.

흔한 원인은 경추증성 척수병증(cervical spondylotic myelopathy), 수막종(meningioma) 또는 경증 신경교종(low-grade glioma) 같은 종양과 흔히 순수 척수 증후군으로 나타나는 원발성 진행성 다발성 경화증이다. 어지럼증과 불안정감을 주증상으로 하는 인구들에서 경추증성 척수병증은 주된 척수질환인데, 대부분 노인 환자들에서 발병하고 때로 다요인적(multifactorial) 평형장애의 한 요소로 작용한다. 전형적인 환자는 70세 정도 노인이고 보행장애, 손 감각저하와 서투른 손놀림(clumsy hands)을 호소한다. MRI 촬영에서는 흔히 C5/C6 레벨 경추의 협착이 보인다. 압박 레벨의 척수 내에서 T2 고신호강도가 보인다면 이차적인 허혈성 손상을 시사하고 이는 대개 영구적이다. 불행히도 치료에 지침이 될 만한 과학적 근거는 거의 없는 형편이다.

후향적 연구들에서는 보존적 치료를 받은 환자들이 종종 수년 동안 안정 상태를 유지하지만 일부는 빠르게 악화되는 것으로 나타났다. 진행이 빠르고 압박이 한 디스크 레벨로 국한된 경우에는 흔히 수술을 권유한다.

소뇌 질환

소뇌 질환의 증상은 소뇌의 3개 하위부에 기인할 수 있다. 즉 사지 운동실조와 변환운동곤란증(dysdiadochokinesis)은 소뇌반구들의 기능장애를 반영하고, 보행 및 체간 운동실조는 중심부 구조물들(소뇌 충부, cerebellar vermis)에 대한 침범에 기인하며, 단속성 추적운동, 주시유발성 안진, 전정안반사(VOR) 억제 장애와 하박 안진 같은 안구운동 징후는 미측 소뇌(편엽과 부편엽, flocculus and paraflocculus)를 시사한다(비디오 클립 02.22~02.24). 신경학적 질환은 흔히 소뇌의 다양한 부위에 영향을 미치므로 환자들은 대부분 혼합된 증상을 보인다. 진행성 불안정감의 관점에서 소뇌를 살펴볼 때는 만성 질환을 다루는 것이다(급성 소뇌 병변에 대해서는 98쪽을 참조하라).

감별진단에는 유전성 변성, 소뇌형 다발성 신경계 위축증(multiple system atrophy)과 같은 산발성 변성, 아놀드-키아리 기형(Arnold-Chiari malformation), 다발성 경화증, 혈관모세포종(hemangioblastoma) 또는 수막종 같은 종양, 알코올 남용, 갑상선기능저하증과 부종양성 소뇌 변성(paraneoplastic cerebellar degeneration, 수주에 걸쳐 급속 진행)이 있다.

소뇌 병변 또는 위축증을 탐지하고 동반 소견으로 다발성 신경계 위축증에서 뇌간 위축증 또는 다발성 경화증에서 뇌실주위 탈수초화를 탐색하기 위해서는 MRI를 요한다. 상염색체 우성 척수소뇌 변성증(spinocerebellar degeneration)의 약 20개 아형들 중 하나를 식별하기 위한 광범한 유전자 검사는 친척과 자손에 대한 위험을 평가할 필요가 있을 때에만 유용하다.

변성 소뇌 질환은 의학적으로 치료할 수 없다. 물리치료는 운동실조에 효과가 거의 없지만 지지요법으로 활용할 수 있다.

'하박 안진 증후군(downbeat nystagmus syndrome)'은 만성 어지럼증 및 불안정감 환자에서 쉽게 간과하는 감별진단이므로 특별한 주의를 요한다(비디오 클립 07.03, 07.04와 07.05).

환자들은 약간의 불안정감과 때로 수직성 동요시를 호소한다. 일차주시(primary gaze) 위치에서 하박 안진을 감지하려면 근접 시진과 때로 안저검사(funduscopy)를 통한 확대를 요한다(안저를 살펴보면서 검안경을 통해 안구가 위로 떨리는 것을 보게 된다는 점을 기억하라). 하박 안진은 측방 주시에서 증가하며, 때로 수평성 주시유발성 안진과 복합되어 비스듬한 양상을 나타낸다. 흔히 단속성 추적운동과 VOR 억제 결손이 동반된다. 롬버그 검사를 해보면 환자들은 후방으로 동요하는 경향을 보인다. 기타 소뇌 징후들은 흔히 관찰되지 않는다(비디오 클립 07.05).

하박 안진은 전반고리관 VOR의 탈억제(disinhibition)에 기인하는 것으로 생각되며, 이는 미측 소뇌가 전반고리관에서 오는 신호를 길항작용을 하는(antagonistic) 후반고리관에서 오는 신호보다 더 억제하기 때문이다. 경험법칙에 따르면, 아놀드-키아리 기형, 소뇌 변성, 특발성 변형들과 기타 원인들이 각각 전체 증례의 1/4씩을 차지한다.

치료는 흔히 실망스러우나, 4-aminopyridine, clonazepam, baclofen과 memantine이 모두 동요시를 호소하는 개별 환자들에게 성공적으로 시도된 바 있다. 키아리 기형 환자에 대한 수술은 뇌간 또는 소뇌 증상이 분명히 진행 중일 경우에만 고려해야 한다.

파킨슨병

초기 파킨슨병은 진단하기 어렵다. 파킨슨병의 가장 독특한 소견인 안정 시 일측성 진전이 이 시기에 환자들의 절반 이상에서 결여되어 있고 때로 질환의 경과 전 과정에서도 나타나지 않기 때문이다. 대신 환자들은 불안정감, 기민성(dexterity) 상실, 쉰 목소리, 경직과 근육통을 호소할 수도 있다. 검사할 때 환자에게 손동작을 신속히 교대하고, 의자에서 일어나고, 또 제자리에서 360도 회전하도록 하면(이 경우 6발작을 넘지 못할 것이다) 운동감소증(hypokinesia)을 탐색할 수 있다. 일측성 팔 젓기(arm swing) 상실이 또 다른 조기 징후이며, 반면 특유의 주저하는 출발과 느린, 발걸음이 좁은(small-stepped), 또 발을 질질 끄는(shuffling) 보행과 자세 불안정은 나중에야 나타난다(비디오 클립 07.01과 07.02 참조). 경직은 환자가 한쪽 손을 움켜쥐고 움직이면서 반대쪽 팔은 검사자가 움직이도록 하면 가장 잘 관찰된다. L-dopa 125 또는 250mg 1회 투약 후(구역을 예방하기 위해 domperidone 전투약) 증상 호전은 파킨슨병을 진단하는 또 다른 기준이다.

기타 (치료 가능성이 떨어지는) 파킨슨 증후군들이 있으며, 이들은 대개 추가적인 증상과 징후의 존재로 진단할 수 있다. 느린 단속운동(비디오 클립 02.27 참조)과 조기 낙상은 진행성 핵상 마비(progressive supranuclear palsy)를, 기립성 저혈압과 발기부전 같은 자율신경 증상들은 다발성 뇌신경계 위축증을 시사하는 반면, 치매와 절박뇨는 정상압 뇌수종과 대뇌 소혈관 질환에 전형적인 증상이다.

파킨슨병은 L-dopa와 도파민 작용제 같은 파킨슨병 치료제들이 질환 후기에 용량을 증가시켜야 하긴 하지만 증상을 70% 정도 완화시킬 수 있기 때문에 놓쳐서는 안되는 질환이다.

정상압 뇌수종

정상압 뇌수종(normal pressure hydrocephalus)은 사실 잘못된 명칭이다. 왜냐하면 이 질환에서 뇌실 확장은 뇌척수액 압력이 짧게 중등도로 증가한 결과이기 때문이다. 임상적으로 이러한 노인 환자들은 보행장애, 절박뇨(urge incontinence)와 가벼운 치매라는 3가지 증상을 보인다(임상소견이 대뇌 소혈관 질환과 아주 비슷하다는 점에 주목하라). 비정상적인 보행은 가장 초기의 가장 뚜렷한 증상이며, 주저하고 유연하지 못한 보행에다 흔히 돌아갈 때 불균형은 물론 약간의 경직과 중등도로 넓어진 보폭이 특징이다. 질환이 진행되면서 발걸음은 점점 더 좁아져 쓰러질 수도 있고 결국 환자는 거동 불가능하게 된다. 뇌 CT 또는 MRI에서는 확장된 뇌실이 보이지만 외부 뇌척수액 공간은 정상이거나 심지어 두정(vertex)에서는 좁아져 있다. 아울러 측뇌실(lateral ventricles)의 전방 및 후방 확장부 주위에 저밀도(CT) 또는 T2 고신호강도(MRI) 백질 변경이 보이는데, 이는 인근 백질로 밀려들어온 뇌척수액에 기인한다.

진단은 척추천자(spinal tapping)로 뇌척수액을 50mL 제거하였을 때 하루 또는 이틀 이내에 보행이 현저히 호전될 경우에 확진된다. 이러한 호전은 천자 전후로 규정된 거리, 예를 들어 20미터를 걷는 데 필요한 시간과 걸음 수로 측정할 수 있다. 확실하지 않은 증례들인 경우에 척추 카테터를 유치하여(indwelling spinal catheter) 3일 동안 계속해서 뇌척수액을 배액

할 수 있다. 장기적 치료는 뇌실-복강(ventriculo-peritoneal) 또는 요추-복강(lumbo-peritoneal) 단락술(shunt)을 통한 뇌척수액의 배액을 요하고 이는 인지 및 방광 증상도 개선한다.

낙상에 대한 두려움과 신중한 보행

낙상(falling)에 대한 두려움은 낙상자들과 지속적인 전정질환을 앓는 환자들에서 일어나나, 낙상해본 적이 없고 정상인 듯이 보이는 노인 환자들에서도 생긴다. 이러한 두려움은 보폭과 보속을 줄이거나 심지어 마치 '얼음판 위에서 걷는 것'처럼 바닥에서 발을 미끄러뜨리는 '신중한 보행'을 동반할 수 있다. 두 팔은 쭉 뻗어 의지할 곳을 찾는다. 이 같은 환자들의 문제를 순전히 심인성 또는 기능성이라고 치부해서는 안 된다. 신중한 보행은 때로 객관적 보행장애에 앞서 나타난다. 환자들은 인지된 불안정감이 외부 관찰자에게 분명해지기 이전에 이러한 불안정감에 반응하는 듯하다.

심부정맥

심부정맥(cardiac arrhythmia)은 노인에서 어지럼증을 일으키는 흔한 원인이다. 이는 심장질환이 이 연령층에서 아주 흔하기 때문일 뿐만 아니라 부정맥은 뇌혈류 자가조절에 장애가 있을 때 급속히 증상성 뇌 관류저하를 유발하기 때문이기도 하다. 울혈성 심부전이 병발하면 부정맥 유발 어지럼증을 일으킬 가능성이 더 증가될 수 있다. 발작성 심부정맥을 지닌 환자들은 대체로 수초 간 지속되는 어찔한 발작을 보고하고, 이는 때로 심계항진을 동반하고 실신으로 이행할 수도 있다. 더 자세한 내용은 제4장 149쪽을 참조하라.

정형외과적 질환

정형외과적 질환만으로 재발성 또는 만성 어지럼증을 설명할 수는 없다. 그러나 신속한 자세 조절을 저해하는 하지 관절과 요추의 운동력 감소로 인해 불평형감이 악화될 수도 있다. 가장 흔한 질환은 치환술 전후의 고관절 골관절염이다. 수술을 받은 환자들은 관절에서 감각 자극 차단(sensory deafferentation)이 평형장애에 기여할 수도 있다.

'경추성 현기증(cervical vertigo)'은 골질환으로 뇌 증상을 설명하려는 오래된 미신이다. 이 분야의 전문가들은 대부분 '목 움직임 유발 현기증'의 가장 흔한 원인은 전정질환이므로 이러한 환자들에게 항상 홀파이크 수기를 시행해야 한다는 데 동의한다(그림 5-1 참조). 또 하나 고려해야 할 점은 원발성 전정질환을 지닌 환자는 흔히 목을 꼿꼿이 세우는데, 이는 머리를 움직일 때 악화되는 어지럼증을 피하기 위한 방어반응이다. 목과 전정 물리치료를 병합하면 대개 이러한 악순환을 끊을 수 있다.

노인 낙상

노인 낙상 문제는 선진사회들에서 주요 공중보건 이슈가 될 정도로 계속 증가해왔다. 이는 2가지 요인에 기인한다. 첫째는 평균수명이 세계적으로 증가하였고, 둘째는 낙상과 관련된 이환 및 사망률이 노인에서 높기 때문이다. 단순한 낙상은 건강한 젊은이에게 사소한 사건이나, 노인에게는 기저 질환으로 골다공증이 있다면 골절을 초래해 입원까지 하고 사망 등 잠재적으로 많은 이차적 합병증을 동반한다.

노인 낙상에 대한 합리적 접근법을 개발하기 위해서는 이 문제를 낙상 소인, 낙상을 초래하는 구체적 질환과 낙상의 원인을 시사하는 동반 증상으로 나누면 유용할 수 있다. 진찰실에 체크리스트를 비치해두면 임상의가 이 다요인적 문제의 진찰을 하는 데 도움을 줄 수도 있다(표 7-4, 7-5와 7-6).

표 7-3 노인 낙상에 대한 필수 검사

● 병력과 임상검사는 일반적 소인들을 식별한다	노화성 평형 기능장애
	인지장애
	시각장애
	'발과 신발' 장애
	어지럼증과 불안정감
	향정신성 약물
● 원인불명의 어지럼(funny turn) 또는 의식상실?	
다음을 고려하라:	
앙와위와 기립위 혈압	기립성 저혈압
24시간 심전도(ECG)	심부정맥
홀파이크 검사	BPPV
뇌전도(EEG)	간질
혈당	저혈당
● 신경학적 보행장애?	과거 뇌졸중, 예로 편부전마비
다음을 고려하라:	허혈성 백질 질환
일반 신경학적 보행 및 안구운동 검사	뇌수종
뇌/척추 영상	파킨슨 증후군
	소뇌 질환
	경추 척수병증
	말초 신경병증(예: 알코올성, 당뇨병성)

* ECG=electrocardiogram(심전도), EEG=electroencephalogram(뇌전도),
BPPV=benign paroxysmal positional vertigo(양성 돌발성 체위성 현기증)

일반적 소인

표 7-4 낙상의 일반적 소인들

정상적인 노화성 평형 기능장애
인지장애
시각장애와 숨겨진/보이지 않는 장애물
하지 정형외과적 질환
부적합한 신발
향정신성 약물과 여러 약물 복용
어지럼증과 불안정감
좌식 생활습관

노인에서 낙상의 일반적 소인은 우선 노화에 따라 자연히 평형 조절이 점차 감소하는 것이다. 평형은 여러 말초 감각 자극들(주로 고유수용감각, 시각 및 전정 자극)이 서로 중추적으로 통합되고 기타 운동 조절과 인지 같은 관련 신경 기능들과 결합되는 과정을 통해 이루어진다. 수많은 연구에서 노인은 이러한 감각 및 중추 과정들 각각에서 노화성 기능 상실을 겪는다는 사실이 확인됐다. 아울러 측정된 단순한 변수들 간에(예, 고유수용감각 같은 말초 자극의 상실과 자세 동요의 증가) 그리고 보다 복잡한 측정치들 간에(예, 자세 동요의 증가 또는 보속의 점감과 일상생활에서의 낙상) 상관관계가 존재한다. 그러나 현재의 견해는 정상적인 노화과정 자체가 낙상의 원인으로 치부되어서는 안 된다는 것이다. 이에 따라 임상의들은 '적극적 탐색 모드'로 전환해야 한다. 즉 치료 또는 예방 조치를 취할 수 있다는 기대 속에 노인 낙상자를 대상으로 기저 병리과정 또는 과정들을 탐색해야 한다.

구체적 소인

표 7-5 낙상을 초래하는 구체적 질환들

뇌졸중 후유증(예, 편부전마비)
허혈성 백질 질환(leucoaraiosis)
뇌수종
파킨슨 증후군
고차 질환(higher order disorders)(예: 전방 보행 시동 부전, frontal gait ignition failure)
소뇌 질환(예: 하박 안진 증후군, downbeat nystagmus syndrome)
경추원성 척수병증(cervical spondylogenic myelopathy)
말초 신경병증

'인지 상태'는 낙상의 중요한 예측인자이다. 치매는 낙상 자체를 일으킬 수 없지만, 2가지 측면이 중요하다. 혈관성 치매, 저압 뇌수종(low pressure hydrocephalus), 파킨슨 플러스 증후군과 같이 많은 치매화 과정들은 낙상의 직접적 원인이 되는 보행장애와 관련이 있다. 그러나 알츠하이머병처럼 운동장애가 비교적 적은 치매인 경우에도 기억장애, 통찰력 결여 또

는 새롭거나 예기치 않은 상황에서 환자들이 내리는 '위험 평가'의 오류로 환자들은 잠재적으로 위험한 상황에 처할 수도 있다.

'향정신성 약물,' 특히 여러 약물 복용(polymedication)은 번번이 노인 낙상에 중요한 기여요인으로 밝혀져 왔다. 의사는 환자, 의뢰한 의사와 스스로에게 환자가 복용 중인 모든 약물이 정말로 필요한지 여부를 물어봐야 한다. 구체적으로 수면제인 경우에 낮잠을 피하고, 낮에 육체활동을 늘리고, 저녁에 알코올과 카페인 섭취를 줄이는 등 환자가 수면을 개선하기 위해 채택할 수 있는 생활습관들이 있는가를 확인해보아야 한다.

'시각과 환자의 환경'은 서로 관련되어 있다. 많은 낙상이 걸려 넘어져 일어난다. 시각이 불량하다면 환자는 자연히 장애물을 보지 못한다. 하지만 시각이 좋은 환자들도 조명이 어두운 방, 접쳐진 깔개, 낮은 커피 테이블과 마루의 전선 또는 난방기 때문에 걸려 넘어지고 쓰러진다. 안경사에게 가보도록 하거나 안과의사에게 의뢰하는 것이 필요할 수도 있다. 간호사, 직업치료사 또는 가족이 환자의 집을 방문해 발에 거치적거릴 만한 것들을 찾아 치우면 도움이 된다.

'하지와 족부 질환,' 특히 고통스런 관절 질환은 낙상에 기여한다. 이러한 질환들로 몸을 움직이지 않으면 근력약화가 초래된다. 아울러 낙상을 피하기 위한 방어적 자세반응은 통증과 운동범위 제한으로 인해 불가능할 수도 있다. 항상 하지의 통증과 제한에 대해 문진하고 그에 따라 검사하라. 항염/진통제의 처방이나 정형외과 의사에 대한 의뢰가 필요할 수도 있다. 환자의 하지와 보행은 물론 신발도 검사해야 한다. 부적합한 신발은 걸려 넘어지고, 쓰러지고, 또 골절을 일으키는 데 기여한다. 너무 유연하고 지지를 해주지 못하는 신발(흔히 노인들이 아주 좋아하는 슬리퍼)은 특히 위험하다.

'어지럼증'은 낙상과 관련이 있으나, 이 두 증상을 연결하는 기전에는 적어도 3가지가 있다. 첫째로 전정성 어지럼증, 예를 들어 BPPV로 인한 현기증(빨랫줄에 옷을 너는 할머니인 경우)은 낙상을 유발한다. 둘째는 실신 전 상황에서와 같이 모호한 발작성 어지럼증이고 셋째는 감각운동 신경질환으로 인한 이상평형감에서와 같이(표 6-2와 7-5) 지속성 균형 상실감인데, 이 두 경우가 보다 흔하다. 즉 2가지 주요 낙상 촉진요인은 실신을 포함한 발작성 의식상실과 보행장애임을 기억해야 한다(226쪽).

의식상실

표 7-6 '원인불명의 어지럼(funny turns)' : 낙상의 원인에 단서가 되는 추가 증상들

일시적 시각상실(blackening out of vision), 어찔함(lightheadedness), 의식상실	실신; 기립성 저혈압 또는 신경매개 실신(혈관미주신경, 배뇨, 기침, 경동맥동)에 기인
기시감(旣視感, deja vu), 상복부(epigastric) 또는 기타 전조증상, 초점성 간대성 근경련(focal myoclonus), 자동증(automatism)	간질
목을 뒤로 젖히거나 앞으로 구부린 후 짧은 현기증	양성 돌발성 체위성 현기증
의식장애(clouding of consciousness), 허기, 이례적 행동	저혈당

낙상을 겪는 모든 사람에게 던져야 할 핵심 질문은 의식상실이 있었는지 여부이다. 이러한 정보는 환자나 신뢰할 만한 목격자로부터 얻을 수 있다. 만일 대답이 믿을 만하다면, 일의 절반이 끝난 셈이다. 즉 의식상실이 있다면 그것은 실신(심장성 혹은 신경성), 간질 또는 저혈당일 가능성이 있고, 없다면 평형 또는 보행 장애일 가능성이 있다. 불행히도 노인을 대상으로 의식상실의 존재를 확인하는 것은 보기보다 쉽지 않다. 많은 환자들은 의식상실이 있었는지 여부를 확신할 수 없으며, 그저 자신이 바닥에 있더라고 한다. 때로 의식상실은 단지 사소한 일로 치부되거나('전 정신을 잃었지만 단 몇 초였을 뿐이에요') 전혀 기억나지 않는다. 인지적으로 정상인 노인들이라도 독자적으로 확인한 실신성 의식상실에 대해 역행성 기억상실(retrograde amnesia)을 일으키는 경우가 증례들의 30%에 달한다.

실신

의식상실로 인한 낙상을 진단하기는 어려울 수 있고 가능한 진단도 다양하다. 꼭 물어보아야 할 질문은 '그것은 실신인가(신경성 혹은 심장성)?' '그것은 간질인가?' 그리고 '그것은 대사 장애인가(예, 저혈당)?' 이다. BPPV는 의식상실을 유발하지 않지만, 앞서 언급한 이유들로 인해(많은 환자들에서 기억 곤란) BPPV와 기타 발작성 전정질환들이 흔히 감별진단에 포함된다. 저혈당은 대개 병력에서 분명히 드러나나, 그럼에도 혈당치를 모니터링 해야 한다.

의식상실로 인한 낙상의 보다 흔한 원인은 실신(syncope)으로, 이는 뇌 혈류의 돌발적 감소로 인한 일시적 의식상실로 정의된다. 의식을 상실하고 낙상하기에 앞서 환자들은 흔히 어지럼증, 시야 흐림, 귀 내압 또는 막힘이나 이명, 발열, 오한 혹은 식은땀을 보고한다. 목격자들은 환자들이 대개 창백해 보인다고 말한다. 심장성 실신(cardiogenic syncope)을 일으키는 환자들은 심계항진 또는 흉통을 보고할 수도 있다. 실신 환자들은 흔히 '실신 전(presyncopal)' 발작을 겪으며 이 경우에 환자들은 그저 어지럼증 또는 어찔함을 보고한다. 하지만 실신은 포괄적인 증후군(umbrella syndrome)으로, 노인에서 보다 흔한 유형들에는 기립성 저혈압(약 25%), 신경매개(neurally mediated) 실신으로 혈관미주신경(15%), 경동맥동 증후군(30%) 등, 그리고 심부정맥(20%)이 있다.

기립성 저혈압

자세성 저혈압과 관련해 어지럼증과 낙상을 겪는 환자들은 자신의 어지럼증을 어찔함(lightheadedness)이라 표현하고 흔히 눕거나/앉아야 할 필요성을 알고 있다. 기립 직후 낙상이 발생하면 이 질환을 시사한다. 식후 저혈압을 포함해 보다 자세한 내용은 144쪽에 나와 있다.

신경매개 실신

신경성 실신(neurogenic syncope)은 그 명칭이 시사하듯이 자율신경 반사기전에 의해 유발되는 서맥(bradycardia) 및/혹은 저혈압을 수반한다. 3가지 주요 유형은 경동맥동 과민(carotid sinus hypersensitivity), 혈관미주신경성 실신(vasovagal syncope, 신경심장성 또는 흔한 실신)과 상황성 실신(situational syncope, 기침 또는 배뇨 중)이다. 혈관미주신경성 발작을 겪는 환자들은 그간 살아오면서 내내 실신을 경험하였을 수 있고 앉거나 누움으로써 실신을 예방하는 방법을 알 수도 있다. 혈관미주신경성 발작은 분명한 촉진 사건들(두려움, 감정, 피가 보이는 장면처럼)과 비교적 긴 전구증상들(prodromes, 숨 막히는 방에서 특히 오랫동안 서 있어 무더위와 괴로움을 느끼는 것처럼)이 있다. 반면 경동맥동 증후군은 흔히 면도, 넥타이 매기와 머리 회전처럼 목에 가해지는 기계적 자극과 관련해 돌발적이고 예측 불가능한 실신을 유발하는 것이 일반적이다. 그러나 전형적 병력이 없고 낙상 또는 실신의 기타 원인들이 배제되지 않은 상태에서 경동맥동 과민을 나타내는 검사실 증거만 있다고 해서 이를 환자의 낙상에 대한 이유로 받아들이는 데는 주의를 요한다.

간질

'원인불명의 어지럼(funny turn)'이 낙상의 원인으로 생각되는 경우에 고려해야 할 발작성 신경학적 질환은 간질과 BPPV이다. 반면 뇌혈관성 발작(일과성 허혈 발작)은 편부전마비(hemiparesis)/편감각마비(hemianesthesia), 복시와 언어장애 같은 초점성 신경학적 증상을 보이지만 의식상실은 드물다. 간질은 질환의 발생이 소아기에 한번 정점을 이루고 노령이 되면 두 번째 정점을 보이는 쌍봉분포(bi-modal distribution)를 따르기에 노인에서 흔하다. 이는 간질발작을 일으킬 수 있는 질환들, 특히 뇌혈관 질환은 물론 종양, 두부손상, 경막하 혈종 및 복합된 원인들이 노화로 증가하기 때문이다.

구조적 원인들이 많이 밝혀져 부분(즉 초점)간질이 특발성 전신간질보다 더 흔하다. 이러한 이유로 일측성 사지발작을 보이고 이차성 근력약화를 동반 또는 동반하지 않는 환자들은 일과성 허혈 발작(TIA)을 일으킨 것으로 잘못 진단될 수도 있다. 의식을 상실한 환자가 간질을 겪고 있는지는 믿을 만한 목격자들, 특히 전형적 발작의 관찰을 통해 시사될 수도 있다. 의식상실이 한번 발작한 후 지속적 혼돈 또는 두통이 있다면 간질을 시사한다.

초점성 신경학적 증상 또는 징후를 보이는 환자와 초점성 징후를 동반 또는 동반하지 않으면서 간질을 일으킨 환자는 누구나 CT 또는 MRI 촬영을 받아야 한다. 간질의 유형(즉 부분 또는 전신)을 분류하기 위해서는 뇌전도(EEG)가 필요할 수도 있다. 하지만 간질의 진단은 임상적이므로 뇌전도가 정상으로 나와도 간질이 아니라는 의미는 아니며, 명백한 발작을 일으킨 환자에게 치료를 보류해서도 안 된다. 경우에 따라서는 sodium valproate와 같은 항간질제로 일단 치료를 시작해 반응을 볼 수도 있다.

적하발작

적하발작(drop attack)은 환자가 경고, 추가 증상 또는 발작후(postictal) 현상 없이 갑자기 다리에 힘이 풀린 듯 바닥으로 풀썩 쓰러지는 것을 말한다. 환자들은 바로 일어서 걸을 수도 있다. 반복해서 적하발작을 겪는 환자들은 무릎에 멍과 상처가 나 있다. 확실한 기전, 진단과

정과 치료는 알려져 있지 않다. 일과성 뇌간 허혈 기전으로는 설명이 되지 않는다. 왜냐하면 이러한 환자들은 대부분 뇌혈관 위험이 특별히 높지 않고 추가로 동반되는 뇌간 증상이 결여되어 있기 때문이다.

적하발작이란 개념은 낙상 환자의 진단에 부정적 영향을 미칠 수 있다. 이 개념은 흔히 의사에게 문제를 현명하게 조사하게 하기보다는 가능한 다른 진단에 이르는 과정을 방해할 수 있다. 항상 실신, 발작성 전정질환 또는 뇌간 일과성 허혈 발작을 시사하는 소견에 대해 문진하고 환자를 검사해 신경학적 보행장애가 없음을 확인해야 한다.

낙상 환자에 대한 접근법

환자들은 철저한 평가를 받아야 하는데, 낙상의 원인이 분명해 보이는 경우에도(예, 진행된 파킨슨병) 많은 추가 요인들이 아울러 중요한 역할을 할 수도 있기 때문이다. 환자가 투여받는 약물들, 예를 들어 항고혈압제(기립성 저혈압?), 저혈당제와 향정신성 약물에 주의를 기울여야 한다.

병력으로부터 낙상 당시 환자가 무엇을 하고 있었는지 확인하도록 하라(걷거나, 가만히 서 있거나, 위를 쳐다보았는가?). 확인할 점은 (1) 의식상실이 있었는가 여부와 (2) 낙상 직전에 있었던 사건들, 예를 들어 실신 전 증상, 돌발적 기립, 기침, 배뇨, 목 회전(BPPV, 경동맥동 증후군?), 심계항진, 초점성 발작, 걸려 넘어짐, 또는 돌아갈 때 다리가 바닥에 붙는 '동결현상(freezing)' (파킨슨 증후군과 보행 실행 증후군[gait apraxic syndrome]? ; 비디오 클립 07.01과 07.02)이다.

심혈관 및 신경학적 검사 2가지가 관심의 초점이 될 것이다. 또한 저혈당과 같은 대사 장애를 알아보기 위해 일반 혈액검사 결과를 입수하라. 발과 신발을 살펴보는 것도 잊지 마라.

심혈관 검사는 모든 증례들을 대상으로 실시해야 하며, 기본 심전도(ECG)와 앙와위 및 기립위에서 최대 3분 동안 하는 혈압 측정을 포함한다. 재발성 원인불명 낙상인 경우에는 경사대(tilt table)와 경동맥동 마사지(carotid sinus massage)뿐만 아니라 지속적 외래 심전도 및 혈압 모니터링 같은 특수 검사를 고려해야 한다. 이것이 당신이 진료하는 낙상자가 필요로 하는 것이며, 심장과 전문의에게 진료를 의뢰하면 앙와위에서만 환자를 검사할지도 모른다는 점을 알아야 한다.

신경학적 평가에서는 환자가 눈을 뜨고 감은 상태에서 자세를 관찰하라. 환자가 어떻게 걷는가(곧장 걸어가고 돌아갈 때)? 몸통 밀기와 당기기에 대해 환자가 어떻게 반응하는가(밀되 붙잡을 준비를 하라!; 비디오 클립 07.01)? 환자가 어려움 없이 앉고 일어설 수 있는가? 환자가 양팔에 상당히 의존하는가? 만일 통증 또는 정형외과적 장애가 없다면, 이러한 전신 평가에서 관찰된 이상은 기저 신경학적 보행 또는 평형 장애를 시사할 가능성이 있다. 그렇다면 추가로 임상 신경학적 검사를 실시할 필요가 있는데, 스스로 하거나 신경과 전문의에게 의뢰하라. 뇌전도(간질?) 또는 뇌 촬영(공간점유성 병변, 혈관질환, 뇌수종?)이 요구될 수도 있다.

낙상자의 관리

이상에서 설명한 병력과 검사들에 기초해 구체적으로 치료하면 반응하는 많은 질환들이 있을 것이다. 이러한 치료에는 항당뇨제, 항고혈압제와 수면제의 조절, 심박조율기 이식, 항간질제 투여, 또는 BPPV에 대한 정복술이 있다. 그래도 당신에게는 확실한 원인을 발견할 수 없는 환자들이 많을 것이고 그렇다면 문제는 다요인적이다.

가정 평가(home assessment)가 낙상을 예방하는 데 도움을 줄 수 있다는 증거가 일부 있다. 하지 강화와 평형재활을 촉진하는 운동요법 역시 효과적이라는 증거는 보다 확고하다. 개별 환자에게 이를 주저 없이 추천해도 된다. 그러나 공중보건 수준에서는 낙상 위험에 보다 취약한 집단들을 타깃으로 하는 노력이 이루어지고 있는데, 그 예가 2차례 이상 낙상 경험이 있거나 평형 및 보행 곤란을 겪는 70세 이상 노인들이다. 적극적인 중재만이 효과적이며 교육만으로는 노인에게 충분하지 않다는 점을 알아야 한다. 이차성 '낙상 공포' 증후군이 생기고 그에 따라 활동 수준이 제한되면 악순환에 접어들 수도 있다. 이 증후군에 인정된 치료법은 없지만, 인지행동요법과 물리치료를 병행해볼 수 있다.

단서가 없다면 이렇게 하라

어지럼증 또는 낙상을 일으키는 노인 환자는 의사에게 난감한 경우가 될 수 있다. 병력청취는 문제가 다발적이고 기억이 흐리기 때문에 흔히 번거롭다. 이학적 검사는 집중력과 운동력이 감소되어 있을 경우에 시간이 걸릴 수도 있다. 결국 다양한 이상이 의심되나 확실한 진단을 내리지 못하는 상황이 될 수도 있다. 이러한 상황에서 다음과 같은 점들이 지침을 제공할 것이다.

중복이환을 고려하라

여러 가지 경미한 소견들을 취합하면 주요 평형 문제를 설명할 수도 있다. 아울러 문제들이 별개로 존재하지만 환자는 이들을 모두 묶어서 '어지럼증'이라고 표현할 수도 있다. 그러므로 속단하지 말라! 예를 들어, 환자의 불평형감에 대해 어떤 하나의 원인을 발견한 후에도 홀파이크 수기를 실시하고 기립 시 혈압을 측정하면 유용할 수 있다.

평형에 기여하는 체성감각 및 운동 기능을 체크하라

통상적인 신경학적 검사는 흔히 평형 문제를 선별하는 데 충분하지 않다. 말초 신경병증, 초기 파킨슨병 또는 소뇌 질환 같은 질환들을 진단하기 위해서는 더욱 철저한 신경학적 검사가 요구될 수도 있다(226~231쪽 참조).

정신질환적 측면을 간과하지 마라

감정은 노인에게도 살아 있다! 평형 문제는 이차성 불안이 회피, 부동상태(immobility)와 건강 악화로 인해 더 큰 불안으로 이어지는 악순환을 촉발할 경우에 과도한 장애를 유발할 수도 있다. 우울증은 노인에게 보편적인 또 다른 질환으로 지속성 어지럼증, 두통 또는 피로 같은 신체 증상으로 나타날 수도 있다(152쪽 참조).

노인 환자들이 일으킬 가능성이 '없는' 질환들을 기억하라

노인 환자들은 거의 어느 질환이든 앓을 수 있으나, 일부 질환들은 70세 이상에서 '시작될' 가능성이 없다. 여기에는 메니에르병, 편두통성 현기증, 내이 자가면역질환과 발작성 운동실조가 있다. 하지만 이러한 질환들은 모두 고령까지 '지속될' 수도 있다는 점에 유의해야 한다.

노인 재활 전문가들과 협조하라

이렇게 하면 기능적 한계를 확인해 이를 맞춤 운동으로 개선하는 데 도움이 될 수도 있다.

제8장 | 어지럼증 환자의 치료

Treatment of the Dizzy Patient

런던 킹스칼리지 교수이자 물리치료사인 마로사 파블로(Marousa Pavlou) 박사와 공동 저술

어지럼증 또는 현기증 환자의 치료에는 4가지 요소가 있다.

- 양성 돌발성 체위성 현기증(BPPV) 또는 편두통 같은 구체적 질환의 치료
- 상담과 안심
- 재활
- 현기증과 이에 동반하는 구역의 약물 치료

이 4가지 측면은 개별 환자마다 고려하여야 하고 모두 동등하게 중요하다(표 8-1). 그러나 모든 환자들이 4가지 영역 모두에서 조치를 요하지는 않을 것이다. 예를 들어, BPPV 환자들은 대개 정복술 이외의 치료를 요하지 않는다. 만성 어지럼증 환자들은 보통 상담과 재활을 요하지만, 약물을 필요로 하지는 않는다. 반면 편두통성 현기증 환자들은 발작간 증상(interictal symptoms)이 없다면 편두통약만을 요하고 재활은 필요하지 않을 수도 있다. 의학이란 게 늘 그렇듯이 치료는 개별 환자에게 맞추어야 한다.

환자 안심, 정보와 상담

현기증은 끔찍한 경험이고 특히 첫 발작일 경우에 그렇다. 환자들은 대부분 이 감각을 심장발작, 뇌졸중 또는 심지어 임박한 죽음처럼 생명을 위협하거나 무력화하는 질환과 결부시킨다. BPPV 또는 전정신경염 같은 질환을 가진 환자들에게는 경험하는 증상이 불쾌할지라도 기저 원인은 양성이라고 안심시킬 필요가 있다. 우리의 경험 상 환자들은 또한 왜 빙빙 도는 느낌이 드는지에 대해 설명을 필요로 하며, 이때 간단히 세반고리관을 그려 정상적으로는 머리 회전을 어떻게 감지하는가에 관해 설명해주면 된다. 기타 환자들은 문제가 내이에 있다는 사실을 알고서는 귀머거리가 되지는 않을까 걱정한다. 편두통, BPPV 또는 전정신경염 같이 흔한 질환인 경우, 이 점에 대해 안심을 시켜도 된다. 청력도(audiogram)가 입수되었다면 청력이 정상이라거나 환자의 청력 문제는 이번 질환과 무관하다(예, 이전부터 있어 온 노인성 난청 또는 중이 기능장애에 의한 청력 문제)고 확인해줄 수 있다.

표 8-1 어지럼증 환자의 치료에서 핵심 요소들

● 원인 질환의 특정적 치료	예: BPPV에 대한 체위 조작 편두통성 현기증에 대한 편두통 예방요법 메니에르병에 대한 gentamicin TIA에 대한 항혈소판제 불안장애에 대한 인지행동요법
● 안심, 정보, 상담	불필요한 두려움을 완화시키고, 치료 협조의 기반과 현실적 목표를 제공한다
● 전정재활	만성 어지럼증과 불평형감의 치료가 목적. 다음을 위한 운동을 포함한다: 눈-머리 협동 평형 전략들의 재훈련 보행 훈련 시각 탈감작 공놀이
● 급성 현기증, 구역 및 구토의 비특정적 약물 치료	예: dimenhydrinate, prochlorperazine, promethazine
● 기타 치료	수술(예: 난치성 BPPV, 메니에르병) 스트레스 관리 환자동호회

* BPPV=benign paroxysmal positional vertigo(양성 돌발성 체위성 현기증)
TIA=transient ischemic attack(일과성 허혈 발작)

급성 현기증 환자에게도 전정보상 과정에 대해 간략히 설명할 필요가 있다. 대체로 환자들은 '한쪽 내이의 평형기관이 손상되었다'고 하면 '상실된 조직이 재생할 것인지' 여부를 알고자 한다. 이럴 경우에는 뇌가 말초 기능의 상실을 보상하는 능력을 보유하고 있다고 안심시킬 필요가 있다. 아울러 안정, 특히 침상안정은 필요하지 '않고' 그 반대로 하라고 설명해주어야 한다. 환자들은 전정보상 과정이 성공적이려면 활동적인 삶을 유지하고 초급성기(hyperacute phase) 동안에만 활동을 중등도로 제한해야 한다는 점을 이해해야 한다. 그러나 활동에 '너무 마음을 쓰는' 환자들에게는 무리하지 말라고 말해줘야 한다. 왜냐하면 구역이나 구토가 탈진을 초래하고 향후 육체활동과 구역 간에 부정적 연상을 일으킬 가능성이 있기 때문이다(일종의 '조건반응'으로 일부 사람들이 거친 바다 위의 배를 생각하면 실제로 멀미를 느끼는 경험 같은 것을 말한다).

장기적으로 어지럼증을 겪는 환자들은 충분히 안심시켜 주어야 한다. 이러한 환자들은 흔히 이 병원에서 저 병원, 이 전문의에서 저 전문의를 전전하고 때로 수개월 또는 수년 동안 그러한다. 뇌 촬영 소견이 정상이라는 데 근거해 일부 의사는 어느 시점에서 '당신에게는 아무 이상이 없어요' 또는 '의학이 당신에게 해줄 수 있는 것은 아무것도 없어요' 또는 '문제는 오로지 당신의 마음에 있어요'라고 말했을 가능성이 있다. 이는 잘못된 접근법일 뿐만 아니라 대개는 사실이 아니라고 생각한다. 환자들은 과거에 진정한 전정성 발작을 겪었을지도 모르지만 전통적 전정기능 검사에서는 드러나지 않을 수도 있으며, 전정보상 과정의 실패 또는 이차적으로 추가된 심리적 문제는 상황을 복잡하게 한다. 재활은 다년간 만성 어지럼증 증상에 시달린 환자들에게도 효과적이므로 환자에게 재활과정에 협조하도록 해야 한다. 이러한 이유로 전정보상과 재활의 원리를 설명해줄 필요가 있다. 아울러 환자들에게 불안과 우울증이 어지럼증 환자들에서 아주 흔하며, 그렇다고 이 증상들이 거짓이라거나 더 나쁘게는 꾀병(malingering)이라고 하는 것은 아니라는 점을 언급해줄 필요가 있다.

어지럼증 및 현기증 환자들을 상당히 많이 진료하는 과들은 환자에게 유용한 인쇄물을 비치하는 것이 관행이다. 이들 중 많은 것을 영국뇌척추재단(www.bbsf.org.uk), 메니에르병학회(www.menieres.org.uk) 또는 전정질환협회(www.vestibular.org) 같은 웹사이트에서 입수할 수 있다(266쪽 환자용 책 참조). 인쇄물들은 사실 정보를 제공하는 외에 증상과 문제를 설명하고 해결책을 제시하기 때문에 환자들을 안심시킨다. 마치 어두운 터널을 통과해 빛을 보는 셈이다. 환자들이 정보와 경험을 공유하는 환자동호회(self-help group)도 못지않게 효과적이다. 인터넷에서 지식을 습득하는 요즈음 환자들이나 그 가족 및 친지들은 어지럼증, 이명, 낙상, 편두통 또는 스트레스 관리와 관련해 활동하는 현지 동호회들에 대한 정보를 입수할 수 있다. 대부분의 의사, 치료사 또는 사회복지기관들은 현지 사정에 밝아 추가로 도움을 제공할 수 있는 전문 자선단체 혹은 환자중심 단체들을 추천한다.

재활

평형장애의 재활에서 핵심적인 측면은 평형 조절이 많은 감각운동계들 간의 상호작용을 통해 이루어진다는 사실을 이해하는 것이다. 재활의 목적은 중추신경계(CNS)가 전정계 병변에 대해 보상하는 능력을 촉진하는 것이다. 전정보상을 위한 신경적 토대는 신경계 전체에 분포되어 있으므로 소뇌, 피질, 척수, 뇌간 또는 감각계의 병변은 보상 능력을 차단하거나 감소시킬 수 있다. 제2장에서 언급한 바와 같이 전정보상은 일측성 말초 전정 병변이 생긴 후 중추신경계가 기능적 대칭을 회복시키게 하는 가소적 과정(plastic process)이다. 일측성 및 양측성 전정기능 상실을 지닌 환자들은 아울러 감각 대체(sensory substitution) 과정에 의해 보상을 받는다. 두 경우에, 특히 양측성인 경우에 환자들은 평형을 위해 비전정성 정보, 즉 시각 및 고유수용감각 자극에 보다 의존하게 된다. 이는 분명히 유용한 보상과정이지만, 일부 새로운 문제들(예: 시각성 현기증, 202쪽)을 야기할 수도 있다.

이 절에서는 전정 질환자들의 재활에 활용되는 일반적 원리와 기법들을 논의한다. 우리는 어지럼증 환자에게 재활 프로그램을 짜주는 방법을 설명하고자 하는데, 전정재활 분야에서 전문적으로 훈련받은 청능사(audiologist) 또는 물리치료사에 접근할 수 없는 의사들이 많다는 점을 알기 때문이다. 그러나 이는 이상적인 것이 아니므로 장기적으로는 훈련받은 치료사에게 접근할 필요가 있다.

재활 평가

전정 질환자들의 재활을 위해서는 평형 및 현기증에 대한 철저한 평가가 요구된다(표 8-2). 의료 전문인들은 현재로서 중요한 점이 '증상, 기능(장애)과 활동 제한' 자체이지 병인론적 진단이 아니라는 것을 이해해야 한다. 아울러 전정 병리소견을 지닌 많은 환자들은 근육긴장의 증가로 인한 근골격계 장애, 스트레스 또는 피로 등 이차적인 문제를 일으킨다. 이러한 문제는 기능적 운동 기술과 환자가 재활 프로그램에 효과적으로 참여하는 능력에 모두 영향을 미칠 수 있다. 침상안정, 두려움, 불안 또는 기타 요인들로 인한 무활동(inactivity)도 완전한 보상을 지연시키고 저해한다. 전정 병변에 대한 보상 능력에 영향을 미칠 수 있는 기타 요인들이 표 8-3에 나와 있다. 이러한 부정적 요소들 각각을 확인하여 해결하기 위해 최선을 다해야 한다. 경부 또는 고관절 통증을 치료하기 위해 진통제를 투여하거나 근골격계 물리

표 8-2 재활 평가의 필수항목

기능 평가	표준: 롬버그, 일자 보행
	특수: '일어서 걷기 검사(get up and go test),' 시간 내 보행속도(timed gait)
증상 평가	유발요인: 예로 머리 또는 시야 사물 움직임
	재활 한계: 예로 경부통
계통 평가	근골격계: 유연성과 운동범위
	근신경계: 근력과 협동
	감각계: 감각계들과 특정 감각계에 의존하는 정도(weighting)

표 8-3 전정 병변 후 임상적 회복을 저해하는 요인들

연령	
중추신경계 병변	
말초 체성감각 장애	
시각장애:	
	시력 감소
	시각 변화(modified optics; 예, 백내장 수술)
	사시
시각 의존성	
경추 또는 기타 척추질환	
심리사회적 장애	
의학적 치료:	
	수술
	항현기증 약물
	신경안정제
	마취
운동력 결여:	
	정형외과적(예, 고관절염)
	과도한 침상안정 또는 움직이지 말라는 지시
	심리적/두려움

치료사에게 의뢰하는 것에서부터 필요하다면 심리 상담까지 해야 한다.

기능 평가

기능 평가(functional assessment)는 롬버그 검사와 보행 평가(일자 또는 발뒤꿈치-발가락 보행 등) 같은 임상검사에 부분적으로 포함되어 있다. 아울러 순차적인 행동들을 통해 환자를 관찰하면서 평가하거나 시간을 재면 유용할 수도 있다. 예를 들어, '일어서 걷기 검사(get up and go test)'는 노인에서 평형 문제를 감지하는 손쉬운 선별검사이다. 이 검사를 통해 임상의는 말초 또는 중추 신경 병변을 지닌 환자에서 평형 관련 기능 과제들의 수행 수준을 측정할 수 있다. 기능 평가는 치료법의 효과를 평가하는 데 유용하나, 개별 계통의 기저 감각 및 운동 장애에 대한 정보를 얻기에는 부족하다.

계통 평가

계통 평가(systems assessment)는 전정 질환자들이 추가로 가지고 있을 지도 모를 감각운동계 또는 근골격계 질환을 검사하는 것이다. 체성감각, 시각 및 운동 기능은 전통적인 신경학적 검진으로 검사할 수 있다. 그러나 모든 감각계들이 정상적으로 기능할 경우에도 자세 균형을 조절하는 데 사용되는 감각 정보의 유형과 정도는 피검자마다 다양하다. 예를 들어, '시각 의존적인(visually dependent)' 환자들은 시각적으로 도전적인 상황들(군중, 운전, 슈퍼마켓, 움직이는 시각 장면들을 보는 것)에서 어지러운 증상을 보고한다. 시각 의존성은 검사실에서 또는 전문 물리치료사에 의해 확인될 수 있지만, 시각 유발요인들을 확인하는 몇 가지 질문으로 충분할 수도 있다(아래 참조).

증상 평가

증상 평가(symptom assessment)에는 일차 전정 증상과 그에 동반하는 자율신경 및 심리적 증상을 확인하는 것이 포함된다. 특히 후자는 환자에게 불안 또는 과호흡이 생겼을 경우에 추가로 안심 또는 치료를 요할 수도 있다.

유발요인들의 확인

어지럼증을 유발하는 요인들(예: 시각, 체위)의 확인은 이에 따라 직접 치료법이 결정되기 때문에 가장 중요하다. 일부 흔한 유발요인들과 이를 검사하는 방법들이 아래에 설명되어 있다. 원칙은 '당신에게 어지럼증을 일으키는 것은 무엇이든 해결하겠다'(즉 탈감작 치료)이므로, 환자에 대한 운동 처방은 주로 여기에 제시된 소견에 기초할 것이다.

- **안구운동.** 환자들은 눈모음(convergence), 추적운동(pursuit) 및 단속운동(saccade)을 모든 방향으로 반복해야 한다.
- **머리운동.** 머리를 수평 및 수직으로 진동시키고 좌우로 기울인다(우측 귀를 우측 어깨로 및 좌측 귀를 좌측 어깨로).
- **복합 머리-안구운동** (수평 및 수직으로):
  - **주시 이동** (gaze transference). 신속한 안구-머리운동을 이용해 90~180도 간격으로 떨어져 있는 물체들에 시선을 재고정시킨다(예: 천장의 전등에서 당신의 신발로, 또 그 반대로).
  - **주시 안정** (gaze stability). 환자는 정지한 물체에 시선을 고정시킨 채 머리를 진동시킨다(수평 및 수직으로). 본질적으로 전정안반사(VOR) 운동임.
  - **주시 또는 시각전정 갈등** (gaze or visuovestibular conflict). 환자는 팔을 펼친 거리에서 두 엄지손가락을 올리거나 잡지를 들고 몸을 '일체로'(머리, 몸통과 팔을 함께) 진동시키면서 시선을 고정하거나 읽으려 시도한다. 본질적으로 VOR 억제 운동임.
- **체위 유발요인.** 만일 양성 돌발성 체위성 현기증(BPPV)이 있다면, 이는 이미 정복술로 치료되었어야 한다(제5장 그림 5-3, 5-4와 5-5 참조). 그러나 모든 전정 질환자들, 특히 BPPV 환자들은 증상을 경험할 수 있으며, 또는 완전히 눕고 침대에서 몸을 굴리는 것을 꺼려할 수 있다. 몸을 굽히거나 위를 쳐다보는 것도 마찬가지이다(높은 선반 위에서 뭔가를 찾을 때와 같이). 이러한 잠재적 유발요인들에 대해 문진하고 '아울러' 검사해야 한다.
- **환경 유발요인:**
  - **시각 유발요인들** (visual triggers). 간단한 질문들만으로 시각적으로 악화되는 어지럼증('시각성 현기증,' 202쪽)을 확인할 수 있다. 시각성 현기증은 움직이는 장면 또는

투시영상, 군중 또는 교통의 흐름, 붐비는 슈퍼마켓, 커튼의 움직임, 혹은 구름 또는 나뭇잎의 움직임을 보거나 줄무늬 셔츠를 다림질할 때 일어나는 불쾌감이다. 이러한 환자들 중 일부는 '시각 의존적'이다. 즉 이들은 전정장애를 보상하기 위해 시각을 너무 많이 사용한다. 문제는 상기 일부 예들에서와 같이 시각 정보가 불안정하고 왜곡될 수 있어 어지럼증을 초래한다는 점이다.

- **고유수용감각 또는 표면 유발요인들**(proprioceptive or surface triggers). 이러한 요인들은 불안정한 표면(흔들리는 판)에서 균형을 잡도록 하거나, 물렁물렁한 표면(매트리스, 발포고무)에서 균형을 잡고 걷도록 하거나, 또는 경사로를 오르내리도록 하여 평가할 수 있다. 눈을 감은 상태에서의 평형과 보행도 검사해야 한다.

평형장애의 재활

전정 운동(비디오 클립 08.01과 08.02)

본질적으로 전정 운동은 점차로 복잡해지는 안구, 머리 및 자세 운동으로 구성된다(표 8-4). 환자가 실시하는 이 운동에는 현기증을 유발하는 안구, 머리 또는 몸의 위치와 동작이 의도적으로 포함된다. 목표는 전정계를 자극하는 것이므로, 환자들은 가능한 한 조기에 약물을 중단해야 한다. 하지만 약물은 치료 초기에 증상을 억제하기 위해 사용할 수 있다.

이 운동은 10~15분 간 하루 2회 실시해야 한다. 중요한 점은 운동의 속도 조절이다. 먼저 서서히 시행하지 않으면 감당할 수 없을 정도의 현기증과 구역을 유발한다. 그러나 유발된 현기증은 진행적으로 약해지기 때문에 환자에게 운동의 속도와 난이도를 점차 증가시키라고 지시해야 한다. 긍정적이지만 현실적인 기대감을 고취시키는 것이 중요하다. 환자들에게 처음에는 증상이 악화될 것이고 호전은 고르지 않을 수도 있다고 말해줘야 한다. 운동 프로그램의 유효성을 평가한 임상시험들은 대체로 참여자들의 70~80%에서 증상이 호전된다고 보고한다. 인쇄물 또는 집단 물리치료 세션을 통한 일반 운동 프로그램들도 좋은 결과를 보이지만, 맞춤식 치료법이 우월하다.

표 8-4 전정재활 프로그램들에 흔히 포함되는 운동

(비디오 클립 08.01과 08.02 참조)

머리 운동 (눈을 뜨고 감은 채 실시)
머리를 뒤로 그리고 앞으로 구부린다
머리를 좌우로 회전시킨다
머리를 한쪽 어깨에서 다른 쪽 어깨로 기울인다
시선고정 운동
눈을 상하, 좌우로 움직인다
정지한 표적에 시선을 고정시킨 채 머리 운동을 실시한다
이동하는 표적에 시선을 고정시킨 채 머리 운동을 실시한다
체위변환 운동 (눈을 뜨고 감은 채 실시)
앉은 자세에서 몸을 구부려 마루에 닿게 한다
몸을 구부리면서 머리를 먼저 한쪽으로 비튼 다음에 다른 쪽으로 비튼다
누워서 몸을 한쪽에서 다른 쪽으로 굴린다
등을 대고 눕고 각 측면으로 누웠다가 일어나 앉는다
머리를 각 측면으로 회전시킨 채 반복한다
자세 운동 (눈을 뜬 채 실시; 지도하에 눈을 감음)
두발을 가능한 한 가까이 모은 채 정지한 자세를 연습한다
외다리 및 발뒤꿈치-발가락 서기를 연습한다
선 다음 걸으면서 머리-시선고정 운동을 반복한다
원을 그리며 또 피벗 턴(pivot turn)으로 걷고, 경사로 및 계단을 오르고, 장애물을 돌아가는 연습을 한다
표면 및/혹은 시각 상황이 변경된 환경들에서 머리 운동과 시선고정 운동을 병합 및 병합하지 않은 채 서고 걷는다
손가락을 발가락에 번갈아 대기, 몸통 구부리기 및 비틀기 등 유산소 운동

감각 및 이동 전략 재훈련

일부 환자들, 특히 노인 또는 중추신경계 질환자들은 적절한 자세반응을 개발하기 위해 추가 지시가 필요할 수도 있다. 환자들은 지지기반(base of support)과 관련해 무게중심(center of mass)을 성공적으로 조절하는 이동 전략을 연습해야 한다. 여기에는 (1) 정지한 지지기반에 대해 상대적으로 무게중심을 이동시키는 전략(예, 발목 또는 엉덩이 전략)과 (2) 무게중심이 지지기반 범위를 벗어나 이동할 때 지지기반을 변화시키기 위한 전략(예, 디딤 전략)이 있다.

협응 발목 전략(coordinated ankle strategy)의 개발

환자들에게 몸을 곧게 펴고 엉덩이나 무릎을 구부리지 않은 채 작은 범위 내에서 전후 및 좌우로 몸을 흔드는 연습을 하라고 하라. 아주 불안정하거나 두려워하는 환자들은 평행봉 사이에 서서, 혹은 벽 가까이 또는 앞에 의자나 탁자를 둔 구석에 서서 이러한 연습을 해도 된다. 엉덩이나 어깨를 살짝 건드리는 방법(perturbation)은 환자들에게 평형 회복을 위한 전략을 개발하도록 돕는 데 효과적이다. 약간만 건드려도 평형을 조절하기 위해 발목 전략의 사용을 촉진한다. 마지막으로, 환자들에게 뻗치기, 들어올리기와 던지기 같은 다양한 수기 과제들을 수행하도록 하라. 이러한 과제들은 무게중심의 변화를 예측하여 자세를 조절하는 선행적(anticipatory) 자세조절을 위한 전략을 개발하도록 돕는다.

협응 엉덩이 전략(coordinated hip strategy)의 개발

보다 크게 건드리는 것, 또는 양발 간격을 좁히거나 일자로 하여 서는 것, 또는 외발로 서는 것은 엉덩이 전략의 사용을 촉진한다.

협응 디딤 전략(coordinated step strategy)의 개발

무게중심이 지지기반 범위를 벗어날 때(예: 자세반응의 임상검사 시 관찰되는 바와 같이, 73쪽 참조) 발을 내딛는 학습은 평형 재훈련의 필수적인 부분이다. 초기에 디딤은 평행봉 내 또는 벽 근처에서 어깨를 밀거나 당기는 방법으로 할 수 있다.

방향감과 지각의 개선

환자에게 점차로 더 어려워지는 정적 및 동적 과제들을 수행하는 동안 평형을 유지하라고 요구하는 한편, 물리치료사는 방향감을 얻는 정보원의 가용성과 정확성을 체계적으로 변화시킨다. 지지 표면에 대한 의존성이 증가한 환자들에게는 방향감을 얻는 체성감각 단서들을 감소시키는 표면(발포고무, 경사로 또는 흔들리는 판)에서 앉거나 서서 과제들을 수행하라고 한다. 시각 의존성이 증가한 환자들인 경우에 시각적 단서들을 없애거나(눈을 감거나 가린 경우) 감소시킨 후에(조명도가 떨어진 경우) 다양한 평형 과제들을 수행하게 한다. 아울러 방향감을 얻는 시각적 단서들을 부정확하게 만들 수 있다. 이는 바셀린을 바른 안경 또는 프리즘 안경을 사용하거나, 시각을 제한하는 반구형 물건을 쓰거나(예, 머리에 초롱을 쓰는 경우), 혹은 복잡하게 움직이는 장면을 봄으로써 가능하다. 마지막으로, 잔류 전정 정보를 사용하는 환자의 능력을 증진시키기 위해 시각 및 체성감각 자극들을 동시에 감소시킨 상태에서 환자에게 균형을 잡도록 하는 운동을 시켜야 한다(예, 눈을 감거나 바셀린을 바른 안경을 쓴 상태에서 물렁물렁한 발포고무 또는 경사 표면 위에 서는 경우).

시각 탈감작

자체운동(self-motion) 또는 시각유도운동(visual motion)에 대한 민감도 증가 또는 내성 불량을 보고하는 환자들에게는 탈감작(desensitization) 전략을 추가할 수도 있다. 시각유도 운동 단서들에 대한 환자의 과민은 시운동성 자극(optokinetic stimuli), 헬멧형 비디오 장치 또는 가상현실 장비에 점차 노출시켜 감소시킬 수 있다. 환자들은 앉은 상태에서 시작해 서고, 균형을 잡고, 걷는 상태로 점차 이행해야 한다. 측방 진동, 즉 지속적 회전과 정지는 복잡한 회전장비에 의존할 필요 없이 사무실 회전의자에 앉아 눈을 뜨고 감은 채 또는 시각전정 갈등 모드로(즉 머리에 초롱을 쓰거나 책을 읽으면서) 쉽게 시행할 수 있다. 시각 및 전정 자극도 서서히 시작해서 환자의 내성에 따라 점차 속도를 높여야 한다.

실제 진행

이상에서 전정 질환자들을 위한 종합적인 평가와 재활계획을 설명하였으나, 환자들이 다 그렇게 많은 과정을 필요로 하는 것은 아니니 안심하라. 이해를 잘 하고 협조적인 환자들이 많으므로 전정보상의 원리와 이것이 어떻게 점진적 활동을 통해 성취되는지를 설명하면 충분하다. 그 다음은 표 8-4에서와 같이 운동 목록을 들면서 증상유발 운동들을 확인하라고 하고, 하루에 2회 운동하는 일정을 알려주면서 그 속도를 점차로 강화하라고 지시한다. 또한 병원의 청능사 또는 물리치료사에게 평형재활에 관심을 가지도록 격려하라. 사실 전문간호사(general practice nurse)가 있다면 일차의료에서 어지럼증 환자들의 결과에 아주 현저한 차이를 가져온다.

현기증, 구역과 구토의 약물 치료

현기증의 약물 치료는 원인 수준에서 전정질환에 영향을 주는 것으로 증명된 약물이 없기 때문에 거의 대증적이다. 급성 현기증에는 전정억제제와 항구토제란 2가지 약물이 사용된다. 다음에서는 기본 작용원리와 적응증을 간략히 논의한 다음, 현기증과 구토의 치료에 흔히 쓰이는 개별 약물들을 소개한다. 여러 가지 구체적 질환들의 약물 치료는 해당 장에서 논의하였는데, 예를 들어 편두통성 현기증에 대해서는 121쪽 표 4-6을, 메니에르병에 관해서는 127쪽을 참조하라.

작용기전

비록 전정계의 신경생리는 완전히 규명되지 않은 상태이지만, 일부 일반적 원리들이 전정억제제와 항구토제의 작용기전을 이해하는 데 도움을 줄 수 있다(그림 8-1).

'글루타메이트(glutamate)'는 전정계의 주요 흥분성 전달물질이다. 글루타메이트 길항제는 현재 현기증 치료제로 나와 있지 않다. 왜냐하면 글루타메이트 수용체들은 뇌에 아주 널리 분포하므로 전정계의 선택적 조절이 거의 불가능하고 따라서 과다한 부작용이 불가피하기 때문이다.

'아세틸콜린(acetylcholine)'은 전정신경핵 레벨에 있는 또 다른 흥분성 전달물질이다. 이 물질은 또한 전정 자극을 소위 구토중추(emetic center)로 중계하는 데 관여한다. 구토중추는 구토의 운동, 호흡 및 자율신경 작용들을 조절하는 연수 망상체(medullary reticular formation) 내에 있는 일단의 신경세포들이다. 그러므로 항콜린제(anticholinergics; 예, scopolamine)는 현기증과 구토에 모두 효과를 나타낸다.

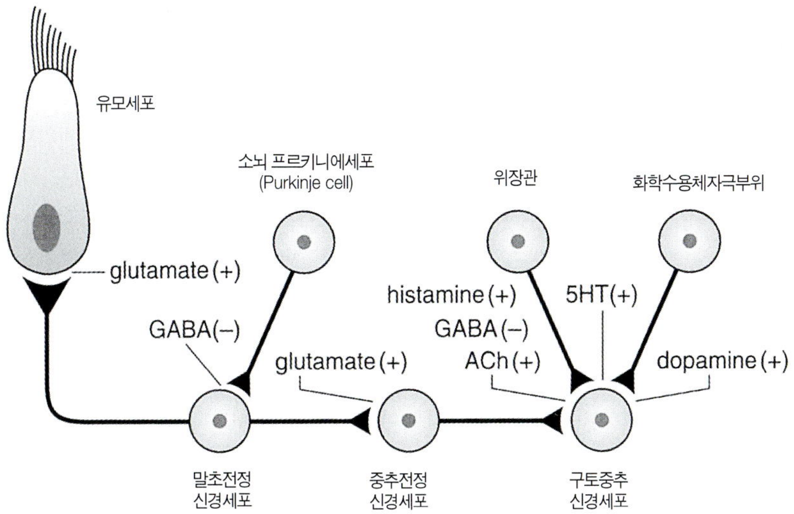

그림 8-1 현기증과 구토에 관여하는 주요 신경전달물질.
구토중추(emetic center)에 대한 구심성 자극은 편의상 간단히 그린 이 그림에서와 같이 반드시 단일연접(monosynaptic)은 아니라는 점에 유의하라. ACh=acetylcholine, GABA= γ-aminobutyric acid, 5-HT=5-hydroxytryptamine(serotonin).

'히스타민(histamine)'은 중추 전정 구조물들에 널리 분포한다. 히스타민의 작용은 다양한 수용체 아형들이 존재하기 때문에 복잡하나, 주요 효과는 전정신경핵에 있는 신경세포를 흥분시키는 것으로 보인다. 더욱이 히스타민은 전정에 의한 구토중추의 활성화에 기여한다. 항히스타민제(antihistaminics; 예, meclizine)는 전정억제제와 항구토제로 사용된다.

'세로토닌(serotonin, 5-hydroxytryptamine[5-HT])'은 위장관에서 구토중추로 미주신경 신호를 전달하는 역할을 한다. 아울러 세로토닌은 중추 전정 신경세포의 활성을 조절한다. 세로토닌 길항제(예, ondansetron)는 주로 위장관성 구토와 미주신경 구심신경섬유에 의해 중계되는 항암 화학요법 유발 구토를 억제한다.

'도파민(dopamine)'은 화학수용체자극부위(chemoreceptor trigger zone)를 활성화한다. 이 부위는 다양한 약물과 독소들의 구토 작용에 민감한 혈뇌장벽(blood-brain barrier)이 있는 등쪽(dorsal) 연수에 위치한다. 도파민 길항제(예, metoclopramide)는 중추성 항구토 효과와 말초성 위장운동 조절 효과를 보이지만, 현기증과 동요병(motion sickness)을 억제하지는 못한다.

'감마아미노부티르산(gamma-aminobutyric acid, GABA)'은 전정계의 주요 억제성 전달물질이다. 소뇌의 전정신경핵 억제는 GABA 작용성 신경세포에 의존한다. 비슷하게, 전정의 구토중추에 대한 효과는 GABA 작용성 억제에 의해 감소된다. 그러므로 GABA 작용제(예, diazepam)는 전정억제제와 항구토제 효능을 모두 가진다.

'카나비노이드(cannabinoids)'와 '뉴로키닌 길항제(neurokinin antagonists)'는 최근 강력한 항구토제인 것으로 확인되었으나, 이들의 작용 부위는 확실히 이해되고 있지 않다.

전정억제제와 항구토제의 사용법

전정억제제의 선택은 임상적 상황과 예상되는 약물 부작용에 달려 있다(표 8-5). 특히 전정억제제의 효능과 진정 효과는 밀접한 관련이 있다. 따라서 급성 현기증, 구역 및 구토를 호소하는 환자들에게는 강력한 전정 억제와 진정이란 이중효과가 바람직할 수 있다. 전형적인 질환들은 심한 동요병, 급성 전정신경염 혹은 중증 발작의 메니에르병 또는 편두통성 현기증일 것이다. 반면 경증 혹은 중등도 발작을 일으킨 환자는 효능과 진정이 덜해 일상생활에 지장을 초래하지 않는 약물로 족할 수도 있다. 약효 발생에는 최소 30분이 걸리고 최대 효과에 이르는 데는 한 시간 또는 수 시간이 소요되는 관계로 짧은 발작을 이런 식으로 치료할 수는 없다. 정맥주사(예: diazepam, lorazepam, promethazine) 또는 직장투여(dimenhydrinate, promethazine, diazepam)를 하면 투약에서 약효 발생까지의 시간을 단축하고 구역을 유발하는 위를 우회할 수 있다.

간혹 원인불명의 재발성 현기증을 예방하기 위해 전정억제제를 사용할 수도 있는데, 이 경우에 향후 발작을 완전히 없애기보다는 완화하는 데 그칠 가능성이 있다. 이러한 접근법을 취할 때는 진정 효과가 덜한 약물을 선택해야 한다. 재발성 현기증 환자들에 있어 대안적인 전략들에 대해서는 261쪽을 참조하라.

흔히 전정억제제는 양성 돌발성 체위성 현기증, 양측성 전정기능 상실, 보상이 불량한 일측성 전정기능 상실 또는 전정 기능장애와 무관한 만성 어지럼증 같이 이 약물이 조절할 수 없는 질환들에 잘못 처방된다.

환자들에게 전정억제제의 잠재적 부작용들, 특히 진정을 유발해 운전과 기계 조작을 방해할 수도 있다는 점을 확실히 주지시켜야 한다. 아울러 치료제는 대증적이고 단기 투약용이라고 알려줘야 한다. 일부 환자들은 약물 의존성이 생길 수 있으며, 특히 벤조디아제핀이 이에 해당되나 dimenhydrinate 같은 항히스타민제도 그렇다.

표 8-5 흔히 사용되는 전정억제제들의 약리학적 특성

성분명	계열	작용	진정	기타 부작용
meclizine	항히스타민제	항현기+, 항구토+	+	구강건조
diphenhydramine	항히스타민제, 항콜린제	항현기++, 항구토++	++	구강건조
dimenhydrinate	항히스타민제,항콜린제	항현기++, 항구토++	++	구강건조
scopolamine	항콜린제	항현기+, 항구토+++	+	구강건조, 빈맥, 기억상실(노인)
cinnarizine	칼슘 길항제, 항히스타민제	항현기+	+	체중증가, 우울증, 파킨슨 증후군
diazepam	벤조디아제핀	항현기++, 항구토+, 불안완화	++	기면, 중독, 금단증상
lorazepam	벤조디아제핀	항현기++, 항구토+, 불안완화	++	기면, 중독, 금단증상
promethazine	항히스타민제, 항콜린제, 도파민 길항제	항현기+++,항구토+++	+++	기면, 근긴장이상, 자세성 저혈압, 구강건조
prochlorperazine	도파민 길항제, 항히스타민제	항현기+, 항구토+++	++	근긴장이상, 자세성 저혈압, 구강건조
metoclopramide	도파민 길항제, 항콜린제	항구토++	+	근긴장이상, 안절부절

구체적 상황들

'급성 전정신경염에서 회복'은 수일에서 수주에 걸쳐 중추 보상에 의해 자발적으로 일어난다. 첫 24~48시간 동안 현기증, 구역과 구토가 중증인 경우에 환자들은 강력한 전정억제제와 항구토제를 필요로 한다(예, promethazine 또는 dimenhydrinate). 이후로 중추 보상은 전정재활에 의해 가속화될 수 있다(97쪽 참조). 동물모델에서 다양한 약물들이 중추 보상을 촉진하지만(예: amphetamine, verapamil, caffeine과 ginkgo) 기타 약물들은 이 과정을 지체시키는 것으로 나타났다(예: 도파민 길항제, 벤조디아제핀, 항콜린제와 항히스타민제). 일반적으로, 보상을 촉진하는 약물들은 흥분제(stimulant)이고 보상을 억제하는 약물들은 진정제(sedative)이다. 그러나 보상을 가속화하는 물질들 중 어느 것도 일측성 전정기능 상실로부터 임상적으로 현저히 중추 보상을 촉진하는 잠재력을 증명하지 못한 상태이다. 하지만 최근 한 대조 임상시험에서 나온 증거는 스테로이드제가 말초 기능을 회복하는 환자들의 수를 증가시킬 수도 있음을 시사한다(97쪽 참조). 보상이 불량한 일측성 전정기능 상실을 지닌 환자들에서 항현기증 약물은 증상을 어느 정도 완화시킬 수 있으나, 중추 보상을 저해하기 때문에 권고되지 않는다.

'동요병' 은 이를 일으키기 쉬운 사람들에게는 아주 괴로울 수 있는데, 전정억제제의 좋은 적응증이다. 진정 효과가 경미한 meclizine을 먼저 시도해볼 수 있다. 증상이 중증이라면 가급적 dimenhydrinate를 사용한다. 경피 scopolamine도 매우 효과적이나 상당히 앞서 붙여야만 약효를 보게 되므로, 이 패치제는 여행을 떠나기 몇 시간 전에 부착해야 한다. '상륙후 멀미 증후군(mal de debarquement)'은 배 여행을 한 후에도 운동감을 지속적으로 느끼는 현상이다. 이 증후군은 구역을 동반하지 않고 대개 수 시간 또는 며칠 후에 멈춘다. 약물 중재는 효과적이지 않다.

'원인불명의 재발성 현기증'(양성 재발성 현기증)은 흔한 진단이며, 전문 신경이과 클리닉들에서 전반적인 검사를 한 후에도 흔하다. '양성 재발성 현기증'이란 용어를 사용할 때에는 편두통과의 연관성이 흔히 시사된다(122쪽 참조). 환자들이 실제로 편두통성 현기증, 메니에르병 또는 전정 패록시즈미아(vestibular paroxysmia)를 앓고 있는지 여부는 질환 경과 후기에 명백해질 수도 있다. 대증적 치료를 위해서는 전정억제제, 가급적 좌약을 처방해 지속적인 중증 발작을 일으킬 때 자가투약 하도록 한다. 예방요법으로는 발작이 대개 수초 정도로 지속되고 빈번히 재발할 경우에 저용량 carbamazepine을 써볼 수도 있다. 이는 신경혈관 압박(133쪽 참조)이 기저 메커니즘일 수 있다는 가정 하에서이다(혹은 원인이 무엇이든 간에 짧은 현기증 발작은 흔히 carbamazepine에 반응한다는 사실 하에). 발작이 수초 이상 지속될 때에는 베타차단제, amitriptyline 등으로 편두통 예방요법을 시도할 수 있다(121쪽 참조). 혹은 청각 증상이 없을지라도 초기 메니에르병을 의심해서 저염 식이(환자가 이에 동반하는 부담을 질 준비가 되어 있다는 가정 하에, 128쪽 참조) 또는 betahistine을 시도할 수도 있다. Acetazolamide 역시 편두통성 현기증에, 또 2형 발작성 운동실조와 같은 이온통로 기능장애에 의해 유발되는 여러 발작성 질환들에 효과적일 수 있으므로 써볼 만하다. 마지막으로, 이 모든 것이 실패하였을 경우에 진정을 일으키지 않는 용량의 전정억제제를 장기적 예방요법으로 시도하는 것이 타당할 수 있다.

다빈도 처방 전정억제제와 항구토제 10종

명칭과 시판 여부는 나라마다 다를 수도 있다는 점에 유의하라.

Meclizine

- **약리** : 항히스타민 및 항콜린 성질을 갖는 piperazine 제제. 약효 발생이 느리고 최고 효능은 투약 7~9시간 후. 1회 투약 후 최고 24시간까지 지속성 약효.
- **적응증** : 경증에서 중등도 현기증, 동요병(수 시간 전에 투약해야 함).
- **부작용** : 통상적인 전정억제제들보다 진정 덜함. 구강건조.
- **용량** : 25~50mg 경구 또는 50mg 직장, 최대 100mg/d.

Diphenhydramine

- **약리** : 항히스타민 및 항콜린 작용을 보이는 H1 수용체 길항제. 반감기 4~6시간.
- **적응증** : 중등도 현기증 및 구역; 동요병.
- **부작용** : 중등도 진정, 구강건조. 녹내장, 요폐와 천식을 악화시킬 수도 있음.
- **용량** : 25~50mg 경구 또는 50mg 직장, 6~8시간 간격.

Dimenhydrinate

- **약리** : diphenhydramine(위 참조)의 테오클레이트염(theoclate salt)으로 아주 유사한 약리학적 성질을 갖는다.
- **적응증** : 중등도 현기증 및 구역; 동요병.
- **부작용** : 중등도 진정, 구강건조. 녹내장, 요폐와 천식을 악화시킬 수도 있음.

- 용량 : 50~100mg 경구 또는 150mg 직장, 6~8시간 간격.

Scopolamine

- 약리 : 무스카린 수용체 길항제(항콜린제)이고 경피(패치제)로 전달됨. 강력한 항구토 효과.
- 적응증 : 동요병 예방, 급성 동요병 중에 붙이면 효과 없음.
- 부작용 : 경증 진정, 구강건조, 기억상실 및 환각(특히 노인에서), 빈맥, 요폐 및 녹내장 악화. 3일 이상 사용하면 금단 증상(구역, 불평형감, 두통)을 일으킬 수도 있다.
- 용량 : 패치제는 scopolamine 1.5mg을 함유하고 3일 이내에 0.5mg을 방출한다. 귀 뒤에 붙이려면 출발 6시간 전.

Cinnarizine

- 약리 : 칼슘 길항 및 항히스타민 작용으로 항현기증 효과. 반감기 3~6시간.
- 적응증 : 경증에서 중등도 급성 현기증, 아울러 동요병에도 효과.
- 부작용 : 진정은 경증이나, 체중증가, 우울증과 가역적 파킨슨 증후군이 문제가 될 수 있다.
- 용량 : 75mg 8시간 간격.

Diazepam

- 약리 : 벤조디아제핀(GABA 작용제). 반감기 24~48시간, 최대 효과는 경구 투여 2시간 후, 정맥주사 후엔 즉시 효과.
- 적응증 : 급성 현기증 및 구역, 특히 진정과 불안완화 효과가 아울러 필요한 경우. 불안 관련 어지럼증을 호소하는 환자들에게는 저용량을 1~4주 동안 사용할 수 있다.
- 부작용 : 졸음, 기면, 낙상 위험 증가, 의존성, 금단 증상(신경과민, 불안, 수면장애, 발작). 정맥투여는 무호흡과 심장정지를 초래할 수도 있으며, 특히 폐질환을 지닌 환자들에서 그렇다.
- 용량 : 2~10mg 경구, 직장 또는 정주 6시간 간격.

Lorazepam

- **약리** : 벤조디아제핀(GABA 작용제). 반감기 9~19시간, 최대 효과는 경구 투여 2시간 후, 정맥주사 후엔 즉시 효과. Diazepam에 비해 반감기가 더 짧고 활성 대사물들이 결여되어 있어 diazepam보다 덜 축적된다(clonazepam도 동일).
- **적응증** : 급성 현기증 및 구역, 특히 진정과 불안완화 효과가 아울러 필요한 경우. 불안 관련 어지럼증을 호소하는 환자들에게는 저용량을 1~4주 동안 사용할 수 있다.
- **부작용** : 졸음, 기면, 낙상 위험 증가, 의존성, 금단 증상(신경과민, 불안, 수면장애, 발작). 정맥투여는 무호흡과 심장정지를 초래할 수 있으며, 특히 폐질환을 지닌 환자들에서 그렇다.
- **용량** : 0.5~2mg 경구, 정주 또는 근주 8시간 간격.

Promethazine

- **약리** : 거의 항히스타민 작용을 보이나 항콜린 및 도파민 길항 성질도 갖는 phenothiazine. 반감기 16~19시간.
- **적응증** : 중증 구역 및 구토를 동반하는 급성 현기증, 추가 진정이 용인될 수 있는 경우.
- **부작용** : 진정, 구강건조, 시야 흐림, 기립성 저혈압, 드물게 근긴장이상(dystonia) 또는 파킨슨 증상.
- **용량** : 25mg 경구 또는 근주 8시간 간격.

Prochlorperazine

- **약리** : phenothiazine 및 도파민 길항제이고 추가로 항히스타민 및 항콜린 성질도 가짐. 화학수용체자극부위에서 도파민작용성 신경전달을 차단해 항구토 효과를 보인다. 반감기 10시간.
- **적응증** : 구역과 구토.
- **부작용** : 중등도 진정. 근긴장이상, 파킨슨 증상, 좌불안석(akathisia), 기립성 저혈압, 구강건조, 시야 흐림. 녹내장과 요폐를 악화시킬 수도 있음. 노인 환자들은 보다 부작용을 일으키기 쉬움.

- **용량** : 10mg 경구 또는 근주 8시간 간격, 혹은 25mg 직장 12시간 간격.

Metoclopramide

- **약리** : 화학수용체자극부위에서 D2 수용체 길항제이고 추가로 위장관에서 항콜린 효과와 위장운동 촉진작용을 보임. 전정성 현기증 또는 동요병에는 효과가 없음. 전정억제제와 병합해 사용할 수 있음. 30~60분 후 신속한 약효 발생. 반감기 3~6시간.
- **적응증** : 구역과 구토.
- **부작용** : 근긴장이상, 특히 소아에서. 안절부절(restlessness), 졸림, 피로, 기면. 장기 사용 시 파킨슨 증상과 지발성 운동장애(tardive dyskinesia).
- **용량** : 5~10mg 경구 8시간 간격, 또는 20mg 직장 8~12시간 간격, 혹은 10~20mg 정주.

현기증의 수술적 치료

현기증 환자들에서 수술이 요구되는 경우는 드물다. 선택적 전정 신경절제술이 청신경종의 제거에는 기본 시술이나, 난치성 메니에르병의 치료에서는 고실내(intratympanic) gentamicin 주입술로 널리 대체되었다. 메니에르병에 대한 내림프낭 수술 역시 한 대조 임상시험에서 가짜 수술보다 더 효과적이지 못한 것으로 나타나 안 쓰이는 듯하다. BPPV 환자들 가운데 체위 조작을 통한 보존적 치료에 반응이 없는 경우는 극소수이며(우리의 경험으로는 0.5% 이하), 이러한 난치성 환자들은 후반고리관 폐쇄술(plugging)을 요할 수도 있다. 이 수술은 유양돌기를 천공해 반고리관의 외림프 공간을 열고 골분(bone dust)을 채워 넣는 시술이다. 현기증 환자들에게 수술을 고려할 때 최종 결정은 신경이과 전문의가 내려야 한다. 위험을 최소화하기 위해서는 노련한 의사가 수술을 집도해야 한다.

추천 문헌(Further Reading)

■ Books

Baloh RW, Honrubia V. *Clinical Neurophysiology of the Vestibular System*. New York: Oxford University Press, 2001.

Brandt T. *Vertigo: Its Multisensory Syndromes*. London: Springer, 1999.

Bronstein AM (ed.). *Clinical Disorders of Balance, Posture and Gait* (Second Edition), London: Arnold Publishers, 2004.

Furman JM, Cass SP. *Vestibular Disorders: A Case Study Apprcoach*. New York: Oxford University Press, 2003.

Herdman SJ. *Vestibular Rehabilitation*. Philadelphia: F.A. Davis, 2006.

Leigh RJ, Zee DS. *The Neurology of Eye Movements*. New York: Oxford University Press, 2006.

Luxon L (ed.). *Audiological Medicine: Clinical Aspects of Hearing, & Balance*. London: Martin Dunitz, 2003.

Paparella MM (ed.). *Menière's Disease*. [Otolaryngol Clinics of North America]. Philadelphia: Saunders, 2002.

■ Articles

Baloh RW, Ying SH, Jacobson KM. A longitudinal study of gait and balance dysfunction in normal older people. *Arch Neurol* 2003; **60**: 835–9.

Brandt T, Bronstein AM. Cervical vertigo. *J Neurol Neurosurg Psychiatry* 2001; **71**: 8–12.

Brandt T, Dieterich M. Vestibular syndromes in the roll plane: topographic diagnosis from brainstem to cortex. *Ann Neurol* 1994; **36**: 337–47.

Brandt T, Dieterich M. The vestibular cortex: its locations, functions and disorders. *Ann NY Acad Sci* 1999; **28**: 293–312.

von Brevern M, Zeise D, Neuhauser H, Clarke AH, Lempert T. Acute migrainous vertigo: clinical and oculographic findings. *Brain* 2005; **128**: 365–74.

Brignole M, Alboni P, Benditt DG *et al.* (Task Force on Syncope, European Society of Cardiology). Guidelines on management (diagnosis and treatment) of syncope: update 2004. *Eur Heart J* 2004; **25**: 2054–72.

Bronstein AM. Vision and vertigo: some visual aspects of vestibular disorders. *J Neurol* 2004; **251**: 381–7.

Curthoys IS, Halmagyi GM. Vestibular compensation: a review of the oculomotor, neural and clinical consequences of unilateral vestibular loss. *J Vestib Res* 1995; **5**: 67–107.

Freeman R. Treatment of orthostatic hypotension. *Semin Neurol* 2003; **23**: 435–42.

Furman JM, Jacob RG. Psychiatric dizziness. *Neurology* 1997; **48**: 1161–6.

Hain TC, Squires TM, Stone HA. Clinical implications of a mathematical model of benign paroxysmal positional vertigo. *Ann NY Acad Sci* 2005; **1039**: 384–94.

Halmagyi GM, Curthoys IS. A clinical sign of canal paresis. *Arch Neurol* 1988; **45**: 737–9.

Ham P, Waters DB, Oliver MN. Treatment of panic disorder. *Am Fam Physician* 2005; **71**: 733–9.

Lempert T, Brandt T, Dieterich M, Huppert D. How to identify psychogenic disorders of stance and gait: a video study in 37 patients. *J Neurol* 1991; **238**: 140–6.

Neuhauser H, Lempert T. Vertigo and dizziness related to migraine: a diagnostic challenge. *Cephalalgia* 2004; **24**: 83–91.

Rinne T, Bronstein AM, Rudge P, Gresty MA, Luxon LM. Bilateral loss of vestibular function: clinical findings in 53 patients. *J Neurol* 1998; **245**: 314–21.

Ruckenstein MJ. Autoimmune inner ear disease. *Curr Opin Otolaryngol Head Neck Surg* 2004; **12**: 426–30.

Straute A, Leigh RJ, Bronstein A *et al.* EFNS task force – therapy of nystagmus and oscillopsia. *Eur J Neurol* 2004; **11**: 83–9.

Woodworth BA, Gillespie MB, Lambert PR. The canalith repositioning procedure for benign positional vertigo: a meta-analysis. *Laryngoscope* 2004; **114**: 1143–6.

Yardley L, Donovan-Hall M, Smith HE, Walsh BM, Mullee M, Bronstein AM. Effectiveness of primary care-based vestibular rehabilitation for chronic dizziness. *Ann Intern Med* 2004; **141**: 598–605.

■ Books for patients

Bronstein AM. *Dizziness and Balance Problems.* Can be downloaded from the British Brain and Spine Foundation web site: www.brain and spine.org.uk.

Haybach PJ. *Ménière's Disease: What You Need to Know.* Can be ordered at the Vestibular Disorders Association's website: www.vestibular.org.

Haybach PJ. *BPPV: What You Need to Know.* Can be ordered at the Vestibular Disorders Association's website: www.vestibular.org.

Hassid N, Hennaux C, van Nechel C. *La rééducation vestibulaire.* Paris: Editions Frison-Roche, 2004 (in French).

Lempert T. *Wirksame Hilfe bei Schwindel.* Stuttgart: TRIAS, 2003 (in German).

Poe D. *The Consumer Handbook on Dizziness and Vertigo.* Sedona: Auricle Ink Publ., 2005.

색인

ㄱ

ㄴ

ㄷ

ㄹ

ㅁ

ㅂ

ㅅ

ㅇ

ㅈ

ㅊ

ㅋ

ㅌ

ㅍ

ㅎ